KB074807

내 몸 혁명

내 몸 혁명

뱃살과 질병 없이 살려면   숫자보다 몸을 바꿔라

박용우 지음

루미너스
LUMINOUS

추천의 글

이제는 더 이상 누구를 추천하거나 어떤 저서를 추천하는 글은 쓰지 않겠다고 마음먹은 지가 꽤 되었고 그동안 여러 차례 그런 부탁을 거절하곤 했는데, 마음을 한 번 고쳐먹게 되었다. 오랜 기간 기관장 직책을 수행하면서 각종 추천을 부탁받는 일이 많았지만 정말 진심으로 추천할 정도의 인물이나 저서가 드물었던 것도 그런 결심을 하게 한 이유이기도 했다. 그렇지만 이번에는 그런 마음을 바꾸게 되었는데 부탁한 이가 바로 박용우 교수이기 때문이다.

많은 독자들도 잘 알고 있는 사실이지만 박용우 교수는 정말 비만 전문가다. 대학 동문 후배이자, 동료이자, 직장의 부하 직원이기도 했던 그가 이번에 평생의 경험과 지식을 총동원하여 저술한 서적의 내용에 대해 들으면서 이 책은 정말 주변에 널리 추천해줘야겠다는 생각이 들었다. '왜 사람들이 숫자에만 집착하고 몸을 바꾸려고는 하지 않는지 모르겠다. 체중계 눈금 뒤에 있는 더 근본적인 것들을 봐야 하는데… 정말 답답하다. 그래서 고민하다가 이번에 이 책을 내게 되었다'라고 토로하는 박 교수의 진심이 느껴졌기 때문이다.

사실 요즘 비만 전문가를 자처하는 사람들이 주변에 많이 있지만 왜 그런지 내 눈에는 그렇게 느껴지지 않는다. 여기에서 이야기할 내용은 아니지만 정말 비만 전문가는 그리 많지 않은 것 같다. 하지만 박용우 교수는 우리나라에 비만의학이 소개된 초기부터 비만의학을 이끌어온 리더 중 한 사람이고, 예나 지금이나 변함없이 초지일관 같은 분야에서 활동하고 있다. 시대에 따라서 변화하는 비만의학의 개념과 추세를 박용우 교수보다 더 통찰력을 가지고 접근하는 진짜 비만 전문가는 드물다. 그래서 본인의 평생 경험에서 깨달은 내용들과 근거 있는 지식을 기반으로 정말 고심해서 저술한 이 책이 국내 비만의학의 혁신을 가져오기를 기대하면서 많은 사람이 꼭 읽어봤으면 좋겠다.

최근 발표된 한 자료에 의하면 요즘 국제적으로 연속 발표되고 있는 여러 비만치료제들이 비만치료의 패러다임을 바꾸는 것을 넘어 메가트렌드가 되고 있다고 하고, 제약 시장을 넘어 관련 분야까지 포함하면서 역사상 최단 시간 내에 1,000억 달러 시장으로 성장할 것이라고 한다. 단순히 경제적인 논리로만 본다면 그럴 것이다. 하지만 사람들의 건강을 더 우선적으로 고려하는 우리 의료인들의 눈에는 이런 전망과 현상은 오히려 질병으로서의 비만치료를 더 숫자에만 집중하게 하고 근본을 잊게 만드는 착시현상을 유도하지 않을까 걱정이 된다. 이 책의 앞부분 몇 페이지만 읽어보면 왜 이런 걱정을 하는지 금방 알 수 있을 것이다.

박용우 교수의 책이 많은 독자에게 비만치료의 새로운 측면을 보게 되는 전환점을 만들어주기를 바라면서 글을 맺는다.

신호철(성균관의대 강북삼성병원 명예원장·성균관의대 명예교수)

박용우 교수를 고려병원(현 강북삼성병원) 원장으로 재임할 때 처음 만났으니 알고 지낸 지 어언 30년이 지났다. 젊은 시절에도 창의적인 아이디어가 넘치고 열정 넘치게 일했던 기억이 생생하다.

역시나 책의 시작부터 박용우 교수다운 남다른 사고와 날카로운 통찰이 엿보인다. 늘 공부하고 연구하는 의사로서 환자들에게 더 나은 치료법을 제공하고자 고군분투해온 그간의 시간과 노력이 고스란히 이 책에 담겨 있다. 제도권 의료계를 비판하는 것이 아니라 더 넓은 시각으로 '질병'이 아닌 질병을 가진 '환자'를 치료하자는 그의 주장은 설득력이 있다.

잘못된 생활습관으로 만성질환을 앓는 사람들이 점점 늘고 있는 요즈음, 그가 제안하는 해법은 과학적인 접근이면서 누구나 실천 가능한 방법이다. 우리의 건강을 근본적으로 바꿔줄 라이프코칭에 가깝다. 나이들어서도 약과 병원에 의존하지 않고 건강하게 살고 싶다면, 이 책부터 일독하길 권한다.

이시형(세로토닌문화원 원장 · 정신건강의학과 전문의)

비만은 흡연과 함께 국내뿐만 아니라 세계적으로도 인정하는 대표적인 생활습관병이다. 단순히 체중감량으로 끝나는 게 아니라 잘못된 식습관을 고쳐야 하고, 의자중독과 만성스트레스에서도 벗어나야 한다. 그래서 다시 살찌지 않는 건강한 몸을 만들어야 한다. 대사 관련 내분비계는 물론 영양학, 임상행동의학, 운동생리학, 정신건강의학 등 의학 관련 종합적인 전문지식이 요구되며 포괄적인 접근이 필요한 분야다. 따라서 가정의학과 전문의의 장점을 최대한 발휘할 수 있는 대표적인 질병이기도 하다.

체중계 눈금, 혈압 상태, 콜레스테롤 수치를 치료하는 것이 아니라 질병을 가진 환자의 몸과 마음 전체를 치료해야 한다는 박용우 교수의 주장은 가정의학의 본질이 담긴 당연한 이야기임에도 불구하고, 일선에서 환자를 치료하는 우리 의사들이 살짝 놓치고 있는 부분은 아닌지 다시 한번 생각하게 만든다. 그런 의미에서 이 책은, 가장 난치병인 비만을 젊어서부터 고집스럽게 공부해온 한 가정의학과 전문의의 33년의 지식과 열정이 담긴 역저라 평할 수 있을 것이다.

건강체중으로 돌아가고 싶어 하는 일반 독자들뿐 아니라 비만 관련 진료를 하고 있는 의사들에게도 필독을 권하고 싶다.

선우 성(대한가정의학회 이사장 · 서울아산병원 가정의학과 교수)

체중계 눈금만 바꿀 것인가
근본 원인을 해결할 것인가

다이어트가 어렵지 않다는 말

"금연은 세상에서 가장 쉬운 일이다. 나는 지금까지 수백 번이나 해봤다."

미국 작가 마크 트웨인의 말이다. 해학으로 19세기 사회를 신랄하게 풍자한 그의 말마따나 금연은 누구에게나 쉬운 일이다. 단지 수백 번을 시도해야 할 만큼 성공하기 어려울 뿐이다.

다이어트는 어떨까? 방송매체와 소셜 미디어SNS에는 다이어트 성공담들이 넘쳐난다. 수년 전 한 지상파 방송에서는 유명세를 타고 있던 트레이너를 앞세워 고도비만 환자들을 3개월 만에 50kg 이상 감량해주는 프로그램을 방영하기도 했다. 당시 출연자들은 그때 감량했던 체중을 지금도 잘 유지하고 있을까.

'다음에 다시 피울 때까지 담배를 안 피우는 것'이 과연 금연에 성공한 것일까에 대한 담론을 서두에 꺼낸 이유가 있다. 평생 담배를 피우지 않아야 금연에 성공한 것이지 다시 흡연을 하는 것은 금연에 실패한 것이나 다름이 없다. 다이어트도 마찬가지다. 두 달 만에 10kg의 체중을 감량했다면 다이어트에 일시적으로 성공한 것뿐이다. 10kg을 감량했다면 평생 그 체중을 비슷하게나마 유지해야 다이어트에 진짜 성공한 것이다. 야금야금 체중이 늘어나 결국은 다이어트 시작 전 체중보다 더 늘어났다면, 10kg 아래로 체중계 눈금을 한번 찍어봤다고 해서 다 성공이라고 할 수는 없다.

나는 1990년 서울대병원 건강증진센터를 개설하는 데 참여하면서 본격적으로 비만을 공부하기 시작하여 다음해 청담동사거리에 '메덱스클리닉(MeDEx, Medicine+Diet+Exercise의 합성어)'이라는 비만치료 전문클리닉을 오픈해 본격적으로 비만 환자 진료를 시작했다. 그간의 경력을 따져보면 33년간 비만치료를 해온 셈이다. 1993년부터는 강북삼성병원에서 비만 환자들을 진료했고, 2008년부터 10년간은 강남 개원가에서 지방흡입술부터 냉동치료까지 비만과 관련된 치료와 시술을 두루 경험해봤다.

짧지 않은 경험이지만 지금도 비만치료는 내게 쉽지 않다. 비만은 '난치병'이다. 완치가 가능하나 누구나 성공하지는 못한다. 지금까지의 내 경험과 지식으로 본다면 최선의 방법은 '예방'이다. 살찌지 않아야 한다. 아니, 살이 찌기 시작하면 바로 치료에 돌입해 더 이상 체중이 늘지 않게 해야 한다. 이것이 현실적으로 가장 실천 가능한 비만의 해결책이다. 이미 늘어날 대로 늘어나버린 체중을 예전 건강했을 때의 체중으로 돌려놓는 건 전문가인 내게도 무척 어려운 일이다.

2005년, 21세기의 현대인들은 지금보다 탄수화물 섭취를 줄이고, 그 대신 단백질 섭취를 더 늘려야 한다는 생각을 담아《박용우의 신인류 다이어트》를 출간했을 때 반향이 뜨거웠다. 일부 영양학자의 비판도 있었지만 운동을 지도하는 트레이너나 다이어트 전문클리닉의 의사, 영양사 등 전문가들 사이에서는 호평이 컸다.

농사를 짓고 자동차 없이 먼 길을 걸어 다녔던 우리의 먼 조상들은 밥을 고봉으로 먹으며 살았다. 신체 활동량이 많으니 에너지를 내기 위해선 당연한 일이다. 구석기 원시인류와 동일한 유전자를 가지고 있으면서 21세기를 살고 있는 현대인들은 어떨까. 과거에 비해 신체 활동량은 줄었으나 체격이 커졌고 더 오래 산다. 차로 출퇴근하고 하루 종일 앉아서 일하는 우리에게 하루 세끼를 꼬박꼬박 챙겨 먹고 후식으로 과일까지 먹는 식습관은 잘못되었다.

현재 쌀 소비는 해마다 꾸준하게 줄어드는 대신 설탕과 밀가루 소비가 크게 늘고 있다. 밥은 채소와 단백질 반찬을 함께 섭취할 수 있어 그나마 영양학적으로 균형을 맞출 수 있지만, 빵이나 면류는 탄수화물 위주로 먹게 되어 영양 불균형을 초래하기 쉽다. 특히 탄수화물은 신체 활동량에 맞춰 먹어야 하는데 하루 종일 앉아 있으면서 단 음료와 간식 등을 먹으며 탄수화물을 과잉섭취하고 있으니 뱃살 붙은 체형이 오히려 현대인의 표준 체형(?)이 되어가는 웃지 못할 일이 벌어지고 있다.

단백질은 성장기 소아청소년들에게 중요한 영양소이지만 평균수명이 길어지면서 60세 이상 어르신들도 근감소증 예방을 위해 잘 챙겨야 하는 중요한 영양소가 됐다. 근육 유지뿐 아니라 대사 활성화와 포만감을 주는 면에서도 단백질 섭취는 중요하다. 그런데 다이어트를 한다고 식사량을 무턱대고 줄이면 하루에 필요한 체내 단백질 요구량을 맞추기 어려워진다. 나는 이런 점들을 감안해 단백질 섭취를 강조해왔는데, 나의 주장을 그저 단백질 더 먹으라는 '단백질 다이어트'에 불과하다고 폄하하는 목소리도 있었다. 최근 들어 단백질음료를 포함한 단백질 관련 제품들이 봇물 터지듯 쏟아져 나오는 것을 보면 격세지감을 느낀다.

지금, 건강하십니까?

간혹 청중 앞에서 강의를 시작하기 전에 "지금 건강하다고 생각하시는 분들, 손 들어보세요!"라고 청하면 손을 들까 말까 머뭇거리는 사람이 많다. 건강에 대한 자신도 없지만 건강에 대한 정의도 애매하기 때문이다. 술도 마시고 담배도 피우지만 지금 당장 아픈 데가 없다면 건강하다고 해도 되는 걸까. 술, 담배를 안 하고 운동도 열심히 하지만 밤에 깊은 잠을 못 자고 중간에 자주 깨는데 그래도 건강하다고 해야 할까.

'건강 모범생'이 되는 것은 쉽지 않다. 흡연, 음주 같은 몸에 해로운 습관을 완전히 끊어야 하고 채소, 견과류, 통곡물, 등푸른생선, 올리브오일 같은 건강식을 챙겨 먹어야 한다. 규칙적으로 운동도 해야 하고, 하루 7시간 이상의 숙면도 취해야 한다. 스트레스를 그때그때 풀기 위해 명상, 반신욕, 요가 등에도 시간을 할애해야 한다. 매년 정기 건강검진도 빼먹지 말아야 한다. 그런데 이렇게 평생을 사는 사람들이 과연 얼마나 될까? 나부터도 이런 과제를 매일 수행해야 하는 건강모범생이 될 자신이 없고, 그렇게 살고 싶지도 않다.

방송에도 많이 소개되었지만 나는 '애주가'다. 열심히 건강식을 챙겨 먹고 규칙적으로 운동을 하는 이유는 술을 마시기 위해서다. 몸에 해롭다는 걸 알면서도 술을 즐기고 싶다 보니 이런 아이러니한 행동을 하고 있다. 성격이 내성적인 편이라 술이 들어가야 사람들과 거리감 없이 잘 어울리다 보니 모임에 나가면 술을 마시지 않을 수 없다. 그래서 술 이외에 몸에 나쁜 것은 아예 끊어버리기로 했다.

설탕, 밀가루 음식을 거의 먹지 않고 술을 마실 때는 회나 수육 같은 담백한 단백질 안주를 즐긴다. 게다가 1년에 한두 달은 '음주안식월'을 두어 아예 술을 단 한 모금도 마시지 않는다. 음주안식월에는 사람들 만나는 걸 가급적 피하고 운동을 더 열심히 한다. 간에게 휴식을 주고 술로 인한 뱃살을 줄이면서 더 건강한 몸을 만들어 또다시 술을 즐기기 위한 나름의 고육책(?)이다.

대부분의 사람들은 지금 당장 불편한 증상이 없으면 건강하다고 생각한다. 건강을 바라보는 의사와 환자의 눈높이 차이가 여기서 생긴다. 배가 아프면 만사 제쳐두고 병원에 달려간다. '혹시 암 같은 심각한 질병이면 어떡하지?' 하는 불안감 때문이다. 가슴이 답답하거나 뻐근하면 혹시 심장에 이상이 있는 건 아닌지 노심초사한다. 무릎 통증이 있으면 패치를 사다 붙이고 소염진통제를 열심히 복용한다.

그런데 뱃살이 붙어 허리 사이즈가 늘어나는 데에는 크게 관심이 없다. 그저 나잇살로 치부해버리는 경우가 대부분이다. 건강검진 결과에서 혈압, 혈당, 콜레스테롤, 중성지방 수치가 올라가 있어도 지금 당장 불편한 증상이 없으니 대수롭지 않게 생각하는 사람들도 많다. 의사가 투약을 권해도 평생 복용해야 한다는 부담감에 어떻게든 약물 복용을 피하려 든다.

역설적이지만 혈압이나 혈당, 콜레스테롤 수치가 약을 복용해야 할 정도로 아예 높게 진단되는 게 환자에게 차라리 더 나을 수도 있겠다는 생각을 가끔 해본다. 건강검진 결과 혈압이 135/90mmHg(정

상은 120/80 미만), 공복혈당이 115mg/dL(정상은 100 미만), LDL콜레스
테롤이 150mg/dL(정상은 130 미만) 정도로 나오면 의사 입장에서 약을
처방하기가 애매하다. 약물 처방 없이 생활습관을 개선해 뱃살만 빼
도 수치가 정상으로 좋아질 수 있기 때문이다. 그런데 환자의 태도를
보면 적극적으로 노력해 정상으로 돌려놓을 의지가 보이지 않는다.
그렇다고 처방 없이 그냥 보내자니 찜찜하다.

이런 상황이 환자에게는 어떻게 생각될까? 검사결과 정상은 아니
라고 한다. 약을 먹어야 하냐고 물어보니 의사의 태도가 애매하다.
적극적으로 약을 처방하려 하지 않는 것 같고, 일단 식이조절과 운동
을 권한다. 뱃살을 먼저 빼보라고 한다. 그러면 환자는 이렇게 생각
할 것이다. '혈압과 혈당이 조금 높기는 하지만 아직 내 건강이 약을
쓸 정도로 나쁜 건 아니구나.' 식이요법과 운동으로 뱃살을 빼야 수
치가 떨어진다는 '비약물 요법'을 의사가 처방했지만 약을 처방받지
않은 환자들은 아직 '진짜 환자'는 아니라는 생각에 적극적으로 뱃살
을 빼려 하지 않는다. 매년 건강검진을 받는 사람들에게 상담을 해주
면서 아쉬운 점이 바로 여기에 있다.

당신의 뱃살이 의미하는 것

건강검진 결과 정상을 벗어났다는 판정을 받으면 적극적으로 관리

를 해서 다음 번 검진에서는 정상 수치가 되도록 돌려놓아야 한다. 그런데 매년 혈압, 혈당, 콜레스테롤 수치가 야금야금 올라가는 것을 확인만 할 뿐 적극적으로 개선 의지를 보이지 않다가, 결국 약물치료가 필요한 시점에 이르러서야 후회하면서 약을 처방받는다. 각종 건강지표가 정상범위를 벗어난 것 자체가 몸이 나빠지고 있다는 건강이상 신호인데 이를 모두 간과해 적절한 치료 시기를 놓쳐버리는 것이다.

이미 혈관의 노화와 동맥경화는 한참 진행되어 되돌리기 어려운 상태가 되었다. 혈관이 탄력을 잃고 딱딱해지는 동맥경화성 변화에 통증 같은 증상이 있다면 곧바로 병원에 달려와서 치료를 받겠지만, 혈관의 노화는 뚜렷한 증상 없이 진행되다 보니 무방비 상태에서 어느 순간 갑자기 협심증, 심근경색, 뇌경색이라는 심각한 혈관 합병증으로 자신의 병과 만나게 된다. 이로 인해 뇌경색 후유증이나 치매를 안고 불행한 노년을 10~20년간 보내다가 생을 마감한다면 아무리 젊어서 돈을 많이 벌고 높은 지위에 올랐다 한들 무슨 소용일까. 이보다 더 불행한 인생이 있을까.

백세시대를 살아야 하는 현대인들이 허리디스크나 무릎 통증보다 더 챙겨야 하는 중요한 건강 문제는 혈압, 혈당, 콜레스테롤, 요산, 중성지방, 지방간을 잘 관리해서 혈관 노화를 최대한 늦춤으로써 심각한 혈관 합병증이 생기지 않게 하는 것이다. 혈관 노화가 본격적으로 시작되는 출발점은 '뱃살이 붙으면서 허리둘레가 늘어나는 때'다. 작년보다 허리둘레가 늘어 바지가 맞지 않는다면 내 혈관에도 적신호가 켜진 것이다.

내가 이 책을 쓰려고 마음먹은 이유도 여기에 있다. 사람들은 단순히 체중계 눈금이 가리키는 숫자에는 민감하면서도 중성지방, 요산 수치에는 둔감하다. 쉽게 생각하는 '지방간'이 모든 대사질환의 중심에 있다는 것도 사람들은 간과한다.

무엇보다 되돌리기 어려울 만큼 체중이 늘고 배가 나와야 무언가 식이조절이나 운동을 떠올리는 이들에게, 지금의 비만치료와 해결 방법에는 아쉬움이 많다. 더욱이 체중이 많이 나가야 비만으로 인식하다 보니 정상체중 범위에 있는 '마른 비만' 환자들은 공복혈당이 정상을 벗어나도 근육을 늘리거나 뱃살을 빼려는 노력을 하지 않는다. 체질량지수가 정상이라는 것만 믿고 경각심을 갖지 않는다.

의사들도 혈압, 혈당, 콜레스테롤 '수치'에만 관심을 보인다. 진료를 할 때, 이러한 수치가 약물치료 기준에 해당되느냐 아니냐만 신경 쓰는 듯하다. 사실 대사이상은 적극적으로 생활습관을 교정해서 건강한 몸으로 되돌려야 제대로 개선되는데, 아직 약물치료의 기준에 맞지 않는다는 이유로 환자에게 간단히 한마디만 하고 그냥 돌려보낸다.

"체중 줄이시고 운동하세요."

당연하지만 구체적인 실천 방안은 없는 비약물 처방이다. 환자의 혈압, 혈당, 콜레스테롤 수치가 약물치료의 적응증에 도달하기를 기다렸다가(?) 그때부터 약을 처방하는 것이 진정한 치료일까.

비만치료도 마찬가지다. 식욕억제제를 처방해서 체중계 눈금만 줄여놓으면 치료에 성공한 것일까? 대사이상체중이 되어 올라간 혈압과 콜레스테롤을 혈관확장제와 콜레스테롤 생성 억제제를 처방하여 '숫자'만 정상으로 돌려놓는 게 진정 환자를 위한 치료인지 묻고 싶다. 급한 대로 심장과 혈관 보호를 위해 약 처방이 필요한 건 맞지만, 보다 근본적인 치료를 병행해야 하지 않을까. 대사이상체중을 정상체중으로 돌려놓으려는 노력을 해야 제대로 된 치료라고 할 수 있지 않을까.

그러기 위해서는 비만의 진단기준도 바뀌어야 하고, 해결 방법도 획기적으로 바뀌어야 한다. 40여 년간 비만의 표준치료로 이어져온 '지속적 저칼로리 다이어트와 유산소운동'이라는 실패한 패러다임은 이제 바뀔 때가 되었다.

이제는 더 이상 체중계 눈금에 집착해선 안 된다. 망가진 몸을 치료하는 것이 먼저다. 그래야 대사이상체중도 건강체중으로 돌아온다.

지금의 비만치료는 잘못됐다.

2023년 의자 없는 진료실에서

박용우

2부. 살이 찌는 진짜 이유

2장 신진대사를 재설정하고 체지방을 줄이기 위한 4주 플랜

유지기

5부. 살찌지 않는 건강한 몸

1장 몸이 달라지면 인생도 달라진다

2장 어떻게 건강을 지킬 것인가

1부
비만치료가 잘못됐습니다

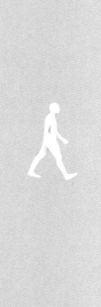

1장

전문학회의 식사요법
지침은 잘못됐다

유행 다이어트의
허와 실

간헐적 단식, 저탄고지, 원푸드 다이어트, 앳킨스 다이어트, 존 다이
어트, 사우스비치 다이어트, 과일 다이어트, 레몬디톡스 다이어트….

비만치료를 33년간 해오면서 수많은 유행 다이어트 방법들이 사
람들 입에 오르내리다 사라지는 걸 지켜봤다. 다이어트 종류가 이렇
게나 많다는 것은 아직도 제대로 효과를 보는 방법이 없다는 반증이
기도 하다. 물론 유행 다이어트는 여전히 현재진행형이다.

체중감량에 도움을 준다는 건강식품도 매년 유행을 탄다. 새로운
성분이나 제품이 등장하면 사람들이 우르르 몰려든다. 경험해보고
효과가 없다는 것을 사람들이 확인하면 홈쇼핑이나 인터넷 쇼핑몰
에서 슬그머니 사라진다. 건강식품 관련 업체 사람들은 지금도 전 세

계를 돌면서 새로운 성분이나 제품을 찾아다니는 데 혈안이 되어 있다. 남들보다 먼저 찾아내 유행을 일으킨 다음 크게 한몫 챙길(?) 요량이다.

2015년 한 해 홈쇼핑 업계에서 2등과 압도적인 차이로 다이어트 보조식품 1위를 차지한 성분이 있다. 바로 '와일드망고 종자추출물'이다. 아프리칸망고라고도 알려진 와일드망고의 씨앗에서 추출한 원료인데, 나는 오래 전 논문을 통해 익히 알고 있는 성분이었다. 2009년 카메룬에서 발표된 연구결과를 보면 10주간 다른 추출물을 복용한 대조군은 체중이 0.7kg 빠진 반면, 와일드망고 종자추출물 복용군은 12.8kg이나 빠졌다.[1]

비만약물 못지않게 체중감량 효과가 드라마틱하게 좋으니 의료인으로서 눈이 번쩍 뜨일 수밖에 없었다. 당시 지인을 통해 이 원료를 얻을 수 있는지 수소문해보았더니, 이미 국내 수입업자에 의해 독점계약이 끝나 있었다. 기능성식품으로 10주 만에 10kg 이상 감량시켰다는 놀라운 연구결과의 후속 연구를 내심 기다렸지만, 2005년과 2009년에 발표된 같은 저자의 임상논문 두 편이 전부였고, 이후 임상연구 결과를 찾을 수는 없었다.

그러던 중 와일드망고 종자추출물을 수입해 제품을 만드는 회사에서 연락이 왔다. 나와 함께 마케팅을 해보고 싶다는 제안이었다. 이전에도 '펑거루트'나 '잔티젠' 같은 다이어트 관련 성분이나 제품이 국내에 들어오면 나에게 연락이 오는 경우가 많았는데, 건강보조식품의 체중감량 효과는 제한적이기에 정중하게 거절하곤 했다.

그러나 와일드망고의 경우에는 귀가 솔깃했다. 나는 원료공급 회사에 관련 자료들이 많을 것이라고 생각해 임상연구 자료들을 부탁했다. 하지만 내가 알고 있는 논문 두 편 말고는 새로운 것이 전혀 없었다.

확신이 서지 않았기에 나는 고민 끝에 제안을 거절했고, 결국 그 회사는 다른 의사를 찾아 홈쇼핑 방송을 했다. 예상대로 방송을 시작하자마자 대박을 터뜨렸다. 10주 만에 12.8kg이 빠졌다는 연구결과를 들고 나와 방송을 하는데 솔깃하지 않는 사람이 있을까?

하지만 이 제품은 스테디셀러가 되지 못했고, 조용히 사라졌다. 막상 복용해보니 그다지 효과가 없다는 걸 사람들이 알았기 때문이다. 결국 다른 유행 다이어트와 마찬가지의 길을 걸었다.

건강기능식품은 만능 해결약이 아니다

이 책을 쓰면서 인터넷으로 와일드망고 종자추출물 관련 논문을 찾아보니 최근까지 몇 편의 임상연구 논문이 더 있긴 했다. 그러나 2009년 논문처럼 드라마틱한 결과를 보이는 연구결과는 전혀 없고, 체중의 변화 없이 허리둘레, 혈당 등의 지표에서만 효과를 낸 것으로 나타나 '대사증후군에 도움이 된다'는 수준으로 정리할 수 있겠다.[2]

이렇듯 건강식품이나 기능성 원료로 체중감량 효과를 보는 것은 쉽지 않은 일이다. 나 역시 30여 년간 열심히 찾아보았지만 아직까지 마음에 쏙 드는 성분이나 제품은 발견하지 못했으니 말이다.

만약 제품의 가격이 아주 저렴하다면, 그 제품만 열심히 먹어 살이 쪽 빠질 거라는 꿈이라도 꿀 수 있게 해준다는 면에서 좋을지도 모르겠다. 하지만 효과도 확실치 않은데 가격까지 비싸다면 그건 별로 권하고 싶지 않다.

체중조절용 제품뿐 아니라 모든 건강기능식품이 마찬가지다. 한두 편의 임상결과만 가지고는 신뢰할 수가 없다. 건강기능식품에 머물러 있다는 것은, 어디까지나 식품일 뿐 만능 해결약이 아니다. 이것을 약으로 오인하면 안 된다.

비만전문학회가 권하는 식사요법의 오류

사람들이 체중감량에 도움을 준다는 제품에 혹하는 것은 다이어트가 그만큼 어렵기 때문일 것이다. 병원 치료를 받든 혼자 하든, 여러 시행착오를 반복하다 보니 조금이나마 도움을 받고자 하는 마음이 크다. 누군가는 먹고 싶은 음식을 힘들게 참아야 하는 수고를 덜려는 이유도 있을 것이다.

그렇다면 현재 대한비만학회가 진료지침으로 삼는 식사요법은 어떤지 잠시 살펴보자. 일단 기본적으로는 섭취 칼로리를 줄이는 '저열량식(저칼로리식)'을 표준치료로 권고한다. 개인의 특성 및 의학적 상태에 따라 개별화할 것을 권고한다고 언급하고 있으나 기본적으로

진료지침

1. 비만 또는 과체중인 성인의 체중감량을 위한 섭취에너지 제한 정도는 개인의 특성 및 의학적 상태에 따라 개별화할 것을 권고한다. (A, Class I)

2. 초저열량식은 제한적인 상황에서 전문적인 의료 인력이 시행할 수 있으며, 의학적 감시와 더불어 생활습관 개선을 위한 강도 높은 중재를 함께 시행할 것을 권고한다. (A, Class I)

3. 다양한 식사 종류(저열량식, 저탄수화물식, 저지방식, 고단백식 등)를 선택할 수 있으나, 영양적으로 적절하고 에너지 섭취를 줄일 수 있는 방법을 사용하며, 건강한 식생활을 강조할 것을 권고한다. (A, Class I)

4. 개인의 특성 및 의학적 상태에 따라 다량영양소(탄수화물, 지방, 단백질)의 조성을 개별화할 것을 권고한다. (A, Class I)

(출처: 대한비만학회 비만진료지침 2022)

칼로리 섭취를 제한해 체내 에너지 결핍을 유도한다는 점에서는 과거와 크게 달라진 게 없다.

학회의 비만진료지침을 조금 더 구체적으로 살펴보면 뒤의 표에서 알 수 있듯 (다양한 식사요법이 소개되어 있지만) '저열량식'을 제외하고는 대부분 효과가 미미하거나 부작용 위험이 있다고 한다. 결국 평소 식사량에서 500~1,000칼로리를 줄인 저열량식을 매일 꾸준하게 실천하되, 1주일에 0.5~1kg 정도의 속도로 천천히 체중을 빼라는 게 핵심이다. 그나마 이렇게 해도 6개월이 지나면 더 이상의 체중감량이 잘 일어나지 않을 거라고 한다.

구분	특성
저열량식	· 에너지 섭취를 500~1,000kcal 정도 감량하며, 영양적으로 적절한 일상적 식사 가능 · 1주일에 0.5~1.0kg 정도의 체중감량 효과를 기대할 수 있고, 열량 섭취 제한 효과는 6개월에 최대에 이르며, 이후에는 이보다 감량 효과가 낮아짐
초저열량식	· 1일 800kcal 이하로 극심한 에너지 섭취 제한 · 단기간 빠른 속도로 체중감량이 가능하나 장기적으로는 저열량식 과 유의적인 차이가 없음 · 심각한 의학적 문제가 발생될 수 있으므로 의학적 감시가 필요하 며, 장기적인 생활습관 개선을 위한 중재가 동반되어야 함
초저탄수화물식	· 총에너지의 30%, 1일 130g 미만으로 탄수화물 섭취를 제한(초기에 는 50g 미만 혹은 총에너지의 10% 미만으로 제한하다 점차 증량) · 대조식에 비해 초기 체중감량 효과는 크나, 장기적으로는 효과가 없거나 미미함 · 혈청 중성지방 수치 개선 효과가 있으나, LDL콜레스테롤 수치 상 승 등 심혈관계 위험을 높일 수 있음
저탄수화물식	· 일반적으로 총에너지의 40~50% 수준으로 탄수화물 섭취를 제한 · 대조식에 비해 초기 체중감량 효과는 크나, 장기적으로는 효과가 없거나 미미함 · 혈청 중성지방 수치 개선에 효과적이지만, 탄수화물 제한 정도가 크면 LDL콜레스테롤 수치에 좋지 않은 영향을 미칠 수 있음
고단백식	· 일반적으로 총에너지의 25~30% 수준으로 단백질 섭취 · 탄수화물 과다섭취 방지, 에너지 제한에 따른 체단백 손실 방지, 적절한 단백질 영양상태 유지에 도움이 됨 · 대조식에 비해 체중감량/유지에 효과적이기는 하지만 그 정도가 크지 않음
간헐적 단식/ 시간제한다이어트	· 지속적으로 에너지 섭취를 제한하는 대신, 식사 제한을 하는 시기를 정해 식사 조절 　-간헐적 단식: 에너지 섭취 제한을 하는 날과 그렇지 않은 날을 설정 　-시간제한다이어트: 하루 중 음식물 섭취를 하는 시간대를 설정 · 지속적인 에너지 제한 방법에 비해 체중감량 정도에 유의적인 차이 가 없거나, 있어도 정도가 크지 않음 · 장기간 비만 식사치료의 한 방법으로 포함시키기에는 근거가 제한적임

(출처: 대한비만학회 비만진료지침 2022)

내 몸 혁명

다이어트를 한 번이라도 해본 사람들은 다 안다. 이것이 얼마나 비현실적이고 효과가 없는 방법인지를. 매 끼니 배고프게 먹는 다이어트를 '6개월 동안' 하라고? 현실적으로 실천하기 힘든 방법일 뿐 아니라 평생을 다이어트 모범생으로 살아가지 않는 이상 지속하기 어렵다.

저열량식 다이어트를 끝내고 다시 섭취 칼로리를 늘려 일반 식사로 돌아가면 어떻게 될까? 체중은 기다렸다는 듯 원래대로 돌아가거나 더 늘어난다.

칼로리는 잊어라!

과거에는 비만의 원인을 에너지밸런스의 불균형으로 봤다. 많이 먹고 적게 움직여서 잉여에너지가 지방으로 축적된 결과가 '비만'이라는 것이다.

이 가설이 맞다면 적게 먹고 많이 움직이면 누구나 쉽게 지방이 빠지고 체중이 줄어야 한다. 그러나 다이어트 경험자들은 잘 알고 있다. 적게 먹고 운동한다고 살이 쉽게 빠지지도 않지만, 이를 악물고 감량시킨 체중은 어느 순간부터 슬금슬금 다시 늘어 처음 체중보다 더 늘면서 끝이 난다는 것을.

음식으로 들어오는 섭취에너지와 우리 몸에서 기초대사량과 신체 활동 등으로 소모되는 소비에너지를 칼로리로 계산해서, 섭취에너

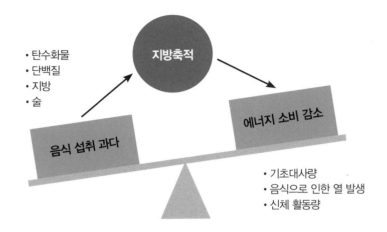

• 탄수화물
• 단백질
• 지방
• 술

지방축적

음식 섭취 과다

에너지 소비 감소

• 기초대사량
• 음식으로 인한 열 발생
• 신체 활동량

비만의 원인을 단순히 에너지밸런스의 불균형으로 보는 것은 겉으로 보이는 현상 혹은 징후를 원인으로 잘못 해석한 결과다.

지는 '저열량식'으로 줄이고 소비에너지는 '운동'으로 늘려 체중과 체지방을 감량한다? 전문가 그룹인 비만학회에서도 아직까지 1970년대의 낡은 칼로리 이론에서 벗어나지 못하고 있으니 비만 인구가 기하급수적으로 늘어나는 현상을 막지 못하는 건 어찌 보면 당연한 결과다. 비만의 원인을 에너지밸런스의 불균형으로 보는 것은 겉으로 보이는 현상 혹은 징후를 '원인'으로 잘못 해석한 것이다.

칼로리를 계산해서 음식의 섭취량을 결정하고 운동량을 계산하는 것은 잘못되었다. 칼로리 계산법은 정확도가 떨어지는 외인성 변수에 불과하다. 그보다 훨씬 더 큰 대사이상, 즉 '에너지항상성 조절장애'나 '대사유연성 저하' 같은 개개인의 내인성 변수 등은 전혀 고려

하지 않은 잘못된 이론이다.

똑같이 자장면 한 그릇을 먹었는데, 왜 어떤 사람은 바로 살로 가고 어떤 사람은 살이 안 찌는가. 두 사람의 몸이 다르기 때문이다. 예를 들어 내 몸이 탄수화물을 처리하는 능력이 좋으면 하루 세 끼 밀가루를 먹어도 살이 안 찐다. 그런데 탄수화물을 처리하는 능력에 이상이 생기면 옆 사람이 먹고 있는 라면을 몇 젓가락 따라 먹었을 뿐인데도 바로 살로 간다. 칼로리 계산이 소용없다고 하는 것은 이런 의미다. 망가진 몸을 회복시켜야지, 몸이 망가진 상태에서 칼로리만 따져가며 적게 먹는 것은 의미가 없다.

무엇보다 식사량을 의도적으로 줄이면 우리 몸은 곧바로 기초대사량을 떨어뜨려 에너지 소비를 아끼려는 본능적인 '대응조절반응 adaptive response'이 나타나는데 이러한 반응은 칼로리로 계산할 수가 없다. 몸에 적응반응이 생기면 적게 먹는다고 해도 그것이 곧 체중감량으로 이어지지 않는다.

몸에 기능이상이 생겨 살이 찌는 것이다

그런데 사실 많이 먹는 것은 원인이 아니라 몸에 기능이상이 생겨서 나타나는 '증상'이고 '현상'이다. 많이 먹는 증상이 생긴 것은 포만감을 주는 호르몬이 둔감해졌기 때문이다. 그래서 평소보다 더 많이 먹어야 똑같은 포만감을 느낀다. 혈액 내에는 과식으로 인해 포도당과 지방산이 넘치지만 세포가 이 연료들을 제대로 받아들이지 못해 문제가 된다. 몸에는 잉여에너지가 넘치는데 제대로 이용을 못하니 늘 '허기진' 상태가 된다.

더 큰 문제는 피하지방의 기능부전機能不全*이다. 우리 몸의 지방은 피부 아래에 있어서 '피하지방'이라고 한다. 이러한 지방조직은 여분의 에너지를 지방 형태로 축적해두었다가 필요할 때 꺼내 쓰는 에너지 저장창고의 역할을 한다. 그런데 지방조직에 기능이상이 생겨 지방을 끄집어내 쓰지 못하는 몸으로 바뀌니 체지방이 줄어들지 않는다.

몸이 고장나서 자꾸 더 먹으려 하는데 몸의 문제(이상)는 고치려 하지 않고 단순히 칼로리만 계산해서 '강제로' 적게 먹으면 어떻게 될까? 결국 억눌린 식욕을 이겨내지 못하고 과식이나 폭식으로 이어지면서 다이어트에 실패하게 되는데 이러한 현상을 비만 전문가는 환자의 의지력 부족으로 몰아간다.

그렇다면 비만 연구자들은 왜 아직도 칼로리에 집착하는 것일까?

현대의학은 근거중심의학evidence-based medicine이다. 객관적 근거가 확실해야 보편적으로 인정을 받는다. 식사요법과 관련된 임상연구를 한다고 가정해보자. 연구 참여자들에게 식사량을 정해주지 않으면 결과를 객관적으로 평가할 수 있을까? 사람들이 탄수화물, 단백질, 지방을 얼마나 먹었는지 계량을 해야 객관적 비교가 가능하다.

---

* 정해진 목적을 수행하기에 기능과 힘이 불완전하거나 부적당한 상태를 뜻하는 의학 용어.

'칼로리'를 객관적 지표로 이용하는 것 말고는 다른 대안이 없다.

A그룹에는 2,000칼로리, B그룹에는 1,500칼로리의 식사를 제공했다고 해보자. 여러분들이 '저칼로리 식단'을 섭취해야 하는 B그룹 참여자라면 하루 2,000칼로리 이상 배불리 먹었던 평소와 달리 배고픈 상태로 식사를 끝내야 하는 저칼로리 식단을 언제까지 유지할 수 있을까? 연구에 참여할 때는 사례비도 받았고 의학적 검사도 해주니 3개월 정도는 배고픔을 참아가며 연구자들의 지침을 따를 수 있을지 모른다. 하지만 이런 식단을 6개월 이상 실천할 수 있을까?

대부분의 비만 연구가 3개월 이내에 끝나는 이유는 대상자들이 지속적으로 실천하기 어렵기 때문이다. 어렵게 6개월 이상 끌고 가도 6개월이 넘어가면 더 이상의 체중감량이 일어나지 않는다. 임상시험을 약속된 기간까지 끝내지 못하고 도중에 포기하는 탈락자들도 많아진다. 이런 연구결과를 토대로 치료의 임상지침이 만들어진다.

3개월간 배고픔을 참아가며 임상시험을 마친 참여자들은 연구가 끝나도 저칼로리 식단을 계속 유지할까? 그렇지 않다. 일반 식사로 돌아가면 체중은 다시 다이어트 식단 이전 수준으로 돌아가겠지만, 이런 결과는 논문에 반영되지 않는다. 저칼로리 식단이 비만치료의 표준이 된 것은 이렇게 만들어진 연구결과들을 '객관적 근거'라고 제시했기 때문이다.

지속적인 저칼로리 식단의
문제점

매 끼니 평소보다 적게 먹는 저칼로리식은 꾸준히 실천하기도 어렵지만 우리 몸에도 불리하게 작용한다. 지속적인 저칼로리 식이 continuous energy restriction diet를 하면 스트레스 호르몬인 코르티솔 분비가 증가한다. 이는 저칼로리식이 심리적인 스트레스뿐 아니라 생물학적 스트레스로도 작용한다는 의미다. [3]

어쩌다 한 번 적게 먹는 게 아니라 매끼 몸에서 원하는 양보다 적게 먹는다면 매일이 스트레스의 연속이다. 결국 만성스트레스로 이어져 식욕조절이 더 어려워지고 무력감, 우울감, 수면장애 등이 생긴다. 수면장애나 우울감은 '탄수화물 갈망'으로 이어지게 되고, 결국 과식과 폭식으로 다이어트에 실패할 가능성이 높아진다. 절대 본인의 식탐이나 의지력 박약 때문이 아니다.

또 칼로리를 계산해서 총 섭취량을 의도적으로 줄이게 되면 근육이 빠진다. 그래서 다이어트 식단을 계획한다면 단백질 섭취량을 평소 권장량보다 더 늘려야 한다. 아무리 운동을 열심히 해도 단백질 섭취가 충분하지 않으면 근육 손실을 피할 수 없다. 칼로리가 중요한 게 아니라 '영양소의 조성'이 훨씬 더 중요하다.

저칼로리 식단이 계속되면 갑상샘 호르몬과 성호르몬 분비량도 줄어든다. 기초대사량이 떨어지는 것은 물론이고, 근육량도 줄어드니 적게 먹어도 체중이 빠지지 않는 '다이어트 정체기'가 온다. 이때 식사량을 조금만 늘려도 체중은 다시 늘어난다.

심지어 저칼로리 식단을 시도한 사람들 가운데 30~64퍼센트는 처음 식단을 시작할 때보다 체중이 더 늘어난다.[4] 요요현상은 지속적인 저칼로리 식단 같은 잘못된 다이어트의 결과다.

그래도 포기하지 않고 식욕억제제 같은 약물이나 한약을 복용하면서 억지로 식욕을 더 줄여 저칼로리 식단을 이어간다면 어떻게 될까? 기초대사량과 근육량은 더 줄어들게 되고, 결국 약물치료를 끝내면 빠르게 요요현상이 생겨 체중이 늘어난다.

의도적으로 적게 먹는 식단을 장기간 지속하면 건강상 여러 가지 문제도 생긴다. 일단 백혈구 수치가 감소하고 면역력이 떨어진다. 골밀도 감소로 골다공증도 잘 생긴다. 여성의 경우 피부탄력 저하, 탈

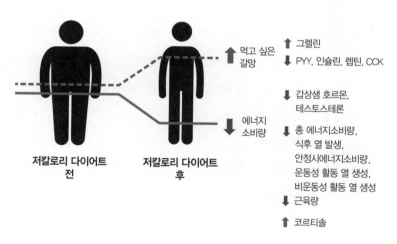

지속적인 저칼로리 다이어트는 우리 몸에 적응반응을 불러일으킨다. 배고픔으로 나타나는 '먹고 싶은 갈망'은 더 증가하고 기초대사량은 감소한다.[5]

모, 불규칙한 생리 등의 증상도 나타난다. 망가진 몸을 고쳐야 하는 비만치료를 단순히 체중계 눈금만 줄이려 한 데에서 비롯된 잘못된 결과다.

저칼로리식으로는 안정시대사율이 유지되지 않는다

미국에서 방영된 TV 시리즈물 가운데 〈The Biggest Loser〉라는 프로그램이 있었다. 고도비만인 사람들이 출연해 30주 동안 합숙하며 저칼로리 식단과 강도 높은 운동으로 체중감량에 도전해 우승자를 가리는 리얼리티 서바이벌 프로그램이다. 전문가들의 우려와 경고에도 불구하고 시즌17까지 이어질 정도로 큰 인기를 끌었다.

특히 시즌8에 출연한 16명의 참가자는 병원의 임상연구에도 참여하며 체중감량 전후의 변화를 세밀하게 비교했다. 하루 2시간 이상의 강도 높은 운동을 병행해 제지방체중*이 상대적으로 덜 줄었음에도 불구하고(평균 체중감소 57.6kg, 평균 체지방 감소 47.1kg, 평균 제지방 감소 10.5kg), 연구실 내 메타볼릭 챔버에서 산소 소모량과 이산화탄소 발생량으로 실측한 '안정시대사율(RMR)**'은 2,679칼로리에서 1,890칼로리로 789칼로리나 감소했다. 감량된 체지방체중과 제지방체중 수치를 공식에 넣었을 때 수식으로 계산된 안정시대사율 예상치는 2,393칼로리였으나, 지속적인 저칼로리 식단에 따른 신체의 적응반응에 의해 실측치는 예상치보다 무려 503칼로리나 더 떨어졌다.[6]

내 몸 혁명

6년이 지난 후 연구에 참여했던 사람들을 다시 불러모아 추적 관찰한 결과가 발표되었다. 체중이 잘 유지되고 있었을까?

평균 148.9kg에서 30주 동안 90.6kg으로 빠졌던 체중은 다시 131.6kg으로 처음 체중의 88.3퍼센트까지 늘어 있었다. 안정시대사율은 어땠을까? 빠졌던 제지방체중이 증가했으니 안정시대사율도 다시 회복되었을까? 공식에 넣어 계산한 안정시대사율의 예상치는 2,403칼로리였으나 실제 측정한 안정시대사율은 1,903칼로리로 예상치보다 500칼로리나 떨어져 있었다. 6년 전 프로그램이 끝난 직후 측정했던 값 1,890칼로리와도 별 차이가 없었다.[7] 체중이 다시 감량 전 수준까지 증가했음에도 불구하고 적응반응에 의해 떨어진 안정시대사율은 쉽게 회복되지 않았던 것이다.

안정시대사율을 떨어뜨리지 않고 체지방을 줄여야 요요현상이 생기지 않는다. 그런데 안정시대사율은 내 의지로 해결하는 데 한계가 있다. 결국 본능적인 우리 몸의 적응반응을 이해하고 이를 극복할 수 있는 방법을 찾아야 다이어트에 성공할 수 있다는 얘기다.

◆ 지방을 제외한 나머지 체중으로, 주로 근육량의 변화를 반영한다.

◆◆ 안정시대사율(resting metabolic rate, RMR)은 안정시에너지소비량(resting energy expenditure, REE)이라고도 하며, 신체활동 없이 휴식을 취하고 있을 때 내 몸에서 신체기능과 항상성을 유지하기 위해 기본적으로 필요한 에너지량을 말한다. 기초대사율(basal metabolic rate, BMR) 혹은 기초대사량(basal energy expenditure)이라는 개념과 비슷해서 혼용해서 쓰이기도 한다. 다만, 차이점은 기초대사율은 24시간 동안 안정된 상태에서의 에너지소비량이고 안정시대사율은 식사, 화장실 이용, 스트레칭 정도의 가벼운 활동이 포함된 에너지소비량이다.

칼로리 과잉이 아니라
정제탄수화물 과잉섭취가 원인!

모든 질병의 치료는 병이 생기게 된 원인을 파악하는 데에서 시작된다. 그렇다면 비만의 원인은 무엇일까?

비만의 원인은 칼로리 과잉섭취가 아니라 나쁜 음식의 과잉섭취, 특히 정제탄수화물을 지나치게 많이 섭취하는 데 있다.

정제탄수화물의 과잉섭취가 인슐린을 피곤하게 만들고 이것이 지방축적의 원인이라는 가설은 이전에도 제기된 바 있다. 이른바 〈탄수화물-인슐린 모델carbohydrate-insulin model〉이 그것이다. [8] 저탄고지로 칭해지는 저탄수화물-고지방 다이어트를 주장하는 사람들의 이론적 배경이기도 한데, 지방세포가 '수동적으로' 잉여에너지를 비축하는 창고 역할을 하는 게 아니라 '적극적으로' 체내 호르몬 시스템과 소통을 하면서 비만을 일으키는 원인으로 작용한다는 내용이다.

물론 그 중심에 '인슐린 호르몬'이 있다. 탄수화물, 특히 혈당을 빠르게 높이는 정제탄수화물을 많이 섭취하면 인슐린이 지속적으로 높게 유지되어 잉여에너지가 지방조직에 더 빠르게 축적된다. 이 모델에서는 과식이나 칼로리 과잉 때문이 아니라 렙틴 저항성과 인슐린 저항성이 배고픔을 자극하고 신진대사를 떨어뜨려 체지방이 늘어나는 것으로 본다.

사실 칼로리를 의도적으로 높여 음식을 섭취하면 이론적으로 체중이 늘어나는 건 맞다. 하지만 우리 몸은 이와 함께 에너지소비량도 높이고 식욕을 억제해 지속적으로 체중이 늘어나는 것을 막는다. 인체의 이런 작용을 배제한 채 칼로리 과잉섭취만으로 살이 찌는 원인을 설명하는 것은 무리가 있다.

그런가 하면, 저탄고지 다이어트나 앳킨스 다이어트 등은 탄수화물 과잉섭취를 문제로 보기 때문에 탄수화물을 의도적으로 줄여 섭취한다. 각각의 방법에 따라 하루 20~120g까지 탄수화물 섭취 허용 범위가 다양하다. 그렇더라도 인슐린 분비를 덜 자극해 에너지를 소비할 때 당 대신 지방을 에너지원으로 쓰게끔 만드는 원리는 같다.

'저지방 식사요법'과 '저탄수화물 식사요법' 논쟁은 아직도 현재진행형이지만, 최근 들어서는 저탄수화물 식사요법이 우세를 보이고 있다. 아직도 논쟁을 벌이는 가장 큰 이유는 칼로리 개념이 여전히 자리를 잡고 있기 때문이다. 칼로리를 동일하게 설정하면 두 다이어트 간 체중 변화의 차이는 없다.

내가 보기에는 연구자들의 편견이 가장 크게 작용한다. 아직도 칼로리 개념에서 벗어나지 못하고 저칼로리 다이어트에 꽂혀 있는 연구자들은 영양소의 조성보다는 칼로리가 더 중요하다고 생각하기 때문에 연구결과가 그쪽으로 흘러갈 가능성이 높다.

저지방식이 효과적일까, 저탄수화물식이 효과적일까

현재까지 발표된 연구결과들을 보면 6개월 이내의 단기간 연구에서는 저탄수화물식이 저지방식에 비해 통계적으로 의미 있게 효과가 있는 것으로 나온다.

고도비만 환자들을 대상으로 평소 식사량보다 500칼로리를 줄여 칼로리를 동일하게 하면서 한 그룹에는 저탄수화물식(총 섭취량 중에 탄수화물 30g 이하)을, 다른 그룹에는 저지방식(총 섭취량 중에 지방 30퍼센트 이하)을 먹게 하여 체중감량 효과를 비교했다. 6개월 후 살펴보니 저탄수화물식 그룹은 5.8kg 줄고, 저지방식은 1.9kg 줄어서 저탄수화물식 그룹의 체중감소가 훨씬 컸다(P=0.002).[9]

하지만 6개월 이상의 장기 연구에서는 두 그룹 간에 통계적으로 유의한 차이가 두드러지게 나타나지 않는다. 칼로리를 동일하게 설정할 경우 저탄수화물식은 단백질과 지방 함량이 많아 상대적으로 포만감이 더 크다. 단기간에는 저지방식보다 효과를 볼 수 있는 이유다.

그러나 저탄수화물식은 장기간으로 이어가기가 어렵다. 도처에 널려 있는 탄수화물 음식을 지속적으로 제한한다는 것이 현실적으로 만만치 않기 때문이다. 결국 저탄수화물식을 하던 사람들은 탄수화물 섭취량이 조금씩 늘게 되고, 반대로 저지방식을 하던 사람들은 지방 섭취량이 조금씩 늘어난다. 게다가 양쪽 모두 동일한 칼로리의 저칼로리 식단을 지속적으로 유지하다 보니 안정시대사율이 떨어져 더 이상 체중감량 없이 야금야금 체중은 늘어나게 된다. 결국 두 그룹 간 차이가 없는 것으로 결과가 나올 수밖에 없다.

이제 칼로리 굴레에서 벗어나야 한다!

앞으로 계속 설명하겠지만 이제는 칼로리의 굴레에서 벗어나야 한다. 앞서 비만은 몸에 이상이 생겨 체중이 늘어나는 현상을 보이는 질병이라고 했다.

술을 과도하게 마셔서 알코올성 간염이 왔다면 간염이 치료될 때까지 술을 끊어야 한다. 그런데 부득이 소주를 300칼로리만큼 마셨으니 다음 날 운동으로 300칼로리를 소모하겠다고 한다면 제대로 된 치료일까? 진정한 치료는 당분간 술을 끊는 것이다.

비만치료도 마찬가지다. 정제탄수화물의 과잉섭취로 지방간과 인슐린 저항성이 생긴 몸을 치료하기 위해서는 몸이 회복될 때까지 정제탄수화물 섭취를 제한해야 한다. 그런데도 '비만은 칼로리 과잉이 원인이니, 전날 케이크 한 조각을 먹어 평소보다 300칼로리 더 먹었다면 다음 날 300칼로리만큼 더 많이 걸어서 소비하라'고 처방하는 것이 작금의 비만치료다.

알코올성 간염을 치료하기 위해 술을 끊었다가 도중에 술을 마시면 간 상태는 다시 2~3일 전으로 되돌아가게 된다. 인슐린 저항성과 렙틴 저항성을 개선하기 위해 나쁜 음식을 일정 기간 끊어야 하는데 먹었다면 몸은 빠르게 2~3일 전 상태로 돌아간다. 절대 칼로리의 개념으로 설명할 문제가 아닌 것이다.

이제, 칼로리 개념은 잊어야 한다. 칼로리를 계산해서 무조건 저칼로리식으로 먹어야 한다든지, 몸에 나쁜 음식을 먹어도 운동을 더 많이 해서 그 칼로리만큼 소비하면 문제없다든지 하는 '칼로리 지상주의'에서 벗어나야 한다. 그러지 않는 한 비만에서 벗어날 수 있는 해법은 나오지 않는다.

다이어트의 목표는 '감량된 체중'이 아니라 '예전의 건강했던 몸'으로 돌아가는 데 있다. 그것이 이제부터 다이어트의 진짜 목표가 되어야 한다. 칼로리 계산은 구태에서 벗어나지 못한 연구자들에게 넘겨주고, 우리는 21세기 신인류에게 맞는 새로운 다이어트를 해야 한다.

2장

체중으로 비만을
진단하는 것은 잘못됐다

체중이 많이 나가야
비만일까

"몸무게 82kg이면 비만일까요?"

이렇게 물어보면 여러분은 아마 키가 얼마냐고 다시 물어볼 것이다. 그러면 키 176cm에 몸무게 82kg이라면 어떨까. 비만일까?

"체질량지수BMI◆가 26.5이니까 비만이네요."

우리나라의 비만 진단기준은 'BMI 25 이상'이니까 틀린 답은 아니다. 하지만 실제로도 이 사람이 진짜 비만일까?

이 체중의 주인공인 37세 박준현(가명) 씨는 식사량도 많지만 운동

◆ 체중을 미터로 환산한 키의 제곱으로 나눈 값. 신장 176cm에 82kg인 사람은 체질량지수가 82/1.76× 1.76=26.5로 계산된다.

을 좋아해서 근육량도 많다. BMI 진단기준으로는 비만이지만 뱃살도 없고 전혀 뚱뚱해 보이지 않는다. 건강검진 결과도 혈압, 혈당, 콜레스테롤 수치 모두 정상이다.

그런가 하면, 41세 김민관(가명) 씨는 작년까지 경계 범위에 있던 콜레스테롤 수치가 올해 건강검진에서 높게 나와 깜짝 놀랐다. 공복 혈당도 108mg/dL로 당뇨 전단계라는 판정을 받았다. 코로나 팬데믹 때문에 운동을 못하면서 체중이 조금 늘기는 했지만 키 170cm에 몸무게 66kg으로 BMI를 계산하면 22.8, 즉 정상범위에 들어 있다.

여기서 잠시 의문이 남는다. 위 두 사람 중에 누가 적극적으로 체중 관리를 해야 할까? 박준현 씨일까, 김민관 씨일까?

마른 비만 환자가 점차 늘고 있다

체중이 많이 나갈수록 당뇨병과 심혈관질환 발생 위험 및 사망률이 올라간다는 연구결과들이 쏟아져 나오면서 비만은 만성질환의 주요 원인으로 자리 잡았다. 그런데 체중은 '체지방'이 늘어나는 것을 보여주는 좋은 지표가 아니다. 그럼에도 아직까지 비만의 진단은 BMI로 결정된다.

우리나라에서는 BMI 23 미만을 정상, BMI 23~24.9는 과체중(비만 전단계), 25 이상이면 비만으로 진단한다. 하지만 BMI는 체지방을 제대로 반영하지 못한다. 특히 BMI 23~27에 위치한 사람들 중에는 체지방이 과다한 사람도 있지만 근육량이 많아 체중이 많이 나가는 사람도 있다.

BMI 30이 넘으면 체지방이 과다한 비만 환자라는 데 어느 누구도 이의를 달지 않는다. 하지만 BMI 25를 기준으로 비만을 진단하게 되면 체지방이 많지도 않은데 억울하게 비만 판정을 받는 사람들이 생긴다. 이처럼 BMI는 체지방과 근육량을 반영하지 못하는 것은 물론이고, 내장지방 여부도 알려주지 못한다.

비만에 대한 임상연구가 꾸준히 이어지면서 체지방이 얼마나 많은가보다는 '지방이 주로 어디에 분포하는가'가 당뇨병이나 심혈관 질환 발병 위험을 더 잘 반영한다는 연구결과들이 나오기 시작했다. 그 뒤 복부 내장비만의 위험성이 강조되었고, 이에 따라 체중보다는 허리둘레가 더 중요하다는 컨센서스consensus가 형성되었다. 남성의 경우 허리둘레가 90cm 이상, 여성의 경우 85cm 이상이면 '복부비만'이라고 진단한다. 하지만 키와 체격 조건이 반영되지 않아서 덩치가 큰 사람은 내장지방이 없어도 복부비만으로 진단된다.

허리둘레를 진단의 보조도구로 이용한다 하더라도 BMI 25 미만은 무조건 비만이 아니라고 단정할 수도 없다. 최근 들어 체중은 정상범위에 있으나 내장지방 비만이나 지방간이 있는 이른바 '마른 비만' 환자들이 늘어나고 있기 때문이다.

비만의 진단기준 BMI는
유용하지 않다

오랫동안 비만 진료를 해오면서 체중이 많이 나가지 않아도 혈압, 혈당, 콜레스테롤 수치가 높게 올라가 있는 환자를 적지 않게 봤다. 그런가 하면 체중이 많이 나가도 이런 수치들이 정상으로 잘 유지되는 사람도 많았다.

보통 비만클리닉에는 체성분분석기가 있어서 근육량과 체지방량을 측정해준다. 검사를 해보면 BMI가 25 미만이라도 근육량이 적고 체지방률이 높은 사람들은 배가 나온 체형이 많고, 혈액검사 결과도 이상소견을 보이는 경우가 많다. 반면 BMI 25 이상이라도 근육량이 많고 체지방률이 낮은 사람들은 건강검진 결과 이상소견이 없다. 체중만 가지고 비만의 진단과 치료 기준을 세우는 데에는 한계가 있는 것이다. 즉, 키와 몸무게만으로 비만을 진단할 수 없다.

이것도 앞서 언급한 칼로리 개념과 비슷하다. 일단 논문을 쓰려면 객관적 기준이 필요하다. 키와 체중으로 계산한 BMI를 기준으로 25 이상이면 비만, 그 미만이면 비만이 아니라는 기준치가 있어야 대상자를 선정하고 무언가 치료법을 적용해서 치료가 되었는지를 평가할 수 있다.

BMI로 비만 여부를 결정하는 것은 대규모 역학연구나 국가 간 혹은 지역 간 비교를 위한 데이터 수집에는 도움이 될 수 있다. 하지만 진료실로 찾아오는 환자의 진단기준이나 치료 판정 자료로써 BMI를 사용하는 것은 잘못되었다.

박준현 씨와 김민관 씨의 이야기로 다시 돌아가자. 여러 가지 건강이상 지표로 봤을 때, 박준현 씨보다 김민관 씨가 더 적극적으로 뱃살을 빼고 체중을 줄여야 한다. 하지만 체중을 비만의 진단기준으로 하면 김민관 씨는 치료의 대상이 되지 못한다. 이렇게 체중으로 비만을 진단하는 것에는 오류가 생길 수 있다.

게다가 우리나라의 비만 진단기준은 BMI 25 이상이지만 미국과 유럽은 BMI 30 이상이다. 미국과 유럽 사람들의 체형이 우리보다 크기 때문일까? 요즘 우리나라 젊은이들을 보면 키도 부모 세대보다 더 커졌고 체격 조건 역시 백인들 못지않다.

한편, '비만의 제국' 미국은 성인 인구의 무려 3분의 1이 BMI 30 이상인 비만이고, 우리나라 기준치인 25 이상으로 하면 비만 인구가 3분의 2에 육박한다. 그런데 당뇨병 유병률은 우리와 별 차이가 없다. 우리보다 높은 진단기준을 적용해도 비만 인구가 우리나라보다 압도적으로 많은데 당뇨병 유병률에 별 차이가 없는 이유는 무엇일까?

이상지질혈증도 마찬가지다. 혈액검사에서 콜레스테롤 수치가 높아 병원을 찾으면 의사나 영양사는 포화지방산 섭취를 줄이라고 한다. 그런데 우리보다 고기를 훨씬 많이 먹는 미국 사람들은 총 콜레스테롤 수치가 많이 높지 않다. 총 콜레스테롤 수치가 기준치 이상 높은 미국 성인 인구 비율은 12퍼센트[10]로 우리나라 성인 인구 비율인 24퍼센트[11]보다 오히려 낮다.

최근 국내에서는 비만 진단기준에 들지 않음에도 고혈압, 이상지질혈증, 당뇨병, 지방간으로 진단받는 사람들이 늘고 있는 추세다. 혈관 합병증으로 이어지는 이런 질병들을 예방하거나 조기에 잘 관리하려면 국내 비만 진단기준도 바뀌어야 하지 않을까?

영국 일차의료 의사 네트워크의 자료를 보면, 백인의 비만 진단기준인 BMI 30에서 보이는 당뇨병 발생 위험과 동일한 BMI 기준은 남아시아인 23.9, 중국인 26.9, 흑인 28.1로 인종에 따른 차이를 보였다.[12] 일본의 경우도 당뇨병으로 진단받은 환자의 60퍼센트가 BMI 25 미만이었다.[13] 확실히 아시아인이 백인에 비해 체지방 증가에 따른 부정적 영향에 더 민감해 보인다.

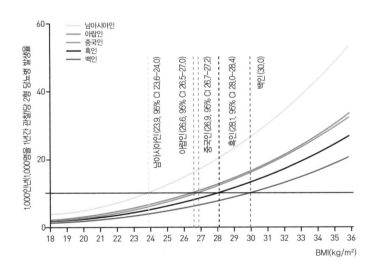

영국 일차의료 의사 네트워크의 자료를 보면 백인의 비만기준인 BMI 30에서 보인 당뇨병 발생 위험과 동일한 BMI 기준은 남아시아인 23.9, 중국인 26.9, 흑인 28.1로 인종에 따른 차이를 보였다.[12]

비만을 향후 당뇨병과 심혈관질환 발생의 위험인자로 보고 관리한다는 측면에서 BMI만으로 비만을 진단하는 것은 뭔가 부족하다. BMI만으로는 이러한 인종 간 차이를 보여주지 않으므로 당뇨병과 심혈관질환 위험을 예측하는 데에는 좋은 지표라 보기 어렵다.

마른 비만
vs 건강한 뚱뚱이(?)

건강검진을 하면 평소에는 잊고 살았던 내 몸에 대한 여러 수치들을 알게 된다. 혈압, 혈당, 콜레스테롤은 물론이고, 간이나 요산 수치 등도 확인할 수 있다.

이러한 수치가 정상인 사람들, 다시 말해 대사이상diseases of metabolism◆은 없으나 비만인 경우를 의학 용어로 '대사적으로 건강한 비만metabolically healthy obesity, MHO'이라 한다. BMI 기준으로 보면 비만에 해당하지만 대사증후군이나 인슐린 저항성이 없는 사람들이다. 적절하진 않지만 방송에서 개그 소재로 즐겨 사용되는 '건강한 뚱뚱이'라고 해두자. 굳이 '뚱뚱이'라고 한 이유는 비만이라는 표현에는 질병이라는 의미가 숨어 있기 때문이다.

◆ 대사활동 또는 그것을 조절하는 메커니즘이 어떤 원인으로 인해 장애를 받아 이상이 생긴 것. 비만, 고혈압, 고혈당, 고지혈증(이상지질혈증), 당뇨, 심장병 등이 대사이상에 의해 나타난다.

반대로 BMI의 진단기준으로는 비만이 아니지만 대사증후군이나 인슐린 저항성이 있는 사람들은 '대사이상이 있는 정상체중metabolically unhealthy normal weight, MUH-NW'이라 한다. 흔히 '마른 비만lean obesity'에 속하는 사람들인데 대개 근육량이 적고 배가 나온 체형을 갖고 있다.

마른 비만과 건강한 뚱뚱이를 통해 비만 진단기준으로써 BMI가 가진 한계를 뚜렷하게 보여주는 연구가 있다. 우리나라 국민건강보험 자료를 토대로 마른 비만과 건강한 뚱뚱이를 분석한 연구결과가 그것이다.[14] 32만 3,175명의 성인들을 약 8년 동안 추적 관찰했는데, 연구자들은 이들을 비만 여부, 질병 유무에 따라 네 그룹으로 나누었다. 고혈압, 당뇨병, 이상지질혈증 중 한 가지 이상으로 치료받는 환자를 '질병군', 그렇지 않은 사람들을 '건강군'으로 분류하고 이를 다시 '비만군(BMI 25 이상)'과 '정상체중군(BMI 25 미만)'으로 나누었다. 분류에 따르면 질병이 없는 정상체중군이 53.4퍼센트, 질병이 없는 비만군이 16.5퍼센트, 질병을 가진 정상체중군이 17.3퍼센트, 질병을 가진 비만군이 12.7퍼센트였다. 다시 말해 마른 비만인 사람은 17.3퍼센트, 건강한 뚱뚱이는 16.5퍼센트였다.

8년 후 마른 비만과 건강한 뚱뚱이는 어떤 차이를 보였을까?

사망 자료를 보니 마른 비만에 속한 사람들은 건강한 정상체중군에 비해 사망 위험비가 28퍼센트나 높았다. BMI가 정상범위에 있다고 해도 마른 비만이면 추후 건강 문제를 겪을 가능성이 있는 것이다. 한편, 건강한 뚱뚱이에 속한 사람들은 오히려 사망 위험비가

19퍼센트 낮게 나왔는데 이것은 어떻게 생각해야 할까.

사실 이 연구에서는 대사이상의 진단기준을 질병을 가진 환자들로 너무 엄격하게 정했기 때문에 해석하는 데 제한점이 있다고 생각된다. 그럼에도 BMI를 비만의 진단기준으로 삼았을 때 갖는 한계가 무엇인지는 엿볼 수 있다.

질병 합병증과 사망률을 낮추기 위해 비만을 '조기진단'하는 것이 중요하다면 단순히 BMI로 비만을 진단하는 것은 분명 문제가 있다.

비만의 기준과 정의

체질량지수(BMI)	25 이상: 비만	25 미만: 비만 아님
대사이상	**있음: 비만**	**없음: 건강**
인슐린 저항성 대사증후군 지방간 만성염증	**없음: 건강한 뚱뚱이** (상대적으로 근육량이 많고 내장지방보다 피하지방이 많음)	**있음: 마른 비만** (상대적으로 근육량이 적고 피하지방보다 내장지방이 많음)
	27세 여성, BMI 33, 대사이상 (−)	45세 남성, BMI 23, 대사이상 (++)

'대사이상체중'을
치료해야 한다

일반적으로는 비만으로 진단받은 사람의 약 25퍼센트가 건강한 뚱뚱이MHO에 속하는 것으로 알려져 있다. 이런 사람들의 특징은 상대적으로 근육량이 많고 지방의 분포가 주로 피하지방에 있으며 내장지방이 상대적으로 적다. 물론 지방간도 없다.

마른 비만의 경우는 나라마다 차이가 커서 5퍼센트에서 45퍼센트까지 보고되고 있다. 어떻게 보면 누가 봐도 뚱뚱해 보이는 사람을 비만으로 진단하는 것보다 정상체중군에 속해 있는 '마른 비만' 환자들을 일찍 찾아내 적극적으로 관리하는 게 만성질환의 예방 관리 차원에서 훨씬 중요할 수 있다.

BMI 25 미만의 정상체중을 가진 2,683명의 폐경이 지난 여성을 18년간 추적 관찰한 연구결과를 보면 복부에 지방이 많은 상체비만 여성이 심혈관질환 발병 위험이 높았지만, 복부비만과 무관하게 '하체'에 지방이 적은 여성도 심혈관질환 발병 위험이 높았다.[15] 대개 나이가 들면 체내 지방 분포가 달라지는데, 특히 여성들은 폐경 이후 본격적으로 뱃살이 붙는다. 여기에 신체 활동량도 적다 보니 근육량도 줄어든다.

그런데 체중을 이용해서 산출한 BMI로는 이런 고위험군 환자들을 진단할 수 없다. 체지방이 정상적으로 붙어 있어야 할 부위(엉덩이, 허벅지)에는 지방이 적고 붙어 있지 않아야 할 부위(복부, 내장지방)에는 지방이 쌓이다 보니, 체중이 정상인데도 심혈관질환에 걸릴 위험은 증가한 것이다.

아울러 현재 대사이상이 없는 건강한 뚱뚱이라고 해도 정상체중을 가진 사람들에 비해서는 언제든 대사이상이 생길 가능성이 높으므로 살이 더 찌지 않도록 신경 써야 한다.

그동안의 연구결과들을 모아 메타분석◆을 한 연구를 보더라도 BMI를 진단기준으로 할 경우 뚜렷한 한계를 보여준다. 건강한 정상체중 그룹을 '1'로 놓았을 때 향후 심혈관질환 발병 위험비를 비교해 보니 대사증후군이 없는 건강한 뚱뚱이 그룹은 1.45, 대사증후군이 있는 마른 비만MUH-NW 그룹은 2.07, 대사증후군이 있는 비만 그룹은 2.31로, 건강한 뚱뚱이가 건강한 정상체중 그룹보다는 위험비가 높았지만 마른 비만보다는 심혈관질환 발병 위험비가 낮았다.[16]

비만의 새로운 진단기준, 대사이상체중

체중이나 허리둘레만으로 진단하는 현재의 비만 진단기준을 대체할 수 있는 대안 가운데 하나가 바로 '대사증후군 진단기준'이다. 뒤에 이어지는 표에서 보듯 허리둘레, 혈압, 공복혈당, 중성지방, HDL

◆ 특정 연구 문제와 관련되어 잘 짜인 여러 연구들의 데이터를 한곳에 모아 통계학적으로 재분석하는 연구 방법.

콜레스테롤 5개 항목 중 3개 이상에 해당하면 '대사증후군'이라 진단
한다. 여기에는 체중이나 BMI가 포함되어 있지 않다.

대사증후군 진단기준

아래 5개 항목 중 3개 이상 해당되면 대사증후군으로 정의한다.

- 허리둘레: 남성 90cm 이상, 여성 80cm 이상(대한비만학회에서는 85cm 이상)
- 혈압: 130/85mmHg 이상
- 공복혈당: 100mg/dL 이상
- 중성지방: 150mg/dL 이상
- 고밀도지단백(HDL) 콜레스테롤: 남성 40mg/dL 미만, 여성 50mg/dL 미만

나는 더 적극적으로 대사증후군의 5개 항목 중에서 하나라도 해
당되면 바로 체중 관리를 할 것을 권하고 싶다. 대사증후군이라는 형
태로 비만에 도달하기 전에 미리 관리를 시작하자는 것이다. 아울러
위의 대사이상 지표에 지방간과 고요산혈증 등도 추가해야 한다고
생각한다.

이러한 대사증후군 진단기준을 적용하면 '마른 비만'을 스크리닝
할 수 있다. 또 앞으로 체중이 더 늘면서 만성질환이 발생할 잠재적
비만 환자들도 더 일찍 찾아낼 수 있다. 체중은 비만의 진단기준이
아니라 증상(징후)으로 보는 게 맞다. 체중만으로 비만의 기준을 정하
는 것은 잘못되었다.

정리하면, 비만은 대사이상이 없는 '건강체중healthy weight'과 대사이

상을 가진 '대사이상체중metabolically unhealthy weight or dysmetabolic weight'으로 구분하고, 대사이상체중을 건강체중으로 바꾸는 것을 치료 혹은 다이어트의 목표로 정해야 한다.

어떤 질병이든 조기진단과 조기치료가 최선의 방법이다. 당뇨병과 심혈관질환은 보다 일찍 관리하면 충분히 예방 가능한 질병이다. 이 질환들의 시초가 되는 대사증후군으로 진단받았을 때 적극적으로 관리해서 더 이상의 진행을 막거나 늦춰야 한다.

하지만 그보다 더 일찍 찾아낼 수 있다. 예전 젊었을 때의 체중보다 5kg 이상 늘었거나 허리둘레가 3인치 이상 늘었을 경우, 대사이상 소견이 한 가지라도 있다면 바로 경고 신호로 받아들이는 것이다. 내 몸이 '건강체중'에서 '대사이상체중'으로 넘어갔다고 생각하고, 곧바로 체중과 뱃살 감량을 시작해야 한다!

건강한 뚱뚱이는 없다!

'건강한 뚱뚱이'는 정말 건강할까? 이 의문에 답을 주는 대규모 연구결과가 하나 있다. 영국에서 38만여 명을 대상으로 시행한 전향적 임상연구 결과를 보면, 건강한 뚱뚱이 그룹(MHO)은 건강하지 않은 비만 그룹에 비해 나이가 더 어리고, 운동량이 더 많고, TV 시청 시간도 적었지만 세월이 지나면서 당뇨병, 심장병, 심부전, 호흡기질환이 정상체중 그룹에 비해 점차 의미 있게 증가했다. '건강하지 않은' 정상체중 그룹, 즉 마른 비만에 속하는 사람들의 건강이상 위험비는 당뇨병 5.15, 심혈관질환 1.55였고, '건강한 뚱뚱이'에 속한 사람들의 건강이상 위험비는 당뇨병 4.32, 심혈관질환 1.18이었다.[17]

상대적으로 건강한 뚱뚱이 그룹이 마른 비만 그룹보다 건강이상 위험비가 낮았지만, 건강한 뚱뚱이도 체중감량을 하지 않으면 정상체중 그룹에 비해 나중에 당뇨병, 심혈관질환으로 진행될 위험이 높았다. 이런 까닭에 뚱뚱해도 지금 대사 이상이 없다고 건강에 자신만만해서는 안 된다. 건강한 뚱뚱이는 없다!

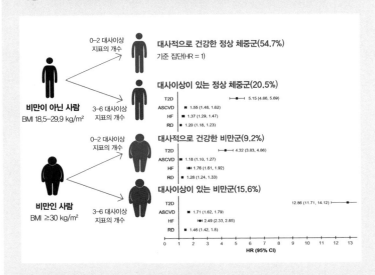

건강한 뚱뚱이 그룹은 정상체중 그룹에 비해 당뇨병, 심장병, 심부전, 호흡기질환에 점차 많이 걸렸다.[17] T2D(2형 당뇨병), ASCVD(동맥경화성 심혈관질환), HF(심부전), RD(호흡기질환), HR(Hazard Ratio) 위험비는 정상군의 위험률을 1로 보았을 때 이상군의 위험률을 의미한다. 즉, 마른 비만의 당뇨병 HR이 5.15인 경우 '정상군에 비해 당뇨병에 걸릴 위험이 5.15배 높다'는 의미다.

비만은
질병!

예전보다 체중이 늘고 뱃살이 붙었다면 내장지방이 늘었거나 이미 지방간이 와 있을 가능성이 높다. BMI가 정상이더라도 대사이상 소견이 있는 마른 비만이라면 곧바로 체중과 뱃살을 빼야 한다. 대사이상이 없는 비만군도 마찬가지다. 앞서 건강한 뚱뚱이는 없다고 했으니 대사증후군으로까지 가지 않았더라도 살이 쪘다면 체중감량은 일찍 시작할수록 유리하다.

그렇다면 비만은 그 자체로 '질병'일까 아니면 '질병의 위험인자'일까? (엄밀하게 따지면 '비만'이라는 표현보다는 앞서 언급한 '대사이상체중'이 더 정확한 표현이지만 편의상 비만으로 표기한다.)

흡연, 음주, 스트레스, 수면 부족… 이것은 질병은 아니지만 질병을 유발하거나 악화시키는 질병의 위험인자들이다. 우리는 흡연자를 환자라 부르지 않는다. 그렇다면 비만한 사람은 환자일까, 아닐까?

일단 위험인자와 질병의 차이부터 알아보자. 나는 자신의 노력과 의지로 해결 가능하다면 위험인자, 그렇지 않고 전문가의 치료가 필요하다면 질병이라고 나름대로 구분한다. 그리고 비만은 고혈압, 당뇨병과 마찬가지로 전문가의 치료가 필요한 질병이라고 주장한다. 이 구분이 왜 중요할까?

비만을 질병의 위험인자라고 생각하는 사람들은 언제든 마음만 먹으면 살을 뺄 수 있다고 생각한다. 담배를 끊듯, 술을 끊듯 식사량을 줄이고 운동만 다시 시작하면 예전 체중으로 돌아갈 수 있다고 믿고 있다. 뱃살을 빼야 한다고 늘 생각은 하면서도 실천해야 하는 시점이 지금 당장은 아닌 것이다.

"지금은 바쁘고 시간이 없어서 못하지만 난 마음만 먹으면 언제든 살을 뺄 수 있어. 저탄고지와 간헐적 단식을 하면서 운동만 하면 옛날에도 잘 빠졌거든."

이렇게 생각만 하면서 다이어트를 차일피일 미루다가 체중과 뱃살을 해마다 늘리는 사람들이 주변에 많다. 하지만 비만은 본인이 알아서 해결할 수 있는 '위험인자'가 아니라 전문가의 도움으로 치료받아야 하는 '질병'이다. 그것도 하루라도 빨리 치료를 받아야 하는 만성질환이다. 나이를 먹을수록, 치료시기가 늦을수록 예전의 체중으로 되돌아가기가 점점 더 어려워진다.

비만은 고혈압, 이상지질혈증, 당뇨병과 마찬가지로 평생을 '관리'해야 하는 만성질환이다. 치료 대신 관리라는 표현을 쓴 이유는 완치가 어렵기 때문이다. 감기나 폐렴은 완치가 가능하다. 하지만 고혈압이나 이상지질혈증은 약을 중단하면 바로 혈압이나 콜레스테롤 수치가 올라간다. 그나마 고혈압과 이상지질혈증은 약만 잘 복용하면 수치를 안정적으로 잘 유지할 수 있다. 당뇨병은 약물을 복용해도 본인의 식습관과 생활습관에 따라 조절이 잘 되기도 하고 안 되기도 한다.

비만은 어떨까. 고혈압, 이상지질혈증, 당뇨병과 달리 아직까진 평생 안심하고 복용할 수 있는 약물이 없다. 현재 병원에서 비만약으로 처방되는 식욕억제제는 의도적으로 적게 먹게 유도함으로써 체중을 잠깐 줄이는 임시방편일 뿐, 혈압약이나 당뇨약처럼 평생 복용할 수 있는 약이 아니다. 결국 비약물 요법인 생활습관 교정만으로 치료를 받아야 한다는 얘기인데 그게 과연 쉬울까?

고혈압과 당뇨병은 치료하지 않으면 더 악화되면서 여러 합병증이 생길 위험이 증가한다. 조기진단과 조기치료가 중요하다. 비만, 즉 '대사이상체중'도 마찬가지다. 체중과 체지방이 늘었다는 것은 인슐린 저항성, 만성염증, 피하지방 기능부전 등으로 몸이 망가졌다는 뜻이다. 바로 치료하지 않으면 체중과 체지방이 더 늘어나면서 당뇨병이나 심혈관질환 같은 합병증으로 이어질 위험도 커진다. 차일피일 뱃살 빼는 시점을 늦출수록 몸이 더 망가지게 된다. 언젠가 자기 체중의 최고 기록을 경신하게 될지도 모른다.

비만은 질병의 위험인자가 아니라 질병 그 자체다. 세계보건기구 WHO는 이미 1998년에 비만을 질병으로 규정했다. 비만이 질병의 지위를 획득한 것은 20세기의 일인데, 21세기 의사들 중에는 비만을 질병보다 질병의 위험인자 정도로 가볍게 보는 경우가 많다. 혈압과 콜레스테롤 수치가 높으면 곧바로 약물을 처방하면서도 비만에 대해서는 적극적인 생활습관 교정을 처방하지 않는다.

의사들의 이러한 인식이 비만 환자에게도 고스란히 반영되어 체중이 지속적으로 늘고 있음에도 별다른 경각심을 갖지 않는다. 이처럼 관리하지 않는 환자가 늘어나는 데 의사들의 무관심(?)이 일조하고 있는 것은 아닌지 한번쯤 돌아볼 필요가 있다.

2부
살이 찌는 진짜 이유

1장

지방을 잘 쓰는 몸은
살찌지 않는다

신진대사가 무너지면
'비만'이 된다

아직도 비만의 원인을 '많이 먹어서' 혹은 '운동을 안 해서'라고 대답하는 사람들이 많다. 다시 한 번 강조하지만 비만은 많이 먹어서 생기는 병이 아니다. 몸이 망가졌기 때문에 많이 먹는 증상 혹은 현상이 나타나고, 그로 인해 계속 체중이 증가하는 만성질환이다.

몸이 건강할 때는 어쩌다 과식해도 살이 찌지 않는다. 건강한 몸에서는 과식이나 폭식 같은 증상이 잘 생기지도 않지만 음식이 맛있어서 하루 배불리 먹어도 체중계 눈금이 확 올라가지 않는다. 잉여에너지가 체내로 들어온 만큼 몸이 에너지소비량을 평소보다 더 늘리기 때문이다. 해외여행에서 맛집 투어를 하면서 살짝 늘어난 체중은 일상으로 돌아오면 원래 수준으로 돌아온다. 마찬가지로 독감에 걸려 며칠 식사를 못해도 체중이 급격하게 줄어들지 않는다.

하지만 결혼이나 취업, 이민, 해외 장기체류, 극심한 스트레스와 수면 부족 같이 새로운 환경에 적응하면서 식습관과 생활습관이 바뀌면 체중이 조금씩 조금씩 늘어난다. 그러다가 어느 순간 확 늘어나 버리면 그땐 쉽게 예전 체중으로 돌아가지 못한다. 자신도 모르는 사이에 몸이 망가졌기 때문이다. 내 몸의 신진대사가 무너진 것이다.

진료실에서 상담을 하다 보면 자주 듣는 말이 있다.

"특별히 더 먹는 것도 아닌데 왜 저만 살이 찌는지 모르겠어요."

당사자는 억울한 마음이겠지만 몸이 그렇게 반응하는 데에는 이유가 있다. 왜 똑같이 먹어도 누구는 쉽게 살이 찌고, 누구는 안 찌는가. 타고난 체질도 있지만 살이 잘 안 찌는 사람들은 몸의 대사유연성metabolic flexibility이 좋기 때문이다.

'대사유연성이 좋다'는 말은 쉽게 말해 포도당과 지방을 적시에 잘 꺼내 쓰는 몸이라는 뜻이다. 포도당을 최우선 에너지원으로 쓰지만, 필요할 때 빠르게 지방 연소 모드로 변환시켜 당과 지방을 효율적으로 사용하는 능력이 좋은 것이다. 반대로 쉽게 살이 찐다는 것은 포도당과 지방을 에너지원으로 꺼내 쓰는 대사유연성이 좋지 않음을 의미한다.

내 몸이 언제든 몸 안에 들어온 포도당과 지방을 잘 처리할 수 있다면 살이 찌지 않는다. 많이 먹지 않는데도 점점 살이 찐다고 느껴진다면 이러한 능력에 문제가 생긴 것이다. 이처럼 대사유연성이 떨어지면 그 결과물로 비만이 나타난다.

대사유연성을 결정하는 것은 유전일까 환경일까

그렇다면 우리 몸의 대사유연성에 영향을 미치는 요인은 무엇일까? 비만의 원인을 파헤친 연구를 들여다보면 대사유연성을 좌우하는 요인을 알 수 있다.

먼저 유전에 손을 들어주는 연구들을 살펴보자. 의학연구에서 유전의 영향은 흔히 입양아 연구와 쌍둥이 연구를 통해 이뤄지는데, 이런 연구들에서 비만은 확실히 '유전적' 요인을 강하게 보인다. 입양아의 체중이 키워준 부모보다 생물학적 부모의 체중과 훨씬 강한 상관관계를 보인다는 연구[18]가 대표적이다. 같은 음식을 먹고 유사한 식습관을 공유한 키워준 부모가 환경적 요인을 의미하고, 이와 상관없이 유전자만 공유한 생물학적 부모가 유전적 요인을 뜻하는데 결과적으로 환경적 요인보다 유전적 요인이 체중에 더 강한 영향을 미치는 것으로 나타났다.

일란성 쌍둥이들을 대상으로 한 연구결과를 보면 비만에서 유전적 요인이 65~70퍼센트 정도나 차지한다. 비만을 유발하는 21세기 환경 속에서도 현재 정상체중을 잘 유지하는 사람들은 부모의 덕을 톡톡히 보고 있는 셈이다.

물론 환경도 무시할 수 없는 강력한 비만 요인이다. 비만 인구가 전 세계적으로 급격한 증가세를 보이는 건 저렴하고 칼로리 밀도가 높으면서 심지어 입안에서 살살 녹기까지 하는 정제가공식품의 증가가 크게 작용한 결과라는 사실에 동의하지 않을 사람은 없다. 여기에 게임산업의 발전과 스마트폰 보급으로 현대인의 신체 활동량은 과거에 비해 크게 줄어들었다. 하루 종일 의자에 앉아 있는 '의자중독' 환자들이 늘어난 것도 대사유연성에 악영향을 미쳐 비만을 유발하는 데 한몫하고 있다.

결국 유전적으로 비만해지기 쉬운 소인을 타고난 사람이 이러한 비만 유발 환경에 노출되면서 나날이 비만해지는 셈이다. 미국의 유명한 비만 연구가인 조지 브레이^{George A. Bray} 박사가 "유전자가 총을 장전하면 환경이 방아쇠를 당긴다(Genes load the gun, the environment pulls the trigger)"라고 말한 대로 비만은 유전-환경이 상호작용한 결과다.[19]

당 대사와 지방 대사의
효율이 관건

당 대사와 지방 대사가 유연하지 않으면 많이 먹지 않아도 살이 찌게 된다. 여기서 살이 찐다는 말은 더 정확히 말하면 '몸속 지방이 늘어나는 것'을 말한다. '물만 먹어도 살이 찐다'거나 '살이 찌는 체질'이라고 표현되는 상태로 몸이 바뀐다.

우리 몸은 하이브리드 자동차에 비유할 수 있다. 하이브리드 자동차가 가솔린과 전기를 둘 다 연료로 사용하듯 우리 몸은 '포도당'과 '지방산'을 에너지원으로 사용한다. 하이브리드 자동차는 기름이 떨

내 몸 혁명

어진 위기상황에서도 차가 멈추지 않고 달릴 수 있다. 에너지 효율도 높다. 우리 몸도 마찬가지다. 인체는 포도당을 주로 에너지원으로 쓰지만 당이 떨어지면 비축해두었던 지방을 꺼내 에너지원으로 쓴다.

공복 상태에서 식사로 탄수화물을 섭취하면 넘치는 당을 우선적으로 쓰면서 동시에 체내 지방 연소를 억제하여 쓸데없이 에너지를 낭비하지 않게 한다. 그러다 시간이 지나 당이 떨어지면 더는 당이 고갈되지 않게 하기 위해 지방을 분해해서 연료로 사용한다. 이처럼 당 대사와 지방 대사의 스위치가 빠르게 전환되면 대사 효율이 아주 높게 된다. 대사유연성이 매우 좋은 몸으로, 이러한 몸은 쉽게 살이 찌지 않는다.

자동차와 달리 우리 몸은 24시간 에너지를 사용한다. 그런데 에너지 공급은 낮 12시간 동안만 이루어진다. 저녁을 먹고 다음 날 아침까지 12시간 동안은 연료 공급이 아예 없다. 그럼에도 체중의 변화가 없는 것은 대사유연성이 좋기 때문이다. 낮 시간에 골격근은 '포도당 대사'를 적극적으로 하고, 밤에는 대사의 스위치를 돌려 '지방 대사'를 적극적으로 한다.

그런데 대사유연성이 떨어지면 어떻게 될까? 혈당이 올라가도 포도당을 적극적으로 에너지원으로 이용하지 못하고, 반대로 혈당이 떨어져도 지방을 적극적으로 꺼내 쓰지 못한다. 그러다 보니 늘 에너지 부족을 느껴 평소보다 더 많이 먹게 되고, 대사 효율이 떨어진 몸은 잉여에너지를 지방으로 자꾸 쌓아두게 된다. 체중과 체지방이 늘어나는 현상이 나타나는 것이다.

문제는 비만해질수록 대사유연성이 더욱 나빠진다는 데 있다. 이는 결국 당뇨병과 심혈관질환으로 이어지게 된다.

비만한 사람은 대사유연성이 떨어져 있다

대사유연성이 떨어져 있는 몸은 비축해둔 지방을 손쉽게 꺼내 쓰지 못한다. 당이 떨어지면 곧바로 허기가 지고 기운이 없다. 흔히 '당 떨어졌다'고 말하는 가짜 저혈당 증세가 잘 나타난다. 혈당을 다시 올리는 달달한 음식이 들어가야 기운을 차린다.

대사유연성에 따른 인체 반응의 차이를 잘 보여주는 연구 논문이 하나 있다. 뚱뚱한 사람과 마른 사람의 복부 피하지방조직의 모세혈관 혈액 내 지방산 농도를 하루 동안 관찰한 연구가 그것이다.[20] 다음의 그래프를 보면 정상체중인 사람은 식사 후 지방산 농도의 변동폭이 큰 반면, 비만한 사람은 변동이 거의 없다. 이것은 무엇을 의미하는 것일까?

정상적으로 식사를 하면 지방조직으로 들어오는 모세혈관 내 지방산 농도가 증가한다. 포도당이 에너지원으로 사용되다 보니 남아도는 지방산은 지방조직에 중성지방 형태로 저장되는 것이다. 시간이 지나면서 포도당 농도가 떨어지면 우리 몸은 지방산을 에너지원으로 이용해야 한다. 따라서 지방산 농도가 떨어지기 시작했다는 것은 지방을 에너지원으로 사용하기 시작했다는 의미다. 그러다 다시

내몸 혁명

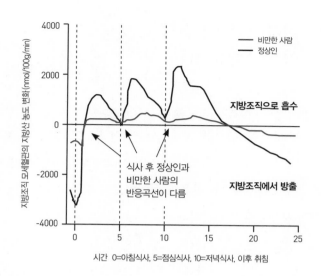

정상체중인 사람은 식후 복부 피하지방조직의 모세혈관 혈액 내 지방산 농도의 변동폭이 큰 반면, 비만한 사람은 지방산 농도의 변동이 거의 없다.[20]

식사를 하면 또다시 지방산 농도가 올라간다. 저녁식사를 마치면 다음 날 아침까지 지방산이 주요 에너지원으로 이용되므로 지방조직으로의 흡수보다는 혈액 내 방출이 우위로 바뀐다.

그런데 비만한 사람은 그래프의 변동폭이 거의 없다. 여분의 지방을 지방조직에 쌓아두지도, 쌓아둔 지방을 활용하지도 못하는 상태라는 의미다. 대사유연성이 떨어져 있는 몸이다.

문제는 쉬지 않고 먹으면서
오래 앉아 있기 때문이다

우리 몸에서 대사유연성을 결정하는 가장 중요한 조직은 '골격근'과 '피하지방'이다. 근육이 식사 후에 올라간 혈당을 적극적으로 사용하지 않아서 식후 고혈당이 오래 지속되면 대사유연성이 떨어진다. 이를테면 하루 종일 앉아서 일하는 현대인들의 의자중독이 대사유연성 저하를 불러일으키는 것이다.

피하지방조직은 주로 식사와 식사 사이에, 그리고 저녁식사 후 다음 날 아침까지의 수면 시간에 비축해둔 지방산을 내보낸다. 그런데 낮에는 식사 후 신체활동 없이 계속 앉아 있으니 딱히 지방산을 쓸 겨를이 없다. 또 밤에는 저녁식사로 식사가 끝난 게 아니라 야식을 먹고, 아침에 일어나자마자 바로 식사를 하니 지방산이 나올 틈이 없다. 밤낮으로 피하지방조직에서 지방산을 꺼내 쓰지 못하는 것이다.

이런 날이 어쩌다 하루가 아니라 매일매일의 연속이라면….

신체 활동량 대비 지속적으로 음식(특히 탄수화물)을 많이 먹는다면 지방조직에서 지방을 꺼내 쓰지 못할 뿐 아니라 결국 그러한 기능에도 고장이 생긴다.

우리는 너무 오랜 시간 동안 먹는다

현대인의 하루 일과를 돌이켜보자. 아침에 일어나서 밥, 빵, 과일, 콘프레이크를 먹어 혈당을 올려놓았다. 그리고 차를 운전해서 회사로 출근했다. 엘리베이터를 타고 사무실로 올라가서 오전 내내 의자에 앉아 업무를 보았다. 골격근이 적극적으로 포도당을 이용하는 상황이 없다 보니 식후 혈당이 별로 떨어지지 않았음에도 점심시간이 왔다.

엘리베이터를 타고 회사 내 식당에 가서 밥, 빵, 면 중 한 가지를 먹었다. 다시 혈당이 올라간다. 가끔은 시럽이 들어간 달달한 커피 한 잔을 후식으로 즐기면서 혈당을 더 높인다. 그리고 난 뒤 몇 걸음 걷지도 않고 다시 엘리베이터를 타고 사무실로 올라가 의자에 앉는다. 식후 혈당을 떨어뜨리는 움직임 없이 퇴근 시간이 되었다. 엘리베이터를 타고 주차장으로 내려가 차에 앉아 시동을 켠다.

집에 돌아와서 밥을 먹어 또다시 혈당을 높인다. 별다른 움직임 없이 바로 거실에 앉아서 TV를 본다. 그러다 학원에서 늦게까지 공부한 자녀가 귀가하면 온 가족이 둘러앉아 냉장고에 쟁여둔 과일을 먹는다. 저녁을 먹고 나서 혈당이 떨어져야 자는 동안 지방을 꺼내 쓸 텐데 낮은 물론 밤에도 혈당을 올려놓은 채로 잠자리에 드니 지방을 꺼내 쓸 기회가 없다. 다음 날 아침이 되면 습관처럼 아침식사를 해서 다시 혈당을 높인다.

이런 일상이 1년 중 어쩌다 하루가 아니라 매일 벌어진다면 어떻게 될까? 골격근과 지방조직이 제대로 활용되지 않으니 대사유연성이 떨어지는 건 당연하지 않을까. 하이브리드 자동차에 매일 기름을 주입하면서 심지어 주행도 제대로 하지 않는다면 자동차의 성능은, 연비는, 그리고 전기모터는 어떻게 될까.

많이 먹고 운동을 안 해서 살이 찌는 게 아니다. 혈당을 올리는 음식을 '쉬지 않고' 먹고, 하루 종일 의자에 '앉아 있는' 생활이 이어지다 보니 골격근과 지방조직이 원활하게 작동하지 않으면서 대사유연성이 떨어진 게 '살이 찐 진짜 이유'다. 설령 헬스클럽에 가서 1시간 운동을 했더라도 나머지 시간에 계속 의자에 앉아 있으면 운동 효과가 상쇄된다.

대사유연성을 예전 수준으로 회복해야 살이 빠진다. 의자중독에서 벗어나 골격근의 기능을 회복시키고, 12시간 이상의 공복을 유지하면서 간간이 굶는 간헐적 단식을 실천해서 잠든 지방조직의 기능을 회복시켜야 한다. 이를 통해 신체의 대사유연성을 예전처럼 되돌려야 비만에서 벗어날 수 있다.

대사유연성, 그리고 인슐린 저항성

대사유연성은 미토콘드리아의 건강 상태를 반영한다. 미토콘드리아는 인체의 기본단위인 세포의 에너지생성기관으로, 건강한 미토콘드리아는 환경 변화에 맞추어 유연하게 당과 지방산을 이용해 에너지원인 ATP^{adenosine triphosphate}를 만들어낸다.

대사유연성의 좋고 나쁨은 '호흡률^{respiratory quotient}'로 평가해볼 수 있다. 들이마신 산소 소모량과 호흡으로 배출한 이산화탄소 생성량의 비를 계산한다. 이론적으로 지방만 에너지원으로 이용하면 호흡률은 0.7로 떨어지고, 포도당만 에너지원으로 사용하면 1 언저리까지 올라간다.

대사유연성이 좋은 사람은 호흡률이 큰 폭으로 움직인다. 포도당과 지방을 유연하게 꺼내 쓰기 때문에 그에 따른 호흡률 변화가 확연하다. 반면, 대사유연성이 좋지 않은 사람은 호흡률이 크게 변하지 않는다.

만약 식사량을 평소보다 줄이고 신체 활동량을 늘리면 호흡률은 어떻게 될까? 이때는 호흡률이 낮아진다. 골격근과 심장, 간은 지방을 에너지원으로 이용한다. 인체의 컨트롤러인 '뇌'에게 안정적으로 포도당을 공급하기 위함이다. 지방조직에 축적해놓은 지방을 에너지원으로 잘 꺼내 쓰는 환경을 만들면 호흡률이 낮아지고 대사유연성이 개선된다.

호흡률의 변동폭에 따라서 대사유연성이 좋은 사람과 나쁜 사람을 구분할 수 있다고 했는데, 대사유연성이 좋은 사람은 혈당을 안정적으로 유지하기 위한 인슐린 분비량도 상대적으로 적다. 반대로 호흡률 변화가 크지 않은 '대사유연성이 나쁜 사람'은 인슐린 분비량이 정상보다 높아져 있다.

그런데 대사유연성이 나쁜 사람에게 나타나는 호흡율의 특징을 동일하게 보이는 사람들이 있다. 바로 인슐린 저항성과 당뇨병이 있는 사람들이다. 이들도 호흡률의 변동이 실제 크지 않다. 대사유연성이 떨어져 있는 것이다.

대사유연성이 떨어지면 인슐린 저항성이 온다

우리 몸의 24시간 주기, 즉 서카디안 리듬은 음식이 들어오는 낮 시간과 공복을 유지해야 하는 밤 시간에 맞춰져 있다. 췌장의 베타세포는 낮 시간에 인슐린을 만들어 분비하지만, 밤 시간에는 휴식을 취해야 한다. 간과 지방조직은 낮 시간에 비축해두었던 여분의 에너지원을 음식이 들어오지 않는 밤 시간에 내보낸다.

간은 인슐린이 작동하는 낮에 여분의 에너지원을 글리코겐*과 중성지방 형태로 비축해두었다가 음식이 들어오지 않아 인슐린이 작동하지 않는 밤에 내보낸다. 글리코겐은 포도당으로 분해해서 내보내고, 중성지방은 초저밀도지단백very low density lipoprotein, VLDL이라는 운반차에 실어서 내보낸다. 이것이 정상적인 서카디안 리듬에 따른 우리 몸의 변화다.

◆ 다수의 포도당 분자로 되어 있는 다당류이다. 장에서 흡수된 포도당은 간으로 이동하여 글리코겐으로 합성, 저장된다.

내 몸 혁명

하지만 대사유연성이 떨어져 있고 인슐린 저항성이 생긴 몸이라면 어떨까? 밤 시간에도 인슐린 수치가 올라가 있다. 그러면 간의 지방축적이 계속되고, 남은 지방은 골격근 등 다른 조직으로 흘러 들어간다. 이로 인해 각 조직의 인슐린 저항성은 더 심각해지고 결국 대사증후군, 지방간, 당뇨병, 심혈관질환 등 만성질환으로 이어질 수밖에 없다.

대사유연성 저하는 모든 대사질환의 근간이 되는 인슐린 저항성을 악화시킨다는 점에서 특히 주의가 필요하다. 늦기 전에 대사유연성을 회복하고 관리해야 한다.

2장

인슐린 저항성, 모든 대사질환의 뿌리

모든 것은 인슐린 저항성에서 비롯된다

대사유연성이 떨어지면서 체중과 체지방이 늘기 시작했을까, 살이 쪘기 때문에 대사유연성이 떨어졌을까? 이것은 닭이 먼저냐, 달걀이 먼저냐 하는 질문과 비슷하다.

나는 예전부터 몸이 망가지면서 살이 찌는 현상이 나타나는 것이라고 주장해왔다. 사람들에게 쉽게 설명하기 위해 '몸이 망가졌다'고 표현한 것인데, 속뜻은 골격근과 지방조직의 작동 능력 저하로 대사유연성이 떨어진 것을 가리킨다. 대사유연성이 떨어지면 자주 먹게 되고 덜 움직이는 증상이나 현상이 나타난다. 그러면서 체중과 뱃살이 조금씩 늘어나는 것이다.

대사유연성이 떨어졌다는 것은 에너지생산공장인 미토콘드리아가 제 기능을 발휘하지 못하기 때문으로, 이것을 임상적으로는 '인슐린 저항성'이라고 한다. 인슐린 저항성은 비만 관리에 아주 중요하다. 인슐린 저항성을 이해하지 못하면 체중감량 전략을 제대로 짤 수가 없다. 조금 어렵겠지만 비만으로 이어지는 가장 중요한 병태생리인 만큼 이번 장에서 인슐린 저항성을 반드시 이해하고 넘어가도록 하자.

지방조직이 제대로 작동하지 못하는 '피하지방의 기능부전', 간에 불필요한 지방이 쌓이는 '지방간', 골격근에 지방이 끼는 '근육 내 지방축적' 등은 인슐린 저항성의 원인이면서 동시에 악화요인이다. 물론 렙틴 저항성, 만성염증, 장내미생물 불균형, 만성스트레스, 서카디안 리듬 장애와 수면 부족 등 다른 요인도 비만을 유발하는 중요한 요인이지만, 인슐린 저항성이야말로 모든 대사기능 이상의 뿌리다.

인슐린이 분비되면 우리 몸은 분해 모드에서 합성 모드로 전환된다

인류는 기아를 겪으면서 진화해왔다. 우리는 먹을거리가 없는 극한 환경에서도 굶어 죽지 않고 생존한 조상들의 후예다. 진화를 거듭하면서 인류는 생존을 위해 영양소 부족을 극복하는 효율적인 장치를 만들었다. 식량이 있으면 충분히 먹어서 남은 에너지원을 몸에 저장했다. 비상상황에 대비하고자 잉여에너지를 저장한 것이다. 이러한 대사과정에 아주 중추적인 역할을 하는 컨트롤러가 바로 '인슐린'

호르몬이다.

그러나 쉴 새 없이 먹고 하루 종일 앉아 있는 현대인들에게 이러한 진화의 산물은 오히려 독으로 작용해서 비만, 지방간, 당뇨병, 심혈관질환이라는 달갑지 않은 결과를 가져왔다. 이런 만성질환의 출발점이 바로 '인슐린 저항성'이다.

인슐린 저항성을 알려면 먼저 인슐린이 무엇인지부터 알아야 한다. 인슐린은 췌장의 베타세포에서 혈액으로 분비되어 혈당을 낮춰주는 호르몬이다. 인슐린이 분비되면 우리 몸은 '합성 모드'로 바뀐다. 인슐린은 간과 근육에서 포도당을 글리코겐이라는 형태로 만들어 비축해둔다. 또 지방과 단백질을 합성하고, 지방조직에서는 지방 분해를 억제하여 혈액으로 유리지방산free fatty acid◆이 방출되는 것을 막는다.

조금 더 쉽게, 인슐린의 작용을 식사 전후 상황과 연결해 살펴보자. 먼저 공복 상태에서는 인슐린 수치가 바닥으로 떨어져 있다. 인슐린이 작용하지 않으면 우리 몸은 자연스럽게 '분해 모드'로 바뀐다. 혈당이 떨어지는 것을 막기 위해 '간'은 비축해둔 글리코겐을 분해해서 포도당을 방출하거나 글리세롤, 아미노산 등을 포도당으로 전환시켜 혈액으로 내보낸다. 음식이 들어오지 않아도 뇌가 안정적으로 포도당을 연료로 이용할 수 있는 것은 간 덕분이다. 골격근을 포함한

◆ 지방세포에 중성지방으로 저장되어 있다가 분해되어 혈액으로 방출되는 지방 성분.

내 몸 혁명

다른 조직들은 포도당을 뇌에 양보하고 지방조직에서 방출하는 유리지방산을 연료로 사용한다.

그러다 식사를 하면 음식에 있는 탄수화물이 소화·흡수되면서 혈액 내 포도당, 즉 혈당이 올라간다. 혈당이 일정 수준 이상 올라가면 췌장의 베타세포에서 이를 인지하고 곧바로 인슐린을 분비한다. 인슐린 농도가 올라가면 지방조직에서는 유리지방산 방출이 억제되고 간에서도 포도당 방출이 억제된다. 인슐린 스위치가 켜지면서 우리 몸은 분해 모드에서 다시 '합성 모드'로 전환되는 것이다.

인슐린은 세포막에 있는 인슐린수용체와 결합하여 포도당이 세포 속으로 들어갈 수 있는 문을 열어주는 작용을 한다. 인슐린의 도움으로 골격근, 간, 지방조직이 적극적으로 포도당을 흡수하면 혈당이 더 이상 올라가지 않고 떨어지기 시작한다.

골격근, 간, 지방조직 중 가장 적극적으로 포도당을 유입하는 기관은 '골격근'이다. 근육은 흡수한 포도당을 에너지원으로 사용하면서 남는 포도당을 글리코겐 형태로 비축한다. 인슐린 수치가 올라가 있는 동안에 골격근은 혈액 속 포도당의 약 70~80퍼센트를 흡수한다.[21] 이 말은 식후 혈당을 떨어뜨리는 데 골격근이 가장 큰 역할을 한다는 의미다. 따라서 식후에 가볍게 산책을 하는 등의 신체활동은 식후 혈당 조절에 아주 효과적이다.

간은 흡수한 포도당을 글리코겐으로 만들어 저장하고, 지방조직은 중성지방으로 바꿔서 저장한다. 근육이 포도당을 흡수하는 방식으로 혈당을 조절한다면 간은 포도당 유입보다 인슐린에 의해 포도당 방출이 억제되는 것으로 혈당을 떨어뜨리는 데 더 큰 역할을 한다.

지방조직도 마찬가지다. 인슐린의 지방분해 억제 작용으로 유리 지방산 방출이 차단되면서 혈액 내 지방산 농도가 줄어듦으로써 혈당 조절에 더 효과적인 역할을 한다. 유리지방산 농도가 줄어들면 다른 조직들이 지방산보다는 포도당을 연료로 더 많이 이용하기 때문이다.

골격근

인슐린이 인슐린수용체와 결합하면 포도당수송체(GLUT4)가 세포막으로 이동해 혈액에 있는 포도당을 근육세포 내로 유입시킨다. 해당 작용으로 에너지를 내거나 글리코겐을 합성한다. 혈액 내 아미노산 농도가 올라가면 아미노산을 세포 내로 받아들여 단백질을 합성한다.

내 몸 혁명

간

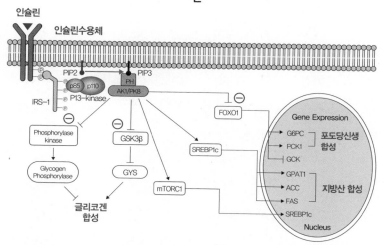

간세포는 혈액 내 포도당 농도가 올라가면 인슐린의 도움 없이 포도당을 받아들인다. 인슐린은 포도당을 글리코겐으로 합성한다.

지방조직

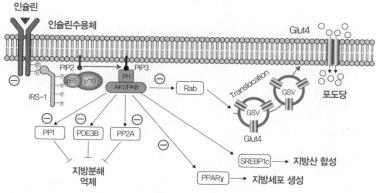

⊖ 지방 유래 인슐린 저항성 상태에서 감소

인슐린이 인슐린수용체와 결합하면 포도당수송체(GLUT4)가 세포막으로 이동해 포도당을 지방세포 내로 유입시킨다. 글리세롤과 지방산을 합성해 중성지방 형태로 저장한다.[22]

인슐린 스위치가 오작동하면
인슐린 저항성이 생긴다

인슐린 분비량은 사람마다 차이가 있다. 혈당은 보통 70~140mg/dL 사이를 오가야 하는데 분비량이 다르니 혈당을 조절하는 인슐린의 작동 능력도 사람마다 다르게 된다.

인슐린이 제 기능을 발휘하지 못하거나 작동 능력이 떨어진 상태를 '인슐린 저항성'이라고 한다. 인슐린 저항성이 생기면 앞서 설명한 인슐린의 기능이 제대로 발휘되지 않는다. 일단 식후에 혈당이 쉽게 안 떨어진다. 그러면 췌장은 '포도당이 계속 많네?' 하면서 인슐린 분비량을 평소보다 더 늘려 혈당을 떨어뜨리려 한다. 체내 항상성을 유지하려는 일종의 보상작용인 셈이다. 혈액검사를 해보면 혈액 내 인슐린 농도가 생리적인 수준을 벗어나 확 높아져 있는데, 이때 인슐린 저항성이 생겼다고 진단할 수 있다.

쉬지 않고 먹는 일과가 나흘만 연속되어도 인슐린 저항성이 온다. 초기에는 식사 후 인슐린 분비량이 정상 수치보다 더 높아지는데 이때는 진단이 쉽지 않다. 식후 인슐린 검사를 병원에서 시행하지 않을뿐더러 진단기준도 애매하기 때문이다. 이후 인슐린 저항성이 점점 악화되면 식사를 하지 않은 공복 상태에서도 인슐린 수치가 올라간다. 이 단계에서는 공복 인슐린 검사 수치가 올라가 있으므로 진단이 가능하다.

물론 이때는 인슐린 저항성이 많이 악화된 단계로 공복혈당도 정상 수준을 벗어나 있는 경우가 많고, 높은 혈당으로 췌장의 베타세포도 손상을 입은 상태다. 이런 상태가 더 악화되어 인슐린 분비량마저 감소하면 높은 혈당을 떨어뜨리지 못해 결국 당뇨병 진단을 받게 된다.

인슐린 저항성의 악화 단계는 대규모 연구에서도 확인된 바 있다. 영국에서 13년간 추적 관찰한 대규모 역학연구 결과를 보면, 당뇨병으로 진단받은 사람들은 매년 공복혈당 수치가 조금씩 늘다가 당뇨병으로 진단받기 3~6년 전부터 공복혈당 증가 속도가 빨라지고, 2년 전부터 급격하게 증가하면서 당뇨병으로 진단을 받았다.[23] 자신도 모르는 사이에 인슐린 저항성이 발생한 후 이 상태가 차츰 악화되면

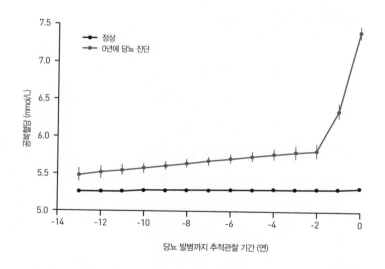

영국에서 13년간 추적 관찰한 대규모 역학연구 결과를 보면 당뇨병으로 진단받은 사람들은 매년 공복혈당이 조금씩 늘어나다가 당뇨병으로 진단받기 3~6년 전부터 공복혈당 증가 속도가 빨라지고, 2년 전부터 급격하게 공복혈당이 증가하면서 당뇨병으로 진단을 받았다.[23]

서 당뇨병에 도달하는 것이다.

인슐린 저항성이 먼저 생기고, 그다음에 식후 고혈당이 나타난다. 또 공복혈당이 정상 수준을 벗어나 올라갔다는 것은 이미 오래 전부터 있었던 인슐린 저항성이 점점 악화된 결과다. 따라서 검사를 통해 공복혈당이 100mg/dL를 넘은 것을 알게 되면 곧바로 체중 관리를 통해 인슐린 저항성에서 벗어나야 한다. 일찍 발견해서 인슐린의 기능을 정상으로 돌려놓으면 당뇨병 발생을 막을 수 있다.

간, 골격근, 지방조직에 인슐린 저항성이 생기면

앞에서 나는 대사유연성이 떨어지는 것이 '인슐린 저항성이 생겼다는 신호'라고 했다. 우리 몸에서 대사유연성을 결정하는 중요한 조직은 골격근과 피하지방, 그리고 간이다.

대사과정에서 골격근이 포도당을 잘 끌어다 쓰지 못하면 근육에 인슐린 저항성이 생긴다. 간에 지방이 끼면 간에 인슐린 저항성이 생긴다. 지방세포가 더 이상 여분의 에너지를 흡수하지 못하면 피하지방에 인슐린 저항성이 나타난다. 어느 조직에서 먼저 인슐린 저항성이 생기면 다른 조직의 인슐린 저항성을 유발해 결국 전신 인슐린 저항성으로 이어진다.

개인차가 있긴 하지만 일반적으로는 간의 인슐린 저항성이 먼저 생긴다.[24] 그리고 피하지방의 인슐린 저항성은 비교적 늦게 나타난다. 우리 몸의 신진대사를 담당하는 간, 골격근, 지방조직에 인슐린 저항성이 생기면 어떤 일이 벌어지는지 한번 알아보자.

간

간은 공복 상태가 되면 비축해둔 포도당을 방출해 혈당을 안정적으로 유지해준다. 식후에 인슐린이 분비되면 간은 분해 모드에서 합성 모드로 바뀐다. 글리코겐을 분해해서 포도당을 방출하던 모드에서 포도당을 흡수하고 글리코겐으로 만들어 비축하는 모드로 전환된다. 그런데 간에 '지방'이 일정량을 넘어 축적되면 '인슐린 저항성'이 생긴다. 포도당을 비축하는 것이 아니라 간에서 포도당을 계속 혈액으로 내보낸다. 이로 인해 혈액 내 포도당이 계속 높은 상태가 된다.

식후에 남아도는 포도당을 글리코겐으로 비축해두었다가 나중에 공복 상태일 때 써야 하는데, 만들어놓은 글리코겐이 충분하지 않으니 안정적으로 포도당을 공급받기 원하는 뇌는 불안하다. 자꾸 달달한 음식을 찾도록 우리를 조종한다. 음식으로 포도당이 제대로 공급되지 않으면 간은 근육단백에 있는 아미노산을 포도당으로 전환시켜 내보내야 한다. 아미노산이 단백질 합성이 아닌 포도당 생성에 쓰이다 보니 근육이 빠지게 된다.

근육

　인슐린 분비로 인한 포도당 이용은 주로 근육에서 이루어진다고 했다. 따라서 골격근의 인슐린 저항성은 특정 부위가 아니라 몸 전체의 신진대사에 영향을 준다. 골격근이 포도당을 제대로 흡수하지 못하니 상대적으로 간과 지방조직으로 포도당이 더 많이 흘러 들어가서 중성지방으로 전환된다. 그래서 간에 지방이 끼는 지방간이 생기고, 체지방이 증가해 체중이 늘어난다.

지방조직

　인슐린은 지방분해를 강력하게 억제한다. 인슐린 스위치가 켜져 있는 동안에는 지방조직에서 지방산이 혈액으로 방출되지 못한다. 지방창고의 문을 닫아놓는 것이다. 근육과 간에 인슐린 저항성이 생겨 포도당을 제대로 흡수하지 못해도 아직 인슐린 저항성이 생기지 않은 피하지방은 여분의 에너지를 지방으로 쌓아둔다. 그래서 체지방이 증가하고 체중이 늘어난다.

　그런데 피하지방은 한없이 확장되지 않는다. 지방세포의 크기만 커지는 게 아니라 숫자도 늘어나야 여분의 에너지를 지방으로 축적하는데 지방세포 분화가 일어나지 않아 문제가 발생한다. 지방세포의 크기만 커지다 보면 더는 여분의 에너지를 비축하지 못하고 염증과 인슐린 저항성이 발생한다. 피하지방조직의 '기능부전'이 생기는 것이다.

피하지방에 인슐린 저항성이 생기면 지방조직에 비축되어 있던 중성지방이 분해되어 혈액 속 유리지방산으로 방출된다. 포도당과 유리지방산이 동시에 증가하면 골격근은 에너지를 제대로 활용할 수 없어 대사유연성은 더욱 떨어지고 인슐린 저항성도 악화된다.

피하지방 기능부전이 오면 혈액 내 포도당과 유리지방산이 둘 다 증가한다. 포도당과 유리지방산의 농도가 둘 다 높으면 오히려 둘 다 연료로 이용되지 못한다. 서로 간의 지나친 경쟁이 둘 다 에너지원으로 이용되지 못하게 방해하면서 상황을 악화시키는 것이다.

고혈당과 고농도 유리지방산에 장기간 노출되면 골격근의 인슐린 저항성은 더욱 악화되고, 지방간은 더 심해진다. 넘쳐나는 유리지방산은 내장지방으로 복부에 축적될 뿐 아니라 간, 췌장, 심장, 혈관 등 다른 조직에도 흘러 들어가 쌓이면서 인슐린 저항성을 더욱 악화시킨다.

높은 혈당에 췌장 베타세포의 손상이 가속화되면서 인슐린 분비 능력까지 떨어지면 결국 당뇨병으로 이어진다. 심장근육에 지방이 쌓이고, 중성지방과 콜레스테롤 수치가 올라가며, 염증과 산화반응으로 혈관 내피세포가 망가지니 심혈관질환으로 이어지는 것도 피할 수 없게 된다.

인슐린 저항성의
증상과 징후

지금까지 인슐린 저항성이 생기면 각 인체 조직은 어떻게 반응하고 변화하는지 알아보았다. 그렇다면 이 같은 대사이상은 몸에 어떤 증상으로 나타날까?

사실 뚜렷한 증상이 없다는 게 문제다. 불편해야 바로 치료를 받을 텐데 불편한 증상이 없으니 차일피일 미루다 결국 당뇨병이나 심혈관질환으로 이어지게 된다. 다만, 몇 가지 신호가 있긴 하다. 앞서 언급했듯 뇌는 몸에서 당이 떨어지는 상황을 견디기 힘들어한다. 따라서 '당이 떨어졌나 봐' 하며 기운 없고 무기력해지는 가짜 저혈당 증세가 나타나면서 달달한 커피믹스나 초콜릿을 찾는다면 인슐린 저항성을 의심해봐야 한다. 또 떡이나 과일, 과자 같이 혈당을 높이는 간식을 식사 중간에 자꾸 찾는 것도 의심해봐야 할 증상이다.

인슐린 저항성의 증상이 뚜렷하지 않으니 '객관적 징후'로 일찍 찾아내는 게 확실하다. 첫 번째는 체중증가다. 특히 뱃살이 나오고 내장지방 비만이 있다면 인슐린 저항성이 있다고 봐야 한다. 허리둘레가 90cm(남성), 85cm(여성) 이상이면 가까운 병원이나 보건소를 찾아 혈압, 공복혈당, 당화혈색소, 공복 인슐린, 콜레스테롤, 중성지방, 요산, 간기능검사를 통해 인슐린 저항성 유무를 확인해보는 게 좋다.

검사에서 수축기 혈압 130mmHg 이상 혹은 이완기 혈압 85mmHg 이상, 공복혈당 100mg/dL 이상, 당화혈색소 5.7퍼센트 이상, 공복

내 몸 혁명

인슐린 7μIU/mL 이상[25, 26], 중성지방 150mg/dL 이상, LDL콜레스테롤 130mg/dL 이상, HDL콜레스테롤 40mg/dL(남성), 50mg/dL(여성) 이하, 요산 6.0mg/dL(남성), 4.5mg/dL(여성) 이상[27], ALT(간기능검사) 28U/L(남성), 20U/L(여성) 이상[28]이면 인슐린 저항성이 이미 생겼거나 앞으로 인슐린 저항성이 생길 가능성이 아주 높다.

자, 여러분의 몸은 지금 어떠한 상태인가?

뱃살이 두둑한 중년이거나 젊은 나이라도 이러한 기준에서 벗어나 있다면 결코 인슐린 저항성에서 자유로울 수 없다. 비만과 각종 대사질환이 생기는 건 시간문제다.

대사이상체중(인슐린 저항성)의 임상적 진단기준

→ 체중증가 + 아래 항목 중 두 가지 이상에 해당

- 허리둘레: 남성 90cm 이상, 여성 85cm 이상
- 혈압: 수축기 혈압 130mmHg 이상 혹은 이완기 혈압 85mmHg 이상
- 공복혈당: 100mg/dL 이상
- 당화혈색소: 5.7% 이상
- 공복 인슐린: 7μIU/mL 이상
- 중성지방: 150mg/dL 이상
- LDL콜레스테롤: 130mg/dL 이상
- HDL콜레스테롤: 남성 40mg/dL 이하, 여성 50mg/dL 이하
- 요산: 남성 6.0mg/dL 이상, 여성 4.5mg/dL 이상
- ALT(간기능검사): 남성 28U/L, 여성 20U/L 이상

이 기준은 공식적인 대사증후군의 진단기준보다 더 일찍 인슐린 저항성을 발견하기 위해 필자가 만든 주관적인 기준임을 밝혀둔다.

인슐린 저항성으로 모여드는 대사질환들

비만 진료를 오랜 기간 해오면서 내과의 각 분과들이 '인슐린 저항성'으로 하나둘 모여들고 있음을 확인하고 있다. 의학자들이 내과에서 다루는 각종 대사질환의 뿌리가 인슐린 저항성이라는 데 의견을 같이하는 것이다.

인슐린 저항성과 '당뇨병'은 이미 내분비내과에서 오래 전부터 연구해왔다. '대사증후군'은 심장 및 혈관 질환을 다루는 순환기내과 전문의들이 먼저 들고 나왔다. 그것에는 배경이 있다. 미국은 심혈관질환 사망률이 전 세계에서 가장 높다. 그래서 1988년부터 미국 국립보건원NIH에서 고콜레스테롤혈증을 줄이기 위해 전 국민과 의료인을 위한 범국민적 차원의 콜레스테롤 교육 프로그램을 발표했는데, 2001년 제3판 개정안에 '대사증후군을 치료해야 한다'는 내용이 포함되었다. 콜레스테롤을 주범으로 여겨 적극적으로 LDL콜레스테롤을 떨어뜨렸음에도 심혈관질환 사망률이 낮아지지 않자 결국 복부비만, 중성지방, HDL콜레스테롤, 혈압과 혈당을 함께 조절해야 한다고 제시한 것이다.

대사증후군은 인슐린 저항성의 임상증후군이다. 콜레스테롤만 표적으로 삼아서는 심혈관질환을 잡을 수 없다. 콜레스테롤과 함께 인슐린 저항성을 동시에 잡아야 심혈관질환 발병 위험을 줄일 수 있다. 이런 이유로 순환기내과 의사들이 대사증후군을 주목하기 시작했다.

고혈압과 통풍의 원인인 '고요산혈증'을 다루는 신장내과 전문의들도 기저에 인슐린 저항성이 있다는 연구결과를 이미 오래 전부터 발표하고 있다. 여기에 소화기내과가 비교적 늦게 합류했다. 1980년 처음 보고된 '비알코올성 지방간질환' 환자가 비만 인구 증가와 함께 급격히 늘어나면서 기저에 인슐린 저항성이 있음을 확인한 것이다.

정리하면 비만, 당뇨병, 동맥경화, 심혈관질환(협심증, 심근경색), 뇌혈관질환, 고혈압, 통풍, 지방간의 기저에 인슐린 저항성이 있다. 이 질병들을 하나로 묶어 '인슐린저항성증후군'이라 불러도 손색이 없을 정도다. 인슐린 저항성 문제는 모든 대사질환의 출발점으로서 우리의 수명이 길어질수록 더욱 부각되리라 예상된다.

인슐린 저항성을 일으키는 요인들을 최대한 줄이고 예방하는 게 비만을 비롯한 각종 대사질환에서 벗어나는 길이다. 이를 위해 이제부터는 인슐린 저항성의 원인이면서 동시에 악화요인들, 즉 피하지방의 기능부전, 지방간, 근육 내 지방축적에 대해 각각 깊이 살펴보기로 한다. 지방조직, 간, 근육에 인슐린 저항성이 생기는 이유와 과정을 이해하면 살이 찌는 원인과 해법에 대해서도 더욱 확실히 알게 된다.

피하지방이 제대로
작동을 못한다

지방조직은 에너지 저장창고이자
내분비기관

비만이 만병의 근원으로 여겨지면서 몸에 쌓인 '지방'을 적대시하는 경우가 많다. 그러나 지방은 없어선 안 되는 존재다. 만약 인체에 지방이 없다면 갑작스럽게 조난을 당해 끼니를 굶게 되었을 때 생존이 어려워진다. 굶주림의 역사를 이어온 현생인류가 지금처럼 번성하지도 못했을 것이다.

우리 몸의 혈관 속에는 유리지방산이 떠다니고 있다. 혈액을 돌고 있는 유리지방산은 어디에서 왔을까? 크게 보면 두 종류다. 하나는 식사를 통해 외부에서 들어온 지방산이고, 다른 하나는 지방조직에 비축해두었다가 분해하여 혈액으로 방출된 지방산이다.

먼저, 음식으로 섭취한 지방은 소장으로 내려와 담즙산과 췌장에

서 분비된 리파아제에 의해 지방산과 모노글리세라이드monoglyceride
로 분해되어 소장 점막세포로 흡수된다. 소장에서는 흡수한 지방산
을 다시 중성지방으로 만들어 콜레스테롤, 인지질, 단백질 등과 결합
해 '킬로미크론chylomicron'이라는 지단백을 만든다. 물과 섞이지 않는
지방을 혈액으로 내보내려면 운반차가 필요한데 킬로미크론이 그
역할을 한다. 킬로미크론은 림프 순환을 거쳐 혈액으로 들어온다.

킬로미크론은 간으로 들어가기 전까지 전신을 돌면서 싣고 다니
던 중성지방을 지방조직, 골격근, 심장 등이 이용할 수 있게 한다. 모
세혈관 표면에 있는 지단백리파아제lipoprotein lipase, LPL 효소가 중성지
방을 다시 '유리지방산'과 '글리세롤'로 분해시키면 세포는 지방산을
흡수한다.

지방조직에서는 흡수한 유리지방산을 다시 중성지방으로 합성해
저장한다. 골격근과 심장은 혈액을 통해 유입된 유리지방산을 에너
지원으로 사용한다. 크기가 작아진 킬로미크론잔유물은 간에서 처
리된다. 따라서 12시간 공복 후인 아침에는 혈액 내 킬로미크론은 존
재하지 않는다.

공복 시간이 길어지면서 혈당이 떨어져 지방산을 이용해야 하는
상황에서는 지방조직에서 방출하는 유리지방산이 주도적으로 이용
된다. 인슐린 수치가 떨어지면 지방조직에서는 인슐린의 지방분해
억제 작용이 없어지면서 비축한 중성지방을 분해하여 유리지방산을
혈액으로 방출한다. 아울러 간은 지단백 운반차인 VLDL에 중성지방
을 실어 혈액으로 내보내 골격근과 심장이 에너지로 이용할 수 있게

한다. 이처럼 지방은 '공복'이라는 비상상황 속에서 적극적으로 에너지원으로써 소비된다.

피하지방은 내분비기관으로서 대사를 조절한다

지방조직은 에너지 저장창고일 뿐 아니라 포도당과 지방산 대사를 조절하며 각종 호르몬과 생리활성물질을 분비해 에너지밸런스를 유지해주는 '내분비기관'이기도 하다.

지방조직에서 가장 많이 분비되는 물질은 아디포넥틴adiponectin이라는 호르몬이다. 아디포넥틴은 염증을 억제하고 지방을 에너지원으로 사용하게 함으로써 인슐린 저항성이 생기지 않도록 도와주는 일종의 '항비만 호르몬'이다.

지방조직에서 분비되는 호르몬 중 가장 많이 알려진 것은 식욕조절에 관여하는 '렙틴' 호르몬이다. 렙틴 분비량이 늘어나면 식욕이 억제되고 신진대사가 빨라진다. 반대로 일부러 적게 먹어 체지방을 줄이면 렙틴 분비량이 줄어들어 식욕이 강하게 당기고 신진대사를 늦춰 지방을 다시 채우려 한다. 렙틴은 당 조절에도 관여해서 인슐린을 도와주고, 인슐린 역시 렙틴 생성과 분비에 역할을 한다.

유전적으로 렙틴 호르몬이 결핍된 쥐는 태어나자마자 체중이 급격히 늘어 당뇨병에 걸린다는 연구가 있다. 그 쥐에게 외부에서 렙틴을 주입하면 체중이 줄고 당뇨병도 개선된다. 이런 연구를 보면 렙틴과 인슐린이 체중과 혈당을 정상 수준으로 일정하게 유지하는 데 얼마나 중요한지 알 수 있다. 지방조직을 내분비기관이라 부르는 게 절대 과장이 아니다.

과거 굶주림의 역사가 있던 시대에 지방조직의 가장 중요한 역할은 잉여에너지를 비축하는 것이었다. 그러나 먹을 것이 넘쳐나는 현 인류에게는 그렇지 않다. 혈액에 중성지방과 유리지방산이 넘쳐날 때 적극적으로 유입해 지방조직에 우선적으로 비축해둠으로써 간이나 근육으로 흘러 들어가 쌓이지 않도록 하는 버퍼buffer 기능이 훨씬 더 중요하다.

피하지방의 기능이
떨어지는 이유

간, 심장, 신장이 기능부전에 빠지는 것처럼 피하지방이 기능부전에 빠지면 어떻게 될까? 잉여에너지를 더 이상 비축하지도 못하고, 반대로 에너지가 필요할 때 바로 끄집어내 쓰지도 못한다면?

앞서 언급한 대사유연성이 뚝 떨어져 제대로 작동하지 않는 경우다. 지방조직이 버퍼 기능을 못하니 혈액 속에 넘쳐나는 유리지방산이 간, 췌장, 내장지방, 골격근, 심장, 혈관에 쌓이면서 대사증후군, 지방간, 당뇨병, 심혈관질환으로 이어진다.

그렇다면 어떤 상황에서 피하지방의 기능부전이 올까?

지방세포 생성

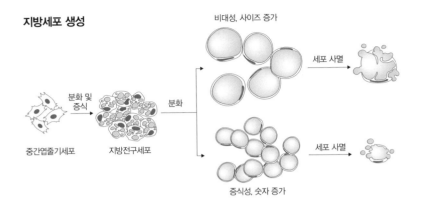

비대성, 사이즈 증가

세포 사멸

중간엽줄기세포　분화 및 증식　지방전구세포　분화

세포 사멸

증식성, 숫자 증가

지방세포는 중간엽줄기세포에서 지방전구세포를 거쳐 지방세포로 분화되고, 다른 세포와 마찬가지로 수명을 다하면 사멸한다. 이 과정에서 잉여에너지를 비축하기 위해 피하지방은 사이즈를 키우거나, 새로운 세포를 만들어 에너지 저장창고를 넓혀나간다.[29]

　정상 지방세포는 직경 0.05~0.08mm 크기의 구형인데 지방이 쌓이면 직경은 1.5배, 무게는 2배 이상 증가한다. 지방세포가 빵빵해져더 이상 지방을 흡수하지 못하면 새로운 지방세포들이 만들어지는데 정상체중을 가진 사람의 지방세포가 100~300억 개라면 뚱뚱한 사람의 지방세포는 800~1,000억 개로 늘어난다.

　지방세포의 숫자는 성인이 되기 전인 청소년기에 결정되고, 이후 매년 약 10퍼센트 정도씩 교체된다.[30] 위의 그림처럼 잉여에너지를 비축하기 위해 피하지방은 사이즈를 키우거나hypertrophic(비대성), 새로운 세포를 만들어hyperplastic(증식성) 에너지 저장창고를 넓혀나간다.

　식사를 하면 체내 에너지밸런스는 (+)가 된다. 건강한 지방세포는 에너지원으로 사용하고 남은 포도당과 지방을 흡수한 뒤 중성지

내 몸 혁명

방 형태로 지방세포 내 지질방울^{lipid droplet}에 저장해둔다. 시간이 지나 에너지밸런스가 (−)가 되면 지방세포는 쌓아둔 중성지방을 유리지방산과 글리세롤로 분해해서 혈액으로 내보낸다. 글리세롤은 간으로 가서 포도당이 되고 지방산은 유리지방산의 형태로 혈액을 타고 돌면서 에너지원으로 사용된다.

지방조직에 문제가 생기는 건 지속적으로 에너지밸런스가 (+)를 유지하는 상황이다. 식사 중간중간 혈당을 높이는 간식을 끊임없이 먹으면서 의자중독으로 하루 종일 꼼짝 않고 앉아 있다면 에너지밸런스는 (+)이기 쉽다. 여기에 야식까지 더해지면 에너지밸런스가 (−)로 바뀔 틈이 없다. 지방조직은 어쩔 수 없이 잉여에너지를 세포 내 지질방울에 꾸역꾸역 쌓아놓아야 한다.

지방세포의 크기가 계속 커지는데(비대성) 새로운 지방세포가 만들어져 잉여에너지를 나눠 저장하지 못하면, 비대해진 지방세포는 더 이상 커지지 못하고 어느 시점에서 기능부전에 빠지게 된다. 지방조직은 체내 신진대사에 중요한 역할을 하는 만큼 혈관이 조밀하게 분포되어 있는데도 모세혈관에서 산소를 충분히 공급받지 못해 저산소 상태에 빠진다.

생리적 수준을 넘어설 정도로 비대해진 지방세포는 더 이상 제 기능을 발휘하지 못한다. 염증반응을 촉진하는 물질이 나오고 휴면 상태에 있는 면역세포(대식세포)를 활성화시켜 염증반응을 촉진한다. 그러면 산화스트레스가 발생하고 손상된 지방세포는 결국 사멸해버린다. 비대해진 지방세포에서 시작된 염증반응과 산화스트레스는 결국 다른 지방조직의 인슐린 저항성으로 이어진다.

지방조직에 인슐린 저항성이 생기면 인슐린의 지방분해 억제 작용이 더 이상 먹히지 않는다. 지방조직에서 유리지방산이 방출되어 혈액 내 유리지방산 농도가 증가하게 되고, 지방조직의 버퍼 기능이 없으니 넘쳐난 유리지방산은 간과 근육으로 흘러 들어가 쌓이면서 간의 인슐린 저항성, 근육의 인슐린 저항성을 악화시킨다.

유전과 노화도
지방축적에 영향을 준다

지방조직에 잉여에너지가 들어오더라도 에너지밸런스가 번갈아 (+)와 (−)로 이어지거나 체중감량을 통해 의도적으로 에너지밸런스를 (−) 상태로 만들어주면, 기능부전까지는 되지 않는다. 다시 말해 지방조직이 늘어나도 '숫자'와 '크기'가 함께 늘어나면 지방 대사 기능부전이나 인슐린 저항성으로 이어지는 위험성이 낮다. 그런데 둘 중 어느 하나가 이뤄지지 않으면 문제가 발생한다.

여기에는 유전적 소인이 있다. 당뇨병 가족력을 가진 사람들은 체중이 늘어날 때 지방 분화가 잘 이루어지지 않는 '비대성 비만'이 될 가능성이 높다. 유전적 소인으로 지방세포의 분화가 잘 이루어지지 않으면 체중이 많이 나가지 않아도 인슐린 저항성이 먼저 생길 수 있다. '건강한 뚱뚱이'와 '마른 비만'이 있는 이유다.

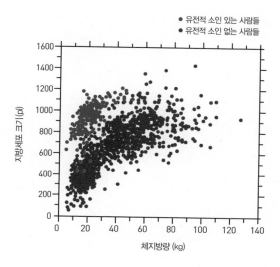

체지방량이 늘어나면 지방세포의 크기가 커지고 숫자도 늘어난다. 그림의 보라색으로 표시된 사람들은 체지방량이 많지 않음에도 지방세포의 크기가 크다. 유전적으로 지방세포의 분화가 잘 이루어지지 않아 지방세포의 크기만 커질 뿐 숫자가 늘어나지 않는 사람들이다. 이런 사람들은 체지방이 많지 않아도 인슐린 저항성과 당뇨병 발병 위험이 높다.[31]

　과거에는 성장기인 소아청소년기에 살이 찌면 지방세포의 크기뿐 아니라 숫자도 늘어나기 때문에, 다시 말해 '비대성과 증식성이 동시에 일어나기 때문에' 소아비만은 성인비만으로 이어지고, 성인이 되어 비만해진 사람보다 체지방 감량이 더 어렵다고 생각했다. 하지만 성인이 되어서도 지속적으로 잉여에너지가 축적되면 비대성과 증식성이 함께 일어난다. 즉, 어릴 때뿐만 아니라 성인이 되어서도 지방세포 숫자가 늘어나는 것이다. 다만, 소아청소년기에 비해 '증식성 비만'보다는 '비대성 비만'이 될 가능성이 높다.

그렇다면 성장기에 정상체중을 유지했다가 성인이 되어 비만해진 사람과 성장기에 비만해져 성인이 된 후에도 그 체중을 유지하는 사람을 비교하면 어떨까? 과연 누가 더 건강할까?

이 의문에 대한 답을 주는 연구결과들이 있다. 영국 노팅엄대학교 연구진이 소아비만과 관련된 여러 연구들을 리뷰한 결과인데, 소아청소년기에 비만하더라도 성인이 되어 더 이상 체중이 늘지 않게 관리하면 당뇨병이나 심혈관질환으로 이어지는 위험이 높지 않았다. 반면, 소아청소년기에 마른 몸매를 갖고 있다가 성인이 되어 비만해진 경우에는 고혈압, 당뇨병, 심혈관질환 발병 위험이 훨씬 높아지는 것으로 확인됐다.[32]

또 폴란드 바르샤바의대 연구진이 고도비만 수술인 '베리아트릭 수술bariatric surgery'을 받기 위해 찾아온 469명의 고도비만 성인을 20세 이전에 비만해진 그룹과 20세 이후에 비만해진 그룹으로 나누어 특성을 비교해보니, 소아 때부터 비만했던 그룹의 체중과 체지방이 더 많았다. 하지만 성인이 되어 비만해진 그룹보다 비만에 노출된 기간이 더 길었음에도 불구하고 고혈압과 당뇨병 유병률은 의미 있게 낮았다.[33]

결국 어렸을 때 뚱뚱했어도 성인이 되어 체중이 늘지 않게 잘 관리하면 당뇨병이나 심혈관질환 발병 위험이 성인이 되어 비만해진 사람들보다 적을 수 있다는 얘기다. 반대로 어렸을 때 날씬했던 사람이 갑자기 체중이 증가하면 대사이상이 생길 위험이 더 증가한다. 마른 비만이 될 위험이 높아진다.

나이를 먹을수록 지방세포 분화가 잘 이루어지지 않는다

성인이 된 후의 체중증가가 더 위험한 것은 '노화'에서도 이유를 찾을 수 있다. 노화는 대사이상의 주요 위험인자다. 나이가 들수록 지방세포의 분화가 잘 안 된다. 노화로 지방세포의 교체 주기가 길어지다 보니 비대성 지방세포가 많아지면서 만성염증과 인슐린 저항성으로 이어지기 쉽다.

중년까지는 피하지방조직이 증가하다가 노년기에 접어들면 피하지방조직의 지방 저장 능력이 한계치에 다다른다.[34] 지방조직의 분화가 거의 일어나지 않기 때문이다. 나이가 들면서 신체 활동량이 줄고 근육량도 줄어들면 에너지소비량이 크게 감소하는데 예전의 식습관이 계속 이어지면 어떻게 될까?

여분의 에너지가 지방으로 비축되어야 하는데 피하지방조직에서 더 이상 여분의 지방을 비축할 수가 없다. 결국 잉여에너지는 지방의 형태로 내장지방, 간, 골격근, 심장근육으로 흘러 들어갈 수밖에 없다. 체중에 큰 변화가 없어도 뱃살이 늘어나면서 대사증후군이나 당뇨병으로 이어진다. 이런 이유로 나이가 들수록 체중보다는 허리둘레 관리에 더 신경을 써야 한다.

피하지방조직
확장성 이론

피하지방은 한없이 늘어나지 않는다. 잉여에너지를 피하지방에 저장할 수 있는 용량은 한계가 있고, 그 한계치는 사람마다 다르다. 이것을 '피하지방조직 확장성 이론'이라 한다.

저장 용량의 한계치를 초과하면 피하지방조직에 기능부전이 생겨 잉여에너지가 간이나 근육 등 다른 조직으로 흘러 들어가 각종 문제를 일으킨다. 온갖 대사질환의 뿌리인 인슐린 저항성이 생기고, 만성염증까지 악화되면서 당뇨병과 심혈관질환으로 이어진다.

유전적으로 피하지방조직 확장성의 한계점이 낮으면 체중이 많이 나가지 않음에도 지방간이나 당뇨병에 걸릴 수 있다. 결국 피하지방조직 기능부전은 유전적 요인과 환경요인이 함께 작용해 발생한다.

우리 몸의 피하지방을 스펀지에 비유하면 이해하기 쉽다. 물을 부으면 스펀지는 물을 머금는다. 스펀지를 짜면 물은 다시 밖으로 나온다. 하지만 스펀지를 짜지 않고 물을 계속 부으면 스펀지는 어느 순간 포화상태가 되어 더 이상 물을 머금지 못한다. 피하지방조직도 마찬가지다. 여분의 에너지를 지방 형태로 흡수하는 역할을 피하지방이 하지만 스펀지를 쥐어짜듯 짜내주지 않으면 어느 순간 여분의 에너지를 피하지방에 쌓아두는 기능이 발휘되지 못한다.

사이클 선수들은 군살 없이 날씬하지만 장시간의 격한 경기에서도 충분히 에너지를 낼 수 있도록 피하지방에 에너지를 비축하고 있다. 이런 사람들은 쉽게 지방조직에 에너지를 비축하거나 끄집어내 쓸 수 있다. 강도 높은 운동으로 지방조직에서 스펀지를 짜듯 에너지를 수시로 꺼내 쓴 덕분이다.

하지만 뚱뚱한 사람들은 피하지방에 많은 지방을 비축하고 있음에도 불구하고 필요할 때 제대로 끄집어내 쓰지 못한다. '인슐린 저항성'이 있기 때문이다. 사이클 선수처럼 강도 높은 운동으로 스펀지를 쥐어짜듯 지방조직에서 지방을 끄집어내 쓴 적 없이 계속 쌓기만 하니 피하지방조직 확장성의 한계에 도달한다. 결국 지방조직은 여분의 에너지를 지방으로 더 이상 축적하지 못하고 유리지방산을 혈액으로 쏟아낸다.

날씬하고 근육량이 많은 사람은 식사로 들어오는 당과 지방을 비축할 여유가 있다. 하지만 근육량이 적고 피하지방에 지방이 꽉 차 있는 사람은 당과 지방을 비축할 여유 공간이 없다.

다시 말해, 비만해져서 당뇨병으로 가는 게 아니라 '피하지방조직 확장성'이 한계점에 부딪혀 잉여에너지가 다른 장기에 쌓이면서 당뇨병과 심장병으로 이어지는 것이다. 우리나라, 중국, 일본 사람이 백인에 비해 비만 정도가 상대적으로 낮음에도 불구하고 당뇨병 유병률이 비슷한 이유도 이것으로 설명이 가능하다. 동아시아인은 백인들보다 체질적으로 지방조직의 확장성이 낮기 때문에 조금만 체중이 늘어도 대사증후군과 당뇨병으로 이어진다. 반대로 지방조직의 확장성이 높은 남태평양 원주민들은 우리보다 비만의 정도가 심해져야 당뇨병으로 이어진다.

글리코겐(저장 포도당)과 지방 저장

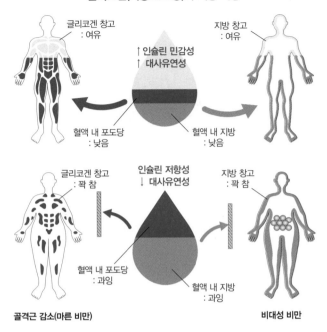

글리코겐 창고
: 여유

↑ 인슐린 민감성
↑ 대사유연성

지방 창고
: 여유

혈액 내 포도당
: 낮음

혈액 내 지방
: 낮음

글리코겐 창고
: 꽉 참

인슐린 저항성
↓ 대사유연성

지방 창고
: 꽉 참

혈액 내 포도당
: 과잉

혈액 내 지방
: 과잉

골격근 감소(마른 비만)

비대성 비만

정상체중(위): 포도당을 비축할 수 있는 근육량이 충분하고 피하지방도 잉여에너지를 비축할 수 있는 여유가 있다. 인슐린 저항성도 없고, 대사의 유연성이 좋은 몸이다.

대사이상체중(아래): 포도당을 비축할 수 있는 근육량이 부족하고 피하지방은 스펀지에 물이 꽉 차 있듯 잉여에너지를 비축할 수 있는 여유가 없다. 인슐린 저항성이 있고, 혈액 속에 포도당, 유리지방산, 인슐린이 꽉 차 있다.

피하지방과 내장지방

지방은 크게 피부 아래에 있는 '피하지방'과 복강 안쪽에서 위, 간, 소장, 대장, 신장 등 복부 장기들을 둘러싸고 있는 '내장지방'으로 나뉜다. 내장지방은 체내 지방조직의 약 10퍼센트를 차지하고 있으며 복부 장기를 보호하는 역할을 한다. 피하지방처럼 내장지방 역시 유전요인과 환경요인에 따라 증가한다. 다만, 피하지방이 증가하면 버퍼 역할을 하면서 대사이상이 생기지 않도록 하는 반면, 내장지방이 증가하면 피하지방과 달리 염증반응을 촉진하는 물질을 분비해 인슐린 저항성과 만성염증을 일으킨다.

피하지방에 기능부전이 생기면 피하지방에 비축되지 못하고 흘러 들어오는 유리지방산을 내장지방이 받아들여 내장지방 증가로 이어진다. 지방간이 있으면 내장지방 비만이 심해지고 내장지방 비만이 있으면 지방간이 악화된다. 알코올, 과당, 과잉섭취한 탄수화물, 포화지방, 트랜스지방, 운동 부족, 오래 앉아 있기 등도 내장지방 비만을 일으킨다. 스트레스 호르몬인 코르티솔 역시 내장지방 축적의 원인이다. 내장지방은 비대성 비만, 즉 지방세포가 커지는 방향으로 증가하며 간에 유리지방산을 지속적으로 내보내고 이상지질혈증을 유발한다.

4장

간이 제대로
작동을 못한다

간에 지방이
쌓이는 문제

식욕과 포만감을 관장하는 컨트롤타워는 뇌다. 하지만 음식으로 들어오는 연료를 효율적으로 '소모'할 것인가 '비축'할 것인가를 결정하는 컨트롤러는 간이다. 그래서 간 건강이 무너지면 신진대사의 효율성이 떨어진다. 안정시대사율의 약 20퍼센트는 뇌가 소모하는데 간은 뇌보다 더 많은 약 27퍼센트를 소모한다.

간은 몸속 독소를 제거하고 호르몬을 생성하거나 조절하는 등 500여 가지가 넘는 일을 한다. 하지만 이 중에서 가장 큰 역할은 대사유연성을 담당하는 것이다. 건강한 간은 우리 몸에 들어온 탄수화물을 모두 사용하지 않는다. 음식이 들어오지 않을 때를 대비해 글리코겐 형태로 포도당을 비축해둔다. 에너지를 내는 영양소뿐 아니라 비타민, 미네랄 등 필수영양소도 간에 비축해두었다가 필요할 때 꺼내서 사용한다. 그런데 이러한 간에 지방이 과도하게 쌓이면 '지방간'이 되면서 신진대사 조절에 이상이 생긴다.

간에 지방이 쌓이면 인슐린 저항성이 발생한다

간, 골격근, 지방조직의 인슐린 저항성은 조직에 따라 그 정도가 다르게 나타날 수 있다. 고지방식이나 고과당식을 계속하면 간에 지방이 축적되면서 골격근이나 지방조직보다 먼저 인슐린 저항성이 발생한다. 지방간으로 인해 간에서 포도당 방출이나 간내 지방축적이 계속 진행되어도 지방조직에서 유리지방산을 받아줄 수 있다면, 지방조직에 잉여에너지 축적이 가능하다. 지방간이 생긴 다음에도 체중과 체지방이 늘어날 수 있는 것이다.

사실 간은 원래 지방 저장창고가 아니다. 지방은 피하지방조직에 쌓여야 하고, 간의 저장창고에는 '글리코겐'만 보관해야 한다. 지방세포가 아님에도 불구하고 다른 세포에 비해 간세포에 특히 지방축적이 많이 되는 이유는, 지방세포와 마찬가지로 진화론적 기원이 같은 대사관련 세포이기 때문이다.

공복 상태가 지속되면 피하지방조직에서 유리지방산이 혈액 내로 방출된다. 뇌를 제외한 다른 장기들은 지방산을 에너지원으로 사용한다. 이때 간도 유리지방산을 받아들여 에너지원으로 사용하고 남는 건 중성지방으로 비축해둔다. 공복 상태에서 돌아다니는 유리지 방산의 낭비가 없도록 간에서 잠깐 보관하고 있다고 이해하면 된다.

공복 상태가 끝나서 혈당이 올라가고 인슐린이 분비되면 간에서는 VLDL(초저밀도지단백)이라는 운반차에 중성지방을 실어서 혈액으로 내보낸다. 지방조직은 인슐린의 도움으로 혈액 내 중성지방을 유입해 지방세포에 다시 저장한다.

과거에는 지금처럼 에너지가 과잉으로 넘쳐 들어오는 일이 드물었기 때문에 지방조직뿐 아니라 간에서도 짧게 지방을 비축해두는 기능이 있었다. 그런데 이와 같은 생리 시스템이 에너지가 넘쳐나는 요즈음에는 생리적 비축 수준을 넘어 병적으로 간내 중성지방이 쌓이는 지방간을 만들어내고 있다.

최근 들어서는 비알코올성 지방간질환 환자가 전 세계적으로 크게 늘면서 지방간과 인슐린 저항성의 관계가 다시 조명되고 있다. 지방간이 생기면 이로 인해 다른 조직에 인슐린 저항성이 생기면서 전신 인슐린 저항성으로 이어지고, 인슐린 저항성이 생기면 간에서는 지방간이 더 악화되는 악순환이 계속된다.

'비알코올성 지방간질환'이 급격히 늘고 있다!

많은 사람이 알듯 술을 많이 마시면 지방간이 생긴다. '알코올성 지방간'이다. 알코올성 지방간은 알코올성 지방간염, 알코올성 간경화로 이어진다. 그런데 술을 마시지 않는 사람들에게도 최근에 알코올성 지방간이나 지방간염 같은 소견이 크게 늘고 있다. 이런 경우를 '비알코올성 지방간질환non-alcoholic fatty liver disease, NAFLD'이라고 한다.

비알코올성 지방간질환이 세상에 처음 알려진 것은 1980년의 일이다. 미국 메이요클리닉 의료진이 비알코올성 지방간염이라는 이름으로 환자 증례를 처음 보고했다. 비알코올성 지방간염 환자의 간을 조직검사 해보니 마치 알코올성 간염 같은 간세포 염증과 섬유성 병변이 관찰되었고, 주로 비만한 여성들에게 많았다는 것이다.[35] 이후 비알코올성 지방간염은 비만한 성인뿐 아니라 소아청소년을 비롯한 모든 연령층에서 관찰되었다. 일반적으로 사회경제적 수준이 낮은 계층에서 많았고, 선진국뿐 아니라 서구식 식습관이 늘어나는 개발도상국에서도 많이 발생하는 것으로 확인되었다.

앞서 말했듯 간은 혈액 내 유리지방산을 받아들여 일부는 에너지원으로 쓰고 남는 에너지원은 중성지방으로 잠시 비축해두는 까닭에 정상적으로 지방이 존재한다. 그렇다면 이와 달리 지방간은 어떤 상태를 뜻할까?

지방간은 간세포 내 중성지방이 5퍼센트 이상 축적되었을 경우로 정의한다. 이때는 간세포 손상이나 염증 없이 지방만 축적되어 있다. 따라서 초기에는 간 조직검사나 MRI 검사를 통하지 않고서는 진단이 어렵다. 여기에서 조금 더 악화되면 지방이 곳곳에 들어차 간세포 손상과 염증반응이 반복적으로 일어나면서 말랑말랑한 간이 딱딱해지는 섬유성 병변이 진행된다. 이를 비알코올성 지방간염non-alcoholic steato-hepatitis, NASH이라고 한다.

간세포 주변에 섬유화가 지속되면 알코올성 지방간염처럼 비알코올성 지방간염도 간경화로 이어질 수 있다. 비알코올성 간경화는 간암으로 악화될 수 있으며 췌장암, 대장암 등의 발병 위험도 올린다고 알려져 있다.

간에 지방이 쌓이는 건 인슐린 저항성을 유발하는 강력한 원인이 된다. 간에서 인슐린 저항성이 생기면 체중과 체지방, 내장지방의 증가로 이어지면서 전신 인슐린 저항성을 불러오고, 결국 당뇨병과 심혈관질환으로 이어진다. 비알코올성 지방간질환은 만성콩팥병, 간암 등 다른 합병증으로도 이어지기 때문에 절대 간과해선 안 된다.

비알코올성 지방간질환은 왜 생길까

비알코올성 지방간질환이 생기는 이유는 과당, 포도당, 지방산이 과잉으로 간으로 흘러 들어와 '지방'으로 쌓였기 때문이다. 간으로 들어온 지방산의 대부분은 지방조직에서 분해되어 혈액으로 방출된 유리지방산이지만 간이 스스로 포도당을 지방으로 합성하기도 한다. 특히 과당은 특이하게 간에서만 대사가 이루어지는데 대부분 중성지방으로 전환되어 간에 쌓인다. 과당의 주요 공급원은 설탕과 액상과당, 과일 등이다.

내 몸 혁명

간에 저장된 중성지방은 VLDL에 태워 혈액으로 내보내 처리하면 되는데, 지방산이 과도하게 들어오거나 중성지방을 VLDL로 내보내지 못하고 계속 쌓아두게 되면 지방이 '독'으로 작용하기 시작한다. 간세포에서 미토콘드리아 기능부전, 염증 생성, 세포 사멸 등을 일으킨다. 인슐린 저항성은 더욱 악화될 수밖에 없다.

지방간의 시초가 인슐린 저항성일 때도 있다. 지방간이 인슐린 저항성을 초래하는 것처럼 인슐린 저항성도 지방간을 초래할 수 있는 것이다. 이 밖에 식사와 장내미생물 불균형도 지방간을 일으키는 원인이 된다.

인슐린 저항성과 지방간: 인슐린 저항성이 있으면 혈액 내 인슐린 농도와 유리지방산 농도가 올라가 있다. 그러면 유리지방산이 간으로 쉽게 들어와 지방으로 축적된다. 간에서 VLDL을 더 많이 만들어내면서 혈액 내 중성지방과 나쁜 콜레스테롤인 LDL콜레스테롤 수치가 올라가는 악순환으로 이어진다.

음식과 지방간: 지방간은 칼로리 과잉섭취의 결과가 아니다. 과식하고 체중이 늘어서 지방간이 생긴 것이 아니라는 얘기다. '과당'은 지방간의 가장 강력한 위험인자다. 과당 섭취량이 많으면 칼로리 계산과 무관하게 지방간이 생긴다. 또한 정제탄수화물의 '상대적인' 과잉섭취, 즉 신체 활동량 대비 탄수화물 섭취량이 많아도 지방간의 원인이 된다. 지방간이 발생했을 때 포화지방 섭취량이 많으면 역시 지

방간이 악화된다.

과당과 포화지방은 간내 지방축적을 유발하고 지방간염으로 진행하게 만드는 가장 강력한 요인이다. 반면 불포화지방산, 콜린, 항산화영양소, 고단백식은 지방간을 예방하는 효과가 있다.

장내미생물과 지방간: 장내미생물의 불균형 역시 지방간, 비만, 당뇨병 발병 위험을 높인다. 특히 프로테오박테리아와 대장균 같은 그람음성균gram negative bacteria은 내독소(세균의 세포 내부에 있는 독소로 균이 죽으면 몸 밖으로 분비)를 생성하는데, 이것이 체내에서 염증을 유발해 인슐린 저항성을 악화시킴으로써 지방간 진행을 촉진시킨다.

과당의 과잉섭취가 가장 큰 문제다!

비알코올성 지방간질환은 처음 미국에서 보고된 후 반세기도 되지 않는 짧은 시간 동안 급격히 전 세계로 퍼져나갔다. 현재 비알코올성 지방간질환은 전체 성인 인구의 25~30퍼센트라고 하는데, 무증상 지방간까지 포함하면 훨씬 더 많을 것으로 추정된다.

앞에서 이 질환을 일으키는 여러 원인을 말했지만 주범은 뭐니 뭐니 해도 '과당'이다. 과당은 과일과 꿀에 들어 있는 당이다. 이당류인 설탕에는 포도당과 과당이 50 대 50으로 존재하지만 정제가공식품에 들어 있는 액상과당에는 55~65퍼센트가 과당이다. 액상과당은 설탕보다 단맛을 훨씬 강하게 내면서 원가가 저렴해 식품가공업계에서 엄청나게 사용량을 늘려왔다. 불과 100년도 채 안 된 사이 미국에서는 과당 섭취량이 하루 15g(총 에너지섭취량의 4퍼센트)에서 무려 75g(총 에너지섭취량의 12퍼센트)으로 증가했다.[36]

과거에는 과일과 꿀을 통해 얻을 수 있었던 귀한(?) 과당이 지금은 설탕과 액상과당의 형태로 지천에 널려 있다. 단당류(포도당, 과당, 액상과당)와 이당류(설탕)는 통칭해서 '단순당' 혹은 '당류'라 부르는데, 우리 몸에서 빠르게 흡수되어 혈당을 높인다.

사실 단순당을 먹으면 간에 지방이 쌓인다는 것을 우리는 오래 전부터 잘 알고 있다. 프랑스의 대표적인 음식인 푸아그라가 그 예다. 푸아foie(간)와 그라gras(기름진, 지방의)의 합성어인 푸아그라는 말 그대로 거위의 '지방간'을 뜻한다. 거위에게 과당이 듬뿍 들어 있는 먹이를 강제로 먹여 만들어내는 식재료인 것이다. 과당이 혈액 내 중성지방 수치를 높이고 지방간을 만드는 능력은 포도당보다 2~3배 더 강하다.[37]

과당의 과잉섭취가 비알코올성 지방간질환에 미치는 영향은 동물실험에서도 증명된 바 있다. 실험동물에게 고과당 식이를 주면 곧바로 렙틴 저항성이 생기고 인슐린 저항성과 지방간으로 이어졌다. 칼로리를 제한하는 식사를 해도 식단의 당류 함량이 40퍼센트 이상으로 높으면 지방간이 생겼다. 고과당 식이(과당 34퍼센트)를 먹은 쥐는 체중증가 없이도 이상지질혈증, 인슐린 저항성, 지방간 및 간내 염증이 생겼다.

예전에는 식당에서 음료로 물을 마셨다면 요즘은 탄산음료나 주스 등을 곁들인다. 그런데 습관적으로 마시는 달달한 음료 한 잔도 쌓이면 위험해진다. 단 음료 속 과당이 문제가 된다.

뚱뚱하지 않은 건강한 성인 남성 94명을 무작위로 네 그룹으로 나누어 각각 과당, 설탕, 포도당이 들어 있는 청량음료와 당을 넣지 않은 음료를 하루 80g씩 7주간 섭취하게 하고, 그 전후로 간내 지방산 합성의 변화를 관찰했다. 그 결과, 과당음료와 설탕음료를 섭취한 그룹은 당이 없는 음료를 섭취한 그룹에 비해 간내 지방산 합성이 2배 증가했다. 포도당음료를 섭취한 그룹에서는 차이가 없었는데 과당음료와 설탕음료를 섭취한 그룹은 확실히 다른 결과를 보인 것이다.[38]

과당이 우리 몸에 미치는 영향은 간내 지방합성의 증가로 끝나지 않는다. 과체중인 성인을 두 그룹으로 나누어 과당이 들어간 청량음료와 포도당이 들어간 청량음료를 10주간 섭취하게 한 뒤, 두 그룹 간 체중과 내장지방, 간내 지방산 합성, 이상지질혈증, 인슐린 저항성의 변화를 살펴봤다. 결과적으로 두 그룹 간 체중은 비슷하게 증가했지만 포도당음료보다 과당음료를 마신 그룹에서 내장지방의 축적(포도당음료 vs 과당음료: +3.2퍼센트 vs +14.0퍼센트)이 크게 두드러졌다. 간내 지방산 합성 증가와 이상지질혈증, 인슐린 저항성은 과당음료를 마신 그룹에서만 관찰되었다.[39]

과당과 포도당은 같은 당분인데 이 같은 차이를 보이는 이유는 무엇일까? 그것은 포도당과 달리 과당이 간으로 들어와 대사될 때 ATP를 사용하면서 '요산'을 생성하기 때문이다. 요산은 세포 내 산화스트레스를 유발하고 염증반응을 촉진하는 물질이다. 과당이 중성지방 합성을 증가시킴과 동시에 요산 생성도 증가시켜 미토콘드리아의 산화스트레스를 유발하는 등 일련의 알고리즘이 작동하면서 우리 몸에 이상 변화를 불러오는 것이다.[40]

실제로 간 조직검사를 통해 비알코올성 지방간질환으로 확인된 사람들을 성별, 연령, 체질량지수로 맞춘 대조군과 비교해보니 지방간질환이 있는 사람들의 과당 섭취가 2~3배 더 많았다.[41] 뿐만 아니라 소아청소년이나 성인 모두에게 과당과 간섬유증hepatic fibrosis 중증도는 용량 의존적인 관계를 보였다.

또 다른 연구에서는 당뇨병이 없는 건강한 성인을 네 그룹으로 나누어 각각 콜라, 동일한 칼로리의 저지방우유, 다이어트콜라(아스파탐 함유), 미네랄워터를 매일 1리터씩 6개월간 섭취하게 했다. 결과는 어떻게 나왔을까? 콜라와 우유를 섭취한 그룹이 다이어트콜라와 미네랄워터를 섭취한 그룹에 비해 체중이 조금 늘어난 경향을 보였지만 통계적으로 유의한 관계는 없었다. 하지만 예상대로 콜라를 섭취한 그룹이 다른 세 그룹에 비해 간내 지방은 132~143퍼센트, 근육내 지방은 117~221퍼센트, 내장지방은 31퍼센트, 중성지방은 32퍼센트 증가했다.[42] 한편, 18세 이하 비만한 소아청소년들에게 9일간 과당 섭취를 하루 4퍼센트 정도 제한한 식사를 제공했더니 간내 지방과 내장지방이 감소했고 인슐린 저항성도 개선되었다.[43]

과당의 과잉섭취가 비만과 지방간의 원인일 수 있다는 사실은 통계에서도 확인된다. 미국 국민건강영양조사NHANES 자료를 보면 첨가

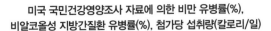

**미국 국민건강영양조사 자료에 의한 비만 유병률(%),
비알코올성 지방간질환 유병률(%), 첨가당 섭취량(칼로리/일)**

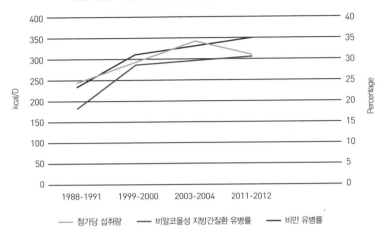

미국 국민건강영양조사(NHANES) 자료에 따르면 첨가당을 통한 과당 섭취의 증가는 비만과 지방
간 유병률 증가와 뚜렷한 상관관계를 보인다. [44]

당을 통한 과당 섭취의 증가는 비만과 지방간 유병률 증가와 뚜렷한
상관관계를 보인다. [44]

　여담이지만, 진료실에서 만나는 환자 가운데는 아예 과일로 한 끼
식사를 대신한다는 사람도 있다. '과일은 건강식'이라는 생각 때문이
다. 물론 과일은 식이섬유가 많고 비타민, 미네랄이 풍부하기 때문에
그런 측면에서는 건강식이 맞다. 하지만 당도가 높다. 혈당을 빠르게
높인다. 무엇보다 과당의 공급원이다. 먹더라도 한두 조각만 먹고,
먹은 후 나가서 걷기라도 하면 괜찮은데 운동도 하지 않는다. 그러면
결국 지방간을 피할 수 없다.

내 몸 혁명

마른 사람도
지방간이 생긴다

흔히 지방간은 체중과 비례할 것이라고 생각하는데 꼭 그렇지는 않다. 물론 비만한 사람에게 지방간이 많은 것은 맞다. 하지만 정상체중인 사람에게도 지방간이 관찰된다. 이런 경우를 '마른 지방간질환 lean NAFLD'이라 한다. 마른 지방간질환은 비알코올성 지방간질환의 10~25퍼센트를 차지하며 최근 들어 급증하고 있다.

정상체중인 사람에게 지방간질환이 생기는 이유는 '피하지방조직의 확장성'에 있다. 앞서 설명했듯 피하지방조직의 확장성은 개개인마다 다르다. 유전적으로 또는 후천적으로 어떤 이상에 의해 지방조직이 더 이상 확대되지 않으면 지방이 엉뚱한 곳으로 흘러 들어간다. 그 대표적인 곳이 간이다.

간에 지방이 쌓여 인슐린 저항성이 생기면 피하지방이 늘어나는데 피하지방조직의 확장성이 낮은 사람들은 이때 피하지방 기능부전이 빠르게 나타날 수 있다. 피하지방에 인슐린 저항성이 생겨서 유리지방산을 혈액으로 방출하기 시작하면, 그 결과 간과 골격근의 인슐린 저항성이 악화되고 전신 인슐린 저항성으로 이어진다.

그동안의 역학연구 결과를 보면 백인에 비해 아시아인에게서 정상체중군에 속하면서도 지방간 등 대사이상을 보이는 경우가 많았는데, 피하지방조직의 확장성이 아시아인에게 더 낮다고 가정하면 이에 대한 설명이 가능해진다.

역학연구 결과를 보면 미국과 유럽 인구에서도 정상체중군에서 비알코올성 지방간질환 환자의 유병률이 약 10~25퍼센트를 차지한다. 우리나라, 중국, 인도를 비롯한 아시아인들의 유병률은 이보다 더 높다. 비알코올성 지방간질환은 원인을 잘 모르는 간기능 이상의 중요한 원인 중 하나일 것으로 추정된다.

지방간이 있으면 체중이 같아도 지방간이 없는 사람에 비해 대사증후군, 고혈압, 당뇨병, 심혈관질환 발병 위험이 높고, 지방간이 없는 과체중인 사람에 비해서도 특히 공복혈당과 콜레스테롤 수치가 높다.[45] 이는 단순히 체중이 늘어나는 비만보다 지방간이 있는지 없는지가 대사증후군과의 연관성에 훨씬 더 큰 작용을 한다는 의미다.

마른 지방간질환이 생기는 사람들의 특징

살찌지 않은 사람에게 지방간질환이 생기는 또 다른 이유는 평상시 식습관을 포함한 '생활습관'에 있다. 사실 이 부분에 관해서는 잘 짜인 연구결과가 부족하다. 하지만 지방간과 연관성이 높은 인슐린 저항성의 중요한 요인으로 생활습관이 자리 잡고 있기 때문에 이를 통해 대략 추론해볼 수 있다.

우선 마른 지방간질환을 가진 사람들의 특징은 상대적으로 배가 나와 있고 근육이 부족하다. 체중에 비해 상대적으로 내장지방이 많거나 저근육형이라면 인슐린 저항성이 먼저 생기면서 지방간으로 이어질 수 있다. 또 단백질 섭취가 부족하고 신체 활동량 대비 탄수화물 섭취가 과다하면 마른 지방간질환이 유발될 가능성이 높기 때문에 주의할 필요가 있다.

오래 앉아 있는 '의자중독'도 근육의 인슐린 저항성을 유발하는 중요한 요인으로 알려져 있다. 하루 7시간 이상 앉아 있는 직장인들은 평소 운동을 하고 있음에도 지방간과 연관성이 높았다.[46]

같은 체중을 가졌더라도 지방간이 있는 사람은 그렇지 않은 사람보다 인슐린과 중성지방 수치가 더 높아 인슐린 저항성이 있음을 알

마른 지방간질환 vs 뚱뚱한 지방간질환

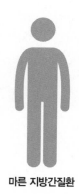

마른 지방간질환

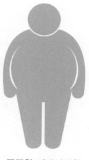

뚱뚱한 지방간질환

● **기본 자료**
↑ 남성
↑ 나이

● **임상 소견**
↓ 당뇨병, 고혈압, 중성지방 과다, 복부비만, 대사증후군 유병률

● **조직검사 소견**
↓ 간세포 내 지방 과잉축적
↓ 간의 섬유성 변화
↑ 간의 소엽 염증

● **예후**
↑ 진행된 간섬유화
↑ 모든 원인 및 심혈관질환으로 인한 사망률

마른 지방간 환자군과 뚱뚱한 지방간 환자군을 비교해보면 마른 지방간 환자군은 남성이 더 많았고 나이가 많을수록 더 많았다. 당뇨병, 고혈압, 중성지방 과다, 복부비만, 간기능 이상 등은 뚱뚱한 지방간 환자군에 비해 적은 편이었지만, 진행된 간섬유화와 심혈관질환 사망률은 마른 지방간 환자군이 더 높았다.[47]

수 있다. 또한 마른 지방간 환자들은 비만한 사람들과 마찬가지로 혈액 내 유리지방산 농도가 높다. 혈액 내 유리지방산이 간으로 들어가 중성지방으로 합성되는데, 간에서 에너지원으로 사용하거나 바깥으로 배출하는 속도보다 만들어내는 속도가 더 빠르면 간내 지방으로 축적되는 까닭이다.

마른 지방간 환자군과 뚱뚱한 지방간 환자군을 비교해보면 마른 지방간 환자군은 남성이 더 많았고, 나이가 많을수록 더 많았다. 당뇨병, 고혈압, 중성지방 과다, 복부비만, 간기능 이상 등은 마른 지방간 환자군이 뚱뚱한 지방간 환자군에 비해 적은 편이었지만, 간의 섬유성 변화와 심혈관질환 사망률은 마른 지방간 환자군이 더 높았다.[47]

간혹 건강검진 결과를 상담하다 보면 "저는 살도 안 쪘는데 왜 콜레스테롤 수치가 높나요?" 하고 묻는 사람을 보는데, 사실은 마른 지방간질환을 갖고 있을 가능성이 크다. 그리고 최근 들어 이런 사람들이 점점 많아지고 있다. 체중이 정상이라고 해서 내 몸의 건강까지 반드시 정상인 것은 아니다.

지방간에 대한 새로운 논의, '대사이상 관련 지방간질환'

비알코올성 지방간질환은 일정량 이상의 음주 및 다른 원인을 배제해야 진단을 내릴 수 있다. 그런데 간 건강에 대한 적정 음주량 기준이 들쑥날쑥하다 보니 치료와 연구를 위한 정확한 진단을 내리기가 쉽지 않았다. 그래서 '비알코올성'이라는 표현 대신 '대사이상 관련'으로 명칭을 바꾸는 데 전문가들의 합의가 이루어졌다.

이때 말하는 대사이상 관련 지방간질환metabolic dysfunction-associated fatty liver disease, MAFLD은 조직검사, 간 스캔, 혈액 바이오마커 검사 등에서 간내 지방침착의 소견이 보이면서 1) 과체중 혹은 비만, 2) 2형 당뇨병, 3) 대사조절장애 3개 중 1개 이상이 동반되었을 경우로 정의했다.[48] 여기서 대사조절장애는 아래의 대사이상 관련 위험요인 항목에서 적어도 2개 이상일 경우로 했다.

물론 이 기준은 일부 의학자들의 제안이라 앞으로 보완되어야 할 부분이 많다. 하지만 순환기내과에서 대사증후군의 진단기준을 제시한 것처럼 소화기내과에서 대사이상 관련 지방간질환의 진단기준을 따로 제시했는데, 이 역시 인슐린 저항성의 임상진단기준과 크게 다르지 않다. 앞으로 비만의 진단기준을 '정상체중'과 '대사이상체중'으로 나눠야 한다는 내 주장에 힘을 실어주는 진단기준이 아닌가 싶다.

- 허리둘레: 남성 ≥90cm, 여성 ≥80cm
- 혈압: ≥130/85mmHg, 혹은 혈압약 복용 중
- 중성지방: ≥150mg/dL
- HDL콜레스테롤: 남성 <40mg/dL, 여성 <50mg/dL
- 전당뇨: 공복혈당 100~125mg/dL, 혹은 당화혈색소(HbA1c) 5.7~6.4%
- 인슐린 저항성(HOMA) 스코어: ≥2.5
- 만성염증(hs−CRP): >2mg/L

술은 어떻게
간을 망가뜨리나

요즘 가장 문제시되는 대사질환이라 비알코올성 지방간질환 이야기가 조금 길어졌는데, 흔히 알듯 '술'도 지방간질환을 유발한다. 술을 즐기는 중년 남성들은 알코올로 인한 지방간쯤은 워낙 흔해서 대수롭지 않게 생각하기도 하지만, 알고 보면 결코 우습게 생각할 일이 아니다.

알코올은 1g당 7칼로리의 에너지를 내는 고열량 식품이다. 체내에 들어오면 간에서 대사를 통해 지방산 합성으로 이어진다. 뿐만 아니라 간의 지방 연소를 방해하여 지방이 더 쉽게 쌓이게 한다. 술을 계속 마시면 알코올성 지방간이 잘 생기는 이유다. 게다가 식욕을 자극해 과식을 유발하므로 체중증가의 원인이 된다. 알코올을 음식과 함께 섭취하면 술 없이 먹을 때보다 음식 섭취량이 더 늘어난다는 걸 우리는 경험을 통해 알고 있다.

장기간 음주가 지속되면 체중이나 체질량지수의 변화는 거의 없거나 살짝 증가한다고 하더라도 허리둘레가 늘어난다. 지방이 '복부' 쪽으로 재배치된다는 의미다. 복부비만, 특히 내장지방 비만은 인슐린 저항성을 일으키고 당뇨병과 심혈관질환의 발병 위험을 높인다.

일반적으로 지방조직은 여분의 에너지를 지방으로 합성해 비축하고 공복 상태가 길어지거나 염증이 생기면 지방을 분해해 유리지방산을 혈액으로 내보낸다. 그런데 지속적으로 음주를 하면 피하지방에서 지방분해가 가속화되어 혈액 내 유리지방산 농도가 증가한다. 이는 알코올이 인슐린의 지방분해 억제 작용을 방해하기 때문으로 보인다. 따라서 만성 음주자의 경우 피하지방조직이 감소하는 것은 간내 지방축적의 증가와 연관성이 있다.

정리해서 말하면, 만성적인 음주는 인슐린 작동 능력을 떨어뜨리고 당 조절 이상을 가져온다. 간세포 및 지방조직에서는 염증반응을 일으키는 물질이 분비되어 알코올성 지방간염으로 이어진다.

술을 즐기는 사람이 비만해지면 간경화로 빨리 진행된다. 영국 글라스고대학교 연구팀이 술과 비만이 간질환에 미치는 영향을 분석해보니 체중증가의 영향이 과도한 음주보다는 적었다. 하지만 체중증가에 과도한 음주까지 더해진 그룹은 정상체중에 술을 안 마시는 그룹에 비해 간질환으로 인한 사망 위험이 10배나 증가했다. 여기서 말하는 과도한 음주란 1주일에 15단위(1단위=에탄올 8g) 이상으로 정의했는데, 1주일에 2~3회 이상 음주를 즐기는 사람이라면 다 여기에 해당한다.[49]

비만과 인슐린 저항성, 대사증후군이 있는 사람이 술을 즐기면 정상체중을 가진 사람에 비해 알코올성 간질환이 더욱 빠르게 간경화로 이어진다.

알코올은 인슐린 저항성을 악화시킨다

음주로 인해 발병하는 다양한 형태의 간질환을 '알코올성 간질환 alcoholic liver disease'이라고 한다. 가장 경미한 형태가 알코올성 지방간 인데, 하루 60g 이상 알코올을 꾸준히 섭취하면 약 90퍼센트에서 알 코올성 지방간이 생긴다. 이후 병증이 진행되면 알코올성 지방간염, 알코올성 간경화를 거쳐 간암으로 이어질 수 있다.

알코올 섭취와 대사증후군 연관성을 관찰한 메타연구에 의하면 하루 알코올 섭취량이 남성 40g, 여성 20g 미만이면 대사증후군 발 병 위험이 감소하지만 그 이상에서는 대사증후군 발병 위험이 크게 증가한다.[50] 약간의 음주라도 대사질환을 일으킬 가능성이 있는 것 이다.

알코올성 간질환과 인슐린 저항성에 대한 연구는 많지 않지만, 알 코올성 간질환 환자의 대사적 특성을 살펴보면 연관성을 찾아낼 수 있다. 일반적으로 알코올성 간경화 환자들은 공복 인슐린 수치가 높 고, 당부하검사 수치가 정상보다 높다. 인슐린을 생산하는 췌장 베타 세포의 기능 역시 떨어져 있다. 지속적으로 음주를 하면 인슐린수용 체가 감소하고 그 기능이 떨어진다고 할 수 있다.

알코올은 인슐린 감수성을 좋게 하는 렙틴과 아디포넥틴 분비를 억제한다. 반면, 염증을 유발하는 사이토카인(TNF-알파) 분비를 자극 한다. 알코올성 간질환 환자는 혈액 속 내독소(리포다당류, LPS) 수치 가 증가해 있다. '장누수'로 인해 견고하지 않은 장세포 사이로 내독소가 흘러 들어온 것이다. 내독소는 대장균 같은 그람음성균 세포벽의 주성분으로 체내에서 염증을 유발해 인슐린 저항성을 악화시킨다. 지속적으로 알코올을 섭취하면 장내미생물 분포에도 교란을 일으켜 당과 지방의 신진대사 이상을 초래한다.

한 가지 주목할 만한 사실은, 비알코올성 지방간질환은 '일정량 이상의 알코올 섭취'가 배제되어야 진단된다고 했는데 실제 병원에서는 '과도한 음주'와 '탄수화물 과잉섭취'가 모두 동반된 지방간 혹은 대사증후군 환자들이 많다는 점이다. 과도한 음주자들 중에서 10~35퍼센트만이 알코올성 지방간염으로 진행되고, 이 중에서도 8~20퍼센트만이 알코올성 간경화로 이어진다. 다시 말해, 단지 술을 많이 마시는 것만으로 지방간염이나 간경화로 쉽게 가지는 않는다는 것이다.

알코올성 간질환 클리닉의 입원 환자들을 대상으로 한 연구결과를 보면, 적어도 10년 이상 '과체중'이었던 환자들이 정상체중인 환자들에 비해 간 조직검사 결과에서 간경화로 확진을 받은 비율이 각각 60퍼센트와 35퍼센트로 훨씬 높게 나타났다. 알코올성 간질환이 있을 때 과체중이면 간경화로 진행될 가능성이 훨씬 높은 것이다.[51]

치료의 열쇠는 알코올과 과당 섭취 제한에 있다

알코올과 과당은 공통점이 많다(표1, 2 참조). 우선, 포도당과 달리

표1. 청량음료와 맥주의 공통점[52]

	사이다 1캔(355cc)	맥주 1캔(355cc)
칼로리	150	150
탄수화물 %	설탕 10.5%	알코올 3.6%, 기타 당류 5.3%
칼로리 from 과당	75(4.1kcal/g)	
알코올		90(7kcal/g)
기타 당류	75(포도당)	60(말토오스)
간으로 들어오는 칼로리	90	92

표2. 과당과 알코올에 장기간 노출되면 발생하는 문제들[52]

알코올	과당
혈액 질환	
전해질 불균형	
고혈압	고혈압
심장확장증	
심근병증	심근경색(이상지질혈증, 인슐린 저항성)
이상지질혈증	이상지질혈증(DNL, 지방산 합성)
췌장염	췌장염(혈중 중성지방 과다)
비만	비만(인슐린 저항성)
알코올성 지방간질환	비알코올성 지방간질환
태아 알코올증후군	
중독	중독 혹은 습관화

과당은 간으로 들어와 간에서 대사가 이루어진다. 포도당이 체내 연료로 쓰일 탄수화물이라면 과당은 저장용 탄수화물이어서 간에서 지방산 연소를 억제하고 지방산을 중성지방으로 축적시킨다. 대사 과정에서 요산 수치를 높이는 것도 동일하다.

술을 마시면 간에서 알코올을 아세트알데하이드로 전환시키는데, 이것이 산화스트레스ROS를 발생시켜서 간내 단백질에 손상을 입힌다(이때 글루타치온과 비타민C가 손상을 줄여준다). 아세트알데하이드는 초산을 거쳐 아세틸코에이acetyl-CoA로 대사되어 지방산 합성으로 이어진다. 이 과정은 알코올 섭취량이 많거나 맥주처럼 알코올과 포도당이 함께 들어올 때 더 강화된다.

또 아세트알데하이드는 지방산 합성 과정에 관여하는 효소SREBP-1c를 자극하고 미토콘드리아에서 지방산의 연소를 억제한다. 알코올 자체도 지방산 연소를 억제한다. 따라서 간에서 지방산 합성은 증가하고 지방산 연소는 억제되니 간내 지방이 축적되는 결과로 이어진다. 축적된 간내 지방은 VLDL에 태워 혈액으로 내보내게 되는데, 알코올이 VLDL 생성을 증가시켜 혈액 내 중성지방이 빠르게 증가한다.

과당과 알코올의 협공은 곧바로 '대사이상'으로 이어진다. 인슐린 저항성, 대사증후군, 지방간, 당뇨병, 고혈압, 이상지질혈증, 심혈관질환, 뇌혈관질환, 다낭성난소증후군, 치매와 각종 암이 대표적인 질환들이다. 이제까지 우리는 비만이 이런 질병들의 주범이라 믿었다. 하지만 그렇지 않다. 비만한 사람들의 20퍼센트는 대사이상이 없다. 반면, 정상체중을 가진 사람들의 40퍼센트에서 대사이상 소견이 있

대사이상 관련 지방간질환의 지표, 감마 GT

간기능검사 중 하나인 '감마 GT(감마글루타밀전이효소)Gamma-glutamyltransferase, GGT'는 대사이상 관련 지방간질환을 진단하는 데 도움이 될 수 있다. 감마 GT는 글루타치온 대사에 관여하는 효소인데, 간에 지방이 쌓이면 산화스트레스가 발생해 글루타치온이 과도하게 소진되고 이에 대한 보상으로 감마 GT 생성이 증가한다. 또한 지방간에 의한 간의 만성염증 상태도 감마 GT 증가에 한몫한다. 한 메타분석 연구에 따르면 감마 GT는 알코올 섭취와 무관하게 대사증후군 발생 위험과 연관성이 높았다.[53]

그렇다면 감마 GT 수치는 대사이상 관련 지방간질환을 알아채는 데 얼마나 효과가 있을까? 우리나라에서 대사증후군이 없는 40세 이상의 건강한 성인 6,676명을 12년간 추적 관찰해보니 감마 GT 수치가 높았던 사람들이 수치가 낮은 사람들에 비해 대사증후군 발병이 2~3배 많았다. 이 연구에서 대상자들을 4분위수*로 나눴을 때 남자는 가장 높은 그룹이 48IU/L 이상이었고, 여자는 17IU/L 이상이었다.[54] 그런데 감마 GT는 일반적으로 정상범위가 넓다. 검사실마다 차이는 있지만 일반적으로 남성은 65IU/L 미만, 여성은 40IU/L 미만이다. 따라서 대사이상체중이 의심되는 경우에는 감마 GT 수치가 정상범위 안에 있다고 해도 보다 적극적으로 해석해서 수치를 더욱 낮추는 게 좋다.

대사이상 관련 지방간질환은 조기진단이 어렵고, 이 질환은 온갖 질병의 근원이기 때문에 이 수치를 통해 더 적극적으로 건강관리를 하는 게 바람직하다. 감마 GT는 간내 지방축적을 반영하여 인슐린 저항성과 연관성이 있기 때문에 간기능검사에서 다른 이상이 없더라도 감마 GT가 높으면 간내 지방축적이 진행 중일 가능성이 높다[55]는 사실을 염두에 두어야 한다.

◆ 참고로 이 연구에서 각 분위의 감마 GT 수치는 남성의 경우 1분위 17IU/L 이하, 2분위 18~27IU/L, 3분위 28~47IU/L, 4분위 48IU/L 이상이었고, 여성의 경우 1분위 9IU/L 이하, 2분위 10~12IU/L, 3분위 13~16IU/L, 4분위 17IU/L 이상이었다.

다.[56] 앞서 언급한 대로 체중이 중요한 게 아니다. 건강체중이 대사이상체중으로 바뀌면 이런 질병들이 잘 생긴다.

마지막으로 한 가지를 짚고 넘어가자. 알코올은 성인이 되어 시작하지만 과당은 소아청소년기부터 접하게 된다. 알코올은 주로 밤에만 마시지만, 과당 섭취는 아침부터 저녁까지 이어질 수 있다. 알코올과 달리 과당은 아주 어릴 때부터 일상에 깊이 스며들어 있다. 지방간 치료의 해법을 단순히 과체중과 비만으로만 접근할 것이 아니라, 이제는 타깃을 구체적으로 바꿔야 한다.

진화론적 관점에서 바라본 과당, 그리고 요산

과당은 대사과정에서 '요산$^{uric\ acid}$'을 생성하는 유일한 탄수화물이다. 요산은 일종의 유기화합물인데, 통풍의 원인이 된다는 정도로는 한 번쯤 들어보았을 것이다.

과일이나 청량음료 등 과당이 풍부한 음식을 섭취하면 혈중 요산이 곧바로 증가한다. 요산은 콩팥(신장)의 세뇨관세포, 혈관의 평활근세포, 지방세포로 들어가 활성산소를 만드는 산화스트레스를 유발한다. 또 지방세포에서 에너지대사에 도움을 주는 아디포넥틴 분비를 감소시켜 염증반응을 촉진한다. 이를 통해 지방간, 인슐린 저항성, 대사증후군, 당뇨병, 고혈압, 비만, 신장질환, 심혈관질환을 유발하는 중요한 원인으로 작용한다. 요산 수치가 높으면 인슐린 저항성을 유발하고, 인슐린 저항성이 있으면 요산 수치가 증가하는 악순환이 계속된다.

사람은 다른 포유류에 비해 퓨린 대사산물인 요산의 수치가 높다. 진화하는 과정에서 요산을 분해하는 유리카제uricase 효소가 없어짐으로써 생존에 유리하게 지방을 잘 축적하는 몸이 되었기 때문이다. 따라서 퓨린이 함유된 육류나 해산물을 섭취하면 다른 포유류에 비해 요산 수치가 더 많이 올라간다. 단백질 음식뿐 아니라 과당, 알코올, 고염분 식사도 요산 수치를 높이는데 이 중에서도 특히 '과당'이 두드러진다.

체내에 요산이 증가하면 간내 지방축적이 늘어난다

과당은 간으로 들어오자마자 세포 내에서 ATP 농도를 떨어뜨리면서 바로 요산을 만들어낸다. 이렇게 만들어진 세포 내 요산은 미토콘드리아에 산화스트레스를 일으키는데 이것이 알도오스환원효소aldose reductase를 자극해 포도당을 과당으로 만들고, 과당 대사를 상향조절해 요산 생성을 더 늘린다. 세포 내 요산이 증가하면 간내에서 '중성지방 축적'이 촉진된다.

인류의 먼 조상이 생존하기 위해서는 식량과 물이 충분해야 했다. 인류의 조상뿐 아니라 겨울잠을 자는 곰이나 수만 킬로미터를 날아가야 하는 철새들도 각자 생존할 수 있는 메커니즘이 존재했는데, 그게 바로 과일과 꿀에 풍부하게 들어 있던 과당의 대사다. 물론 과당은 우리 몸에서도 만들어진다. 생존을 위해 절실한 상황이 되면 바소프레신 같은 호르몬이나 요산에 의해 과당 생성이 촉진된다.

과당은 세포 내에서 일종의 '알람' 시그널로 작동해서 우리 몸을 위기상황에 대처하는 모드로 바꾼다. 간으로 들어온 과당은 대사과정에서 ATP를 소모한다. 포도당 대사에서는 ATP가 다시 생성되지만 과당 대사에서는 ATP가 빠르게 AMP^adenosine monophosphate에서 요

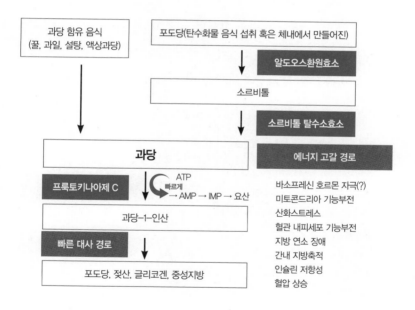

우리 몸에서도 포도당을 과당으로 만들 수 있다. 바로 '폴리올 경로'를 통해서다. 알도오스환원효소가 포도당을 소르비톨로 바꾸고 소르비톨 탈수소효소가 소르비톨을 과당으로 만든다.

산으로 대사가 되면서 소진되어버린다. 세포 내에 ATP가 부족해지면 효소 작용이 더욱 활성화되어 요산 생성이 증가한다. 요산이 증가하는 이러한 대사 작용은 세포 내에서 에너지가 부족하다는 신호로 반응해 간의 지방산 연소를 억제하고 거꾸로 지방산을 만들어 중성지방으로 저장하는 반응으로 이어진다.

앞서 말했듯 과당은 과일과 꿀을 먹어서만 얻는 것은 아니다. 우리 몸에서도 포도당을 과당으로 만들 수 있다. 바로 폴리올 경로polyol pathway를 통해서다. 알도오스환원효소가 포도당을 '소르비톨'로 바꾸고, 소르비톨 탈수소효소sorbitol dehydrogenase가 소르비톨을 '과당'으로 만든다. 알도오스환원효소는 고혈당 상태(당뇨병 환자), 고염식(삼투압 몰농도가 올라가는 상황), 열, 조직의 저산소 상태, 산화스트레스 등에 의해 반응이 촉진된다. 과당과 요산도 이 효소의 반응을 유도한다.

체내 과당을 증가시키는 요인들

음식
- 천연식품: 잘 익은 과일, 꿀
- 가공식품: 설탕, 액상과당, 과일음료

폴리올 경로 자극
- 탄수화물의 과잉섭취, 고혈당(당뇨병), 고요산혈증
- 열 스트레스, 산화스트레스
- 삼투압몰농도 증가(탈수, 고염식)
- 저산소, 허혈(혈류 부족)

과당이 현대인의 건강을 위협하고 있다

과당 섭취는 지방을 축적시켜 체중을 늘린다. 또 렙틴 저항성을 일으켜 배고픔을 지속시키고 포만감을 둔감하게 만들어 음식 섭취량을 늘린다.[57] 과당으로 증가된 요산 역시 세포 내에서 산화스트레스를 유발해 체중증가에 기여한다.

과당은 포도당신생합성과 글리코겐 축적을 자극한다. 과당 섭취로 증가된 포도당은 간에서 글리코겐으로 합성된다. 미토콘드리아에서 에너지 생성을 억제하고 지방과 글리코겐을 쌓아두는 이러한 반응은, 앞으로 닥칠지 모르는 위기상황(겨울이 오거나 식량이 부족한 상태)에 대처하기 위한 반응이다. 겨울잠을 자는 곰이나 먼 거리를 이동하는 철새에게는 과당이 생존에 필요한 아주 귀한 영양소다.

지방과 글리코겐은 식량이 부족할 때 연료로 사용하는 에너지원일 뿐 아니라 '물의 저장소'이기도 하다. 지방 1g이 연소될 때 약 1.1g의 물이 생성되고, 글리코겐 1g은 약 3~4g의 수분을 머금고 있다. 고래나 낙타는 필요한 수분의 약 20~40퍼센트를 지방조직에서 꺼내 쓴다. 무더운 사막지대의 열 자극과 탈수, 삼투압몰농도가 높은 바다는 체내에서 과당을 만들어내는 폴리올 경로를 자극하고 이렇게 만들어진 과당이 지방을 축적해 에너지와 수분을 공급한다.

과당이 인슐린 저항성을 유발하는 이유 중에는 뇌에 안정적으로 포도당을 공급하기 위함도 있다. 인슐린 저항성이 생기면 혈중 포도당을 근육이 이용하지 못하므로 뇌가 안정적으로 포도당을 이용할 수 있다.

이렇듯 과당 대사는 식량과 물이 부족한 상황에 미리 대처하기 위해 일시적으로 미토콘드리아에 산화스트레스를 주어 에너지 생산에서 에너지 축적 모드로 우리 몸을 전환시킨다.

단순당인 과당이 보여주는 독특한 대사과정은 식량, 물, 산소가 부족한 환경에서도 살아남을 수 있게 변화된 '진화의 산물'이다. 일련의 대사과정을 통해 지방의 형태로 물과 에너지를 비축해둠으로써 생존에 유리한 몸을 만들어놓는다. 하지만 먹을 것이 넘쳐나는 현대인들에게 식량과 물이 부족한 상황은 이제 존재하지 않는다. 그럼에도 과당은 계속 몸속으로 들어와 지속적으로 산화스트레스를 유발한다. 비만, 고혈압, 당뇨병, 동맥경화를 일으키고, 노화와 암 발생에도 영향을 주고 있다.

1962년 제임스 닐James V. Neel은 과거 식량이 부족하던 시대에 생존을 위해 생긴 '절약유전자'가 현대인들에게 비만과 당뇨병을 유행병으로 만들었다고 언급했다.[58]

원시인류에게 과당은 생존을 위해 꼭 필요한 영양소였지만, 이제 과당은 만성질환을 일으키는 근원이 되었다. 정제가공식품을 통해 액상과당과 설탕이 쉴 새 없이 들어오고, 여기에 고염식과 술(빠르게 요산을 생성)이 과당 생성을 자극한다. 심지어 열 스트레스를 초래하는 지구온난화와 비만의 연관성도 보고된다.

인류의 생존을 위해 진화해온 반응들이 현재를 살고 있는 우리들에겐 오히려 생존에 불리한 환경을 만들고 있다.

5장

골격근이 제대로
작동을 못한다

근육에 인슐린 저항성이
생기는 이유

골격근은 뼈대에 붙은 근육을 말하며, 몸무게의 약 40퍼센트를 차지하는 인체의 가장 큰 조직이다. 흔히 신체활동, 즉 몸을 움직이거나 운동할 때 사용하는 기관으로 이해하기 쉽지만 이 밖에도 매우 다양한 역할을 한다. 체온을 유지해줄 뿐 아니라 '호르몬'도 분비한다. 사이토카인cytokine을 분비해 면역계에 관여하기도 한다.

무엇보다 골격근은 신진대사에 아주 중요한 역할을 한다. 포도당을 적극적으로 유입하고 비축해둘 뿐 아니라 단백질을 아미노산 형태로 어느 정도 저장해둔다. 체내 단백질의 50~75퍼센트가 골격근에 있다. 매일 단백질 섭취량을 계산하면서 먹지 않아도 근육량을 잘 유지하는 것은 이러한 단백질 저장 버퍼 기능 덕분이다.

골격근은 식사 후 상승한 포도당의 약 70~80퍼센트를 유입한다고 했다. 따라서 골격근에 인슐린 저항성이 생겨 식후 혈당이 제대로 관리되지 않으면 전신 인슐린 저항성으로 이어질 수 있다. 골격근은 당대사와 에너지대사에 큰 영향을 미치는 만큼 대사이상을 겪지 않으려면 근육을 잘 유지해야 한다.

우리 몸의 근육량은 당과 에너지대사에 아주 큰 영향을 준다. 근육량이 많을수록 인슐린 감수성이 좋아지고, 근육량과 근력이 감소할수록 인슐린 저항성이 더 심해진다.

사람은 대부분 40세 이후부터 골격근이 해마다 조금씩 감소한다. 나이가 들수록 근육량 감소와 함께 미토콘드리아 기능도 떨어진다. 미토콘드리아의 숫자가 감소하고 에너지 생성 효율이 떨어진다. 그러다 보니 산화스트레스(활성산소)가 증가하고 염증반응이 나타난다. 이것이 인슐린의 신호 경로에 손상을 일으키면서 '인슐린 저항성'을 유발한다.

근육에 인슐린 저항성이 생기면 지방산을 에너지원으로 잘 이용하지 못하니 근육세포 내에 지방이 쌓인다. 지방간이 인슐린 저항성을 일으키듯 근육 내 지방축적도 인슐린 저항성으로 이어진다.

나이가 들수록 혈당이 올라가고 당 조절이 잘 안 되는 것은 노화 탓일 수도 있지만, 근육량이 줄어드는 것도 크게 영향을 준다. 연구에 따르면 40세부터 매년 0.8퍼센트씩 근육량이 줄다가 60세부터는 매년 1퍼센트씩, 70세부터는 1.5퍼센트씩 가파르게 근육량이 감소한다고 한다.[59] 70세에 이르면 근육량은 물론, 근력도 젊은 사람들에 비해 20~40퍼센트 감소한다.

정리하면, 나이가 들수록 미토콘드리아의 기능이 떨어지는데 이 같은 기능 저하가 활성산소 증가 및 근육 내 지방축적을 가져온다. 이것은 산화스트레스와 염증반응을 일으켜 인슐린 저항성을 유발한다. 여기에 근육량이 줄어들면 진행 속도가 더 빨라진다.

최근 주목받는 골격근의 역할은 바로 내분비기관으로서의 기능이다. 앞에서 지방조직은 렙틴이나 아디포카인 호르몬을 분비하는 내분비기관이라 했는데 골격근도 마찬가지다. 지방조직, 간, 뇌, 뼈 같은 다른 조직이나 장기와 소통하기 위해 우리 몸 내부로 각종 생리활성물질을 분비한다. 이것을 '마이오카인myokine'이라 한다.

마이오카인은 운동할 때 근육에서 분비되는데 에너지소모량을 증가시킬 뿐 아니라 인슐린 저항성 개선, 지방산 연소 촉진, 염증 완화 등의 효과를 배가하는 역할도 한다. 마이오카인은 한 종류가 아니다. 현재까지 밝혀진 마이오카인만 해도 600종이 넘는다.[60] 대표적으로는 '이리신 호르몬'과 'FGF21' 등이 있다.

근육에서 분비되는 이리신irisin은 당 대사와 열 생산에 관여하면서 우리 몸의 신진대사를 조절한다. 백색지방세포를 '갈색지방세포'로 전환해 열 생산을 증가시키는데 운동 강도를 높일수록 분비량이 늘어난다. 갈색지방세포는 에너지를 소모하여 체온을 유지하기 때문에 체중증가를 막는 효과가 있다. 또 지방분해와 지방산 연소를 늘려 체지방량을 줄인다. 미토콘드리아 숫자를 늘리고 산소 소비를 늘리는 역할도 한다.

FGF21^{fibroblast growth factor 21}(섬유아세포성장인자21)은 지방조직에서 지방분해를 자극하고, 간에서는 지방산 연소를 촉진한다. 또 체중증가를 막는 갈색지방세포를 증가시키는 역할도 한다. FGF21은 비만과 지방간 개선에 주요한 일익을 담당하는 호르몬이다.

이외에도 인터루킨 6^{IL-6}은 근육의 지방산 연소를 증가시켜서 지방분해를 촉진하는 역할을 하고, 인터루킨 15^{IL-15}는 지방산 연소와 염증을 줄여주는 긍정적인 효과가 있다. 마이오넥틴은 지방조직과 간이 지방산을 에너지원으로 잘 쓸 수 있도록 지방산 유입을 돕고, 폴리스타틴은 근육 발달과 갈색지방의 생성을 억제하는 마이오스타틴의 작동을 억제하는 효과를 낸다. 이렇게 다양한 호르몬의 효과는 모두 '운동'을 해야만 나타난다.

운동은 근육을 활성화하여 몸에 이로운 다양한 물질을 배출하게 할 뿐 아니라 지방 대사도 원활하게 한다.

의자중독일수록
인슐린 저항성이 잘 생길 수 있다

나이가 들어 생기는 근육량 감소 외에 골격근의 인슐린 저항성을 유발하는 요인으로는 '체중증가'가 있다. 특히 내장지방이 늘면서 만성 염증과 혈액 내 유리지방산 농도가 증가하면 근육내지방이 쌓이면서 골격근에 인슐린 저항성이 발생한다.

운동 부족도 골격근의 인슐린 저항성을 부른다. 하루 종일 꼼짝하지 않고 앉아 있는 의자중독인 사람들은 단순히 소비에너지가 줄어 살이 찌는 게 아니다. 내분비기관인 골격근계에서 분비하는 유익한 호르몬들, 즉 앞서 설명한 마이오카인이나 이리신, FGF21 등이 부족해져 살이 찌게 된다.

바꿔 말하면 나이가 들어도 꾸준한 운동으로 미토콘드리아의 기능을 잘 유지하고 근육량이 줄어드는 것을 최소화하면 인슐린 저항성과 당뇨병으로 이어지지 않는다.

사실 하루 종일 앉아서 일하는 현대인에게 골격근의 인슐린 저항성은 크나큰 건강 위협으로 작동한다. 앉아 있는 시간이 길수록 인슐린 저항성이 잘 생기기 때문이다.

이는 대규모 연구결과로도 입증된 사실이다. 우리나라에서 당뇨병이 없는 건강한 성인 2,573명을 대상으로 앉아 있는 시간과 인슐린 저항성의 연관성을 살펴봤더니, 하루 10시간 이상 앉아 있는 사람들은 하루 5시간 미만 앉아 있는 사람들에 비해 인슐린 저항성 발생 비율이 더 높았고, 특히 직장인군에서 높았다. 직장이 없는 사람들에 비해 직장인들에게서 특히 높았다는 의미는 '이동성'이 떨어지기 때문인 것으로 보인다. 업무 때문에 하루 종일 앉아 있는 시간이 길수록 인슐린 저항성이 잘 생길 수 있다는 의미다.[61]

의식적으로 앉아 있는 시간을 줄여야 하고 틈나는 대로 걸어야 한다. 운동도 중요하지만 더 중요한 것은 운동하지 않는 나머지 시간의 활동량이다.

3부
변화의 열쇠

: 대사이상체중을 건강체중으로 돌려놓는 방법들

1장

단순히 체중계 눈금만 줄일 것인가 근본 원인을 해결할 것인가

대사이상에서 벗어나야 해결된다

지금까지 비만의 원인에 대해 살펴보았다. 잘못된 생활습관이 지속되면서 조금씩 내 몸이 망가지다 보니 대사유연성이 떨어지고, 인슐린 저항성과 지방간으로 인해 어느 순간부터 체중과 뱃살이 늘어난다. 다시 예전의 건강체중으로 돌아가려면 어떻게 해야 할까?

독감(인플루엔자)에 걸려 열이 39도까지 올라갔다면 당장 해열제를 복용해 열을 떨어뜨려야 하는 건 맞다. 하지만 근본적으로는 독감 치료제인 타미플루를 처방받아서 독감 바이러스를 무력화시켜야 열도 오르지 않고 폐렴 같은 합병증도 생기지 않는다.

비만에 대한 대처도 이와 다르지 않다. 비만의 원인은 과식과 운동 부족이 아니다. 뿌리는 '인슐린 저항성'이다. 인슐린 저항성이 렙틴 저항성, 지방간, 내장지방 증가로 이어지면서 체중과 허리둘레 증가, 근육량 감소, 혈압·혈당·콜레스테롤 상승 등의 증상(혹은 징후)이 나타나게 된다.

렙틴 저항성이 있으니 평소보다 더 많이 먹어야 비슷한 포만감을 느낀다. 만성부종 상태이니 늘 몸이 무겁고 운동하러 갈 엄두가 나지 않는다. 예전만큼 움직이지 못하다 보니 신체 활동량이 뚝 떨어진다. 서카디안 리듬이 제자리를 찾지 못하니 늦은 밤에도 음식이 당기고 수면의 질이 떨어진다. 잠을 제대로 못 자면 깨어 있는 시간에 달달한 음식이 당기고 잘 움직이지 않게 된다.

이처럼 과식과 운동 부족은 비만의 원인이 아니라 인슐린 저항성이라는 뿌리에서 파생된 다양한 징후 중 하나일 뿐이다.

질병	질병의 뿌리	나타나는 증상(징후)
독감	인플루엔자 바이러스	고열, 오한, 두통, 근육통
비만	인슐린 저항성, 지방간, 렙틴 저항성	체중증가, 복부비만, 과식, 만성피로, 혈압·혈당·콜레스테롤·중성지방 상승

그렇다면 비만치료제인 식욕억제제를 처방받아 의도적으로 식사량을 줄이고 1주일에 150분의 시간을 내서 유산소운동을 하는 것이 해법일까?

식욕억제제를 끊으면 체중은 기다렸다는 듯 다시 원래대로 돌아간다. 마치 독감 환자에게 타미플루를 처방하는 게 아니라 타이레놀로 체온만 36.5도로 떨어뜨리는 것과 다를 게 없다. 약효가 떨어지면 다시 열이 올라갈 텐데, 단지 체온을 36.5도로 계속 유지하기 위해 타이레놀만 규칙적으로 복용하는 것이 맞는 치료일까.

하지만 현재의 비만치료는 이 같은 식으로 이뤄지고 있다. 비만약물 시장이 본격적으로 열린 2001년부터 지금까지 다양한 약물들이 등장했지만 한결같이 적게 먹게 하는 '식욕억제'에 집중했을 뿐 궁극적으로 몸을 건강하게 만드는 치료는 등한시(?)했다. 지금도 비만클리닉을 찾아가면 식욕억제제를 처방한다.

한의원에서 처방하는 한약에도 식욕억제 성분이 들어 있다. 모두가 평소보다 음식 섭취량을 줄여야 한다고 강조하고 소비에너지를 늘리는 운동을 권한다. 왜 그럴까. 치료의 목표를 '건강한 몸'이 아닌 '체중계 눈금'으로 잡았기 때문이다.

살을 빼는 이유와 목표는 체중계 숫자가 아니라 인슐린 저항성을 개선해서 건강한 몸으로 되돌리는 것이라야 한다. 인슐린 저항성이 개선되면 체중과 뱃살은 자연스럽게 줄어든다. 동반된 징후였던 혈압, 혈당, 중성지방, 콜레스테롤 수치도 개선된다. '비만'이란 단어 대신 '대사이상체중'이라는 단어를 써야 한다고 주장하는 이유다. 우리의 목표는 예전의 날씬했던 체중이 아니라 대사이상에서 벗어나는 '건강체중'이어야 한다.

건강한 정상체중을
만드는 방법

건강체중이란 각종 대사와 관련된 임상검사 결과들이 다 정상으로 나오는 몸이다. BMI가 정상이라도 복부에 지방이 붙어 허리둘레가 늘고 대사 검사 수치에 이상이 있으면 그것은 대사이상체중이다. 그런 사람들은 BMI가 정상범위 안에 있어도 체중 관리를 해야 한다. 대사이상이 없는 건강체중으로 돌아가야 한다.

건강한 정상체중으로 돌아가는 방법은 인슐린 저항성을 개선해 대사유연성을 다시 살리는 것이다. 인슐린 저항성을 개선할 수 있는 식이요법은 따로 있다. 운동도 마찬가지다. 인슐린 저항성 개선에 보다 효과적인 운동 방법이 있다.

또한 의자중독에서 벗어나고 서카디안 리듬을 회복하면 건강한 정상체중을 만들 수 있다. 여기에 평상시 스트레스가 쌓이지 않게 잘 관리하는 것도 필요하다. 최근에는 '대사이상'을 해결하는 비만치료제가 등장하면서 건강체중으로 돌아갈 수 있는 가능성을 높이고 있다. 약도 자신에게 이로운 방향으로 똑똑하게 활용하면 된다.

지금까지의 경험과 국내외 최신 연구결과들을 종합해볼 때, 내가 생각하는 건강한 정상체중을 만드는 핵심 방법은 무엇인지 소개한다.

간헐적으로
단식하라!

2장

짧은 단식이 주는
긍정적인 효과

싱크대에 물이 철철 넘쳐 바닥이 젖고 있다고 가정해보자. 무엇을 먼저 해야 할까? 수도꼭지부터 잠가야 한다. 그다음에 막힌 배수구를 뚫어 물이 빠지게 해야 한다. 이게 맞는 순서다.

식사를 하면 잉여에너지는 지방 형태로 저장된다. 비축된 지방은 다음에 음식이 들어올 때까지 에너지원으로 이용된다. 그런데 비축된 지방을 충분히 쓰기도 전에 음식을 섭취해서 잉여에너지가 지방 조직으로 들어오면 어떻게 될까. 이것은 물이 철철 넘치는 싱크대에 계속 물을 틀어놓는 것과 같은 상황이 된다.

우리 몸에는 서카디안 리듬이 있다. 활동하는 낮 12시간 동안 음식을 섭취하고, 휴식과 수면을 취해야 하는 밤 12시간 동안은 짧은 단식을 해야 한다. 그런데 우리들은 이런 기본조차 지키지 못한다. 현대인의 50퍼센트 이상이 12시간의 짧은 단식을 지키지 못하고 있다. 어젯밤 마지막으로 입에 음식을 넣은 시간과 오늘 아침식사를 시작한 시간을 상기해보자. 12시간 이상의 단식을 지켰는가?

인슐린 저항성 환자의 혈액검사 결과를 보면 12시간 공복 후 결과임에도 공복혈당과 인슐린 수치가 정상보다 높다. 12시간 공복만으로는 인슐린 수치를 정상으로 떨어뜨리지 못할 정도로 인슐린 기능이 떨어져 있는 것이다. 이런 경우 인슐린 저항성을 좋게 하려면 단순히 탄수화물 섭취량을 줄이는 것만으로는 부족하다. 인슐린 호르몬이 보다 확실하게 휴식을 취할 수 있도록 '의도적으로' 굶어주어야 인슐린 저항성이 개선된다.

아예 먹지 않으면 상황이 달라진다

우리는 깨어 있을 때 활동하고 먹는다. 그리고 저녁식사 후 휴식하고 수면에 돌입한다. 잠을 자는 동안 내 몸은 손상된 부분을 수리하고 부족한 것을 보충한다. 그런데 아침에 깨어나 활동하면서 음식을 먹지 않으면 어떻게 될까?

마지막 식사 후 12시간이 지나면 간에 비축된 글리코겐(포도당 저장창고)이 줄어들면서 배고픔 신호가 나온다. 음식이 몸에 들어오지 않으니 인슐린 호르몬 수치는 바닥으로 떨어지게 되고, 몸은 피하지방에 비축해두었던 에너지를 유리지방산 형태로 꺼내 주요 에너지원으로 사용한다.

공복 상태가 길어지면 근육, 신장, 심장 등의 기관은 유리지방산을 주로 사용하고, 간은 지방조직에서 방출되는 지방산을 분해해서 '케톤ketone'을 만들기 시작한다. 케톤은 포도당을 고집하는 뇌에서도 쉽게 연료로 이용될 수 있어 근육단백을 끄집어내 포도당을 만드는 대사를 줄임으로써 체내 단백질 손실을 보호해주는 효과가 있다.

이런 이유로 체중감량을 할 때 단순히 섭취 칼로리를 20~30퍼센트 줄이는 저칼로리 다이어트에서는 근육 감소를 피할 수 없지만, 단식을 적절히 활용하면 체지방(특히 내장지방)을 줄이면서 근육 손실을 최소화할 수 있다.

케톤은 단식 기간 중 뇌와 근육의 에너지원이 될 뿐 아니라 식욕을 눌러주는 효과도 있다. 공복 상태에서는 인슐린이 휴식을 취하는 대신 글루카곤(글리코겐 분해 및 당신생합성 자극), 성장호르몬(지방분해 촉진), 코르티솔, 아드레날린 등의 활성물질이 혈당 저하를 막아준다.

앞서 피하지방조직을 스펀지에 비유했다. 스펀지를 간간히 쥐어짜듯 짜주어야 다시 물을 머금을 수 있듯 지방조직에 쌓인 지방도 계속 쥐어짜서 써야 다시 저장할 수 있다. 그런데 그러지 못하고 계속 지방을 채우니 우리 몸에 사달이 날 수밖에 없다.

아침 러시아워의 지하철을 상기해보라. 지하철에 더 이상 탈 공간이 없음에도 사람들이 지하철에 타려고 아등바등 안간힘을 쓴다. 역무원이 뒤에서 밀어 넣어도 더는 탈 수가 없다. 이미 사람들로 꽉 차 있기 때문이다. 이처럼 인슐린이 포도당을 지방세포나 근육세포 안으로 밀어 넣으려 해도 세포 내에 지방이 꽉 차 있으면 지방세포나 근육세포는 혈액 내 포도당을 받아들일 수 없다.

인슐린 저항성이 있다면 탄수화물 섭취량을 줄이는 것도 필요하지만 스펀지를 짜듯 공복 시간을 더 길게 가져서 근육과 지방세포 내에 쌓인 지방을 에너지원으로 쓰게 해야 한다.

간헐적 단식, 유행 다이어트가 아닌 인슐린 저항성 치료 방법

잘 챙겨 먹다가 간간이 굶어주는 것, 이것이 '간헐적 단식intermittent fasting, IF'이다. 하지만 간헐적 단식은 아직도 논란의 한가운데에 있다. 비만학회나 당뇨병학회 등 제도권 의료계에서는 공식적으로 인정하지 않는 방법이다. 간헐적 단식을 옹호하는 학자들도 총론은 같지만 각론으로 들어가면 제각각이다.

동물실험과 일부 임상연구 결과를 종합해보면 간헐적 단식을 할 경우 1) 체중감소, 2) 인슐린 저항성 및 렙틴 저항성 개선, 3) 만성염증 및 산화스트레스로 인한 단백질·지질·DNA에 대한 손상 감소, 4) 면역력 강화 등의 생리학적 이득이 있는 것으로 알려졌다.[62]

그간의 내 경험으로 비추어봐도 간헐적 단식은 수많은 식이요법 가운데 대사유연성을 개선하는 가장 확실한 치료법이다. 단순히 에너지섭취량을 줄여 체중감량을 하는 방법이 아니라 작동하지 않는 체내 대사시스템을 빠르게 정상으로 회복시키는 방법이다.

실제 간헐적 단식과 지속적인 저칼로리 다이어트를 비교한 메타분석 결과를 보면 체중감량 수치는 간헐적 단식과 지속적인 저칼로리 다이어트 사이에 두드러진 차이를 보이지 않지만, 공복 인슐린 수치는 간헐적 단식이 통계적으로 의미 있는 개선을 보인다.[63]

또 인슐린 저항성을 가진 사람들을 간헐적 단식 그룹과 지속적인 저칼로리 다이어트 그룹으로 나눠서 6개월간 식단 조절을 하게 한 연구결과를 보면, 체중감소는 두 그룹 간 차이가 없지만 간헐적 단식 그룹에서 공복 인슐린과 인슐린 저항성이 유의미하게 개선됨을 확인할 수 있다.[64]

지속적인 저칼로리 다이어트가 인슐린 저항성 개선에 효과적이지 않은 이유는 '안정시대사율 저하'를 피할 수 없기 때문이다. 안정시대사율 저하는 우리 몸에서 생존을 위해 본능적으로 나타나는 정상적인 적응반응이다. 위기상황에 대처하기 위해서는 평소 쓰는 에너지를 최대한 줄이는 것이 생존에 유리한 까닭이다.

45세 미만 과체중 여성들을 대상으로 몸무게(kg)×20칼로리의 저칼로리 식단을 3개월 동안 실시하게 한 연구결과에서도 이런 점을 확인할 수 있다(60kg 여성의 경우 하루 총 1,200칼로리 섭취). 지중해식 식단에 단백질 섭취량을 의도적으로 더 늘리고 운동을 시켰음에도 (근육단백 손실은 최소화할 수 있었지만) 안정시대사율이 떨어지는 것은 피할 수 없었다.[65] 하지만 평소에 음식을 잘 챙겨 먹는 사람이 72시간 이내의

짧은 단식을 할 경우에는 안정시대사율 저하가 나타나지 않았다. [66]

간헐적 단식이 안정시대사율을 떨어뜨리지 않는다는 연구는 또 있다. 정상체중을 가진 건강한 성인 남성 11명을 대상으로 84시간 단식을 시행해본 결과 기초대사량은 첫날에 비해 3일째 오히려 14퍼센트 증가했고, 이때 노르에피네프린의 증가가 동반된 것으로 나왔다. [67] 단식이 지속되면서 혈당이 떨어지는 현상이 지방 연소를 촉진하는 노르에피네프린의 분비를 자극한 것으로 보이는데, 이는 짧은 단식이 적어도 기초대사량을 떨어뜨리지 않는다는 것을 보여주는 셈이다.

간헐적 단식 방법의 하나인 '격일단식alternate day fasting, ADF'도 마찬가지 결과를 보였다. 건강한 성인들을 대상으로 한 달간 격일단식을 시행했더니 하루 평균 섭취에너지는 시작 전보다 37.4퍼센트 감소했음에도 안정시대사율은 변화가 없었다. [68] 이때 연구 대상자들은 식사하는 날에 칼로리를 계산하지 않고 마음껏 잘 먹었다.

지속적으로 적게 먹으면 몸이 에너지 부족 사태를 눈치채고 안정시대사율을 떨어뜨리지만, 잘 챙겨 먹다가 간헐적으로 단식하면 몸이 눈치채지 못한다. 안정시대사율은 그대로 유지된 채 비축된 지방을 쓰게 되므로 자연스럽게 대사가 유연해진다.

따라서 간헐적 단식의 필수조건은 단식하되, 먹어야 하는 날은 잘 챙겨 먹어야 한다. 부실하게 먹으면서 단식을 하면 저칼로리 식단과 차이가 없어 안정시대사율이 떨어지는 것을 피할 수 없다.

간헐적 단식이 인슐린 저항성을 해결하는 데 효과적인 이유는 더 있다. 간헐적 단식을 하면 지방 연소를 자극하는 성장호르몬과 글루카곤, 노르에피네프린 등의 활성물질 분비가 늘어나기 때문이다. 건강한 성인 남성에게 48시간 단식을 하게 했을 때 성장호르몬이 무려 5배나 증가했다.[69]

성장호르몬은 인슐린과 반대로 지방분해를 촉진하는 효과가 있다. 지방조직뿐 아니라 간과 근육 내 축적된 중성지방을 분해하기 때문에 인슐린 저항성 개선에 도움이 된다. 골격근 생성에도 일정 역할을 하므로 근육 손실을 막아주는 효과도 있다. 성장호르몬은 나이가 들수록 생리적으로 줄어드는데 이에 대항할 강력한 자극제가 바로 '단식'이다.

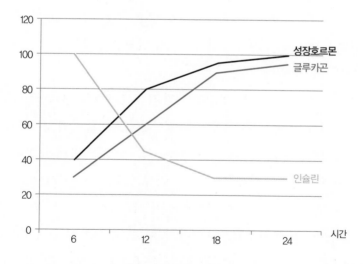

간헐적 단식은 인슐린 호르몬에 휴식을 줄 뿐 아니라 지방 연소를 자극하는 성장호르몬, 글루카곤 등의 분비를 증가시켜 시너지 효과를 낸다.

12시간보다 길게 굶는 간헐적 단식은 인슐린 호르몬에 휴식을 준다. 또한 지방 연소를 자극하는 성장호르몬, 글루카곤, 노르에피네프린 등의 활성물질 분비를 늘려서 인슐린 저항성 개선에 시너지 효과를 낸다.

간헐적 단식은
지방간 개선에도 효과적이다

간헐적 단식은 인슐린 저항성의 원인이자 결과가 되기도 하는 지방간 개선에도 도움이 된다. 아직까지 뚜렷한 치료제가 없는 지방간질환은 가장 큰 유발요인인 술과 과당을 일정 기간 끊는 것이 가장 확실한 치료법이다. 여기에 간헐적 단식을 활용하면 지방간 치료 기간을 단축시킬 수 있다.

먼저 단식이 14시간 이상 지속되면 간에서 지방을 에너지원으로 쓰는 대사가 활성화되기 시작한다. 중성지방 형태로 간에 쌓여 있던 지방은 분해되어 에너지원으로 사용된다. 지방조직에서 분비되는 염증 유발 물질의 분비가 줄어들면서 간세포 내 염증도 완화된다.

간헐적 단식이 지방간을 개선하는 아주 효과적인 방법이라는 것은 여러 연구를 통해서도 밝혀졌다. 비알코올성 지방간 환자 271명을 대조군, 격일단식군, 16:8 단식군으로 나누어 12주간 식단 조절을 하게 한 결과, 격일단식군과 16:8 단식군은 대조군에 비해 체중, 체지방, 대사지표(콜레스테롤, 중성지방 등)가 의미 있게 감소했다. 이 연구에서 격일단식군은 식사하는 날에는 집에서 마음껏 먹게 했고 단식하는 날에는 하루 필요에너지의 25퍼센트 수준의 식사를 병원에서 제공했다. 16:8 단식군은 하루 중 8시간 동안에는 음식을 마음껏 먹게 했고 나머지 16시간 동안은 단식하게 했다.[70] 격일단식군과 16:8 단식군은 단식 외의 시간에 마음껏 먹게 했는데도 콜레스테롤, 중성지방 등의 수치가 개선된 것이다.

또 비알코올성 지방간 환자 74명을 기존의 표준치료, 5:2 간헐적 단식, 저탄고지식(저탄수화물-고지방 식이) 그룹으로 나누어 12주간 치료한 연구결과에 따르면, 간헐적 단식 그룹과 저탄고지식 그룹에서 지방간 개선 효과가 월등히 높았다. 핵자기공명분광법이라 불리는 MRSmagnetic resonance spectroscopy◆로 세 그룹의 간내 지방량을 분석했을 때 표준치료 그룹은 16.8퍼센트가 줄어든 반면, 5:2 간헐적 단식 그룹은 50.9퍼센트, 저탄고지식 그룹은 53.1퍼센트 감소했다. 체중도 표준치료 그룹과 간헐적 단식 그룹, 저탄고지식 그룹에서 각각 2.6퍼센트, 7.4퍼센트, 7.7퍼센트 감소했고, 간헐적 단식 그룹과 저탄고지식 그룹 모두 대사지표들이 표준치료 그룹보다 의미 있게 개선되었다.[71]

이 연구에서 5:2 간헐적 단식 그룹은 음식을 섭취하는 날에 여성

◆ 자기공명현상을 이용해 생체 내의 대사물질을 외부에서 간접적으로 측정하는 방법.

은 2,000칼로리, 남성은 2,400칼로리를 섭취했고, 단식하는 이틀 동안에는 여성은 500칼로리, 남성은 600칼로리로 음식 섭취량을 제한했다. 저탄고지식 그룹은 하루 섭취량을 여성 1,600칼로리, 남성 1,900칼로리로 먹게 했고, 식단은 탄수화물 10퍼센트, 지방 50~80퍼센트, 단백질 15~40퍼센트의 비율로 구성했다. 설탕, 빵, 파스타, 쌀밥, 파이, 감자, 과일은 먹지 못하게 했다.

이 연구에서 저탄고지 식단이 크게 효과적이었던 이유는 과당 섭취를 철저하게 제한한 것이 유효했던 것으로 보인다. 아울러 간헐적 단식 그룹에서는 식사량을 칼로리로 계산해 제한한 점이 아쉽다. 참고로 내가 제안하는 간헐적 단식법은 식사하는 날에는 음식 섭취량을 제한하지 않는다.

앞의 연구에서 보았듯 간헐적 단식이 비알코올성 지방간 환자에게 특히 더 효과적인 이유는 무엇일까?

첫 번째는 서카디안 리듬의 회복이다. 음식이 들어오지 않는 시간을 일정하게 맞추면 무너진 서카디안 리듬이 정상으로 돌아오게 된다. 서카디안 리듬이 회복되면 장내미생물 불균형이 개선되면서 장 건강에도 도움이 되고, 이것이 지방간 개선으로 이어진다.

서카디안 리듬은 인슐린 분비도 조절한다. 서카디안 리듬이 회복되면 인슐린의 생성과 분비도 정상 수준을 회복하면서 인슐린 저항성이 개선된다. 지방조직에서 분비되는 염증 유발 물질의 분비가 줄어들면서 만성염증 소견도 개선된다.

간헐적 단식이 지속적인 저칼로리 다이어트에 비해 체중감량 정도는 비슷해도 인슐린 저항성 개선 효과가 훨씬 크다는 사실은 이미 수많은 연구에서 확인되었다. 인슐린 저항성, 지방간, 내장지방 비만(복부비만)은 서로 얽혀 있는 '하나의 몸통'이다. 따라서 인슐린 저항성이 빠르게 개선되면 지방간도 빠르게 좋아진다.

또 다른 이유로 장내미생물 불균형도 지방간의 원인인데, 간헐적 단식은 유해균의 번식을 억제하면서 장내미생물의 다양성을 높이고 장내 환경을 개선한다. 장세포의 치밀결합이 견고해지고 만성염증을 가라앉혀주니 지방간도 빠르게 좋아진다. 이와 함께 간헐적 단식으로 피하지방조직을 스펀지 짜주듯 한 번씩 쥐어짜면 피하지방의 확장성이 좋아진다. 혈액 속에 떠다니는 유리지방산이 피하지방조직으로 흡수되면 간으로 유입될 이유가 없으니 당연히 지방간이 치유된다.

간헐적 단식의 또 다른 장점, 자가포식

간헐적 단식은 '자가포식'의 활성도를 높인다. 자가포식autophagy이란 세포의 리사이클링 시스템이다. 공복 상태가 길어지면 우리 몸은 생존을 위해 늙은 세포나 손상된 세포에서 사용하지 않는 단백질이나 세포기관 등에서 필수적인 성분들을 꺼내 와서 새로운 세포를 만드는 데 재활용한다. 이것을 자가포식이라 한다. 자가포식의 활성화는 지방간 개선에 중요하게 작용한다.[72]

자가포식은 식량이 부족한 환경에서 생존하기 위한 우리 몸의 적응반응이다. 자가포식을 통해 산화스트레스, 만성염증 등이 줄어들고 미토콘드리아의 기능이 활발해진다. 특히 미토콘드리아의 정상적인 교체에 중요한 역할을 한다. DNA 손상을 막아주니 암은 물론 당뇨병 등 대사 장애의 예방 효과도 있다.

자가포식은 16~18시간 공복이 지속되면 시작되어 24시간이 지나면 극대화된다. 하지만 24시간 이상의 단식은 쉽지 않을뿐더러 효과면에서 개인차가 크다. 따라서 건강체중을 얻기 위한 간헐적 단식은 '24시간'이 가장 가성비가 좋다는 게 내 개인적인 견해다.

세포 내 에너지 연료 센서, AMPK와 mTOR

세포 내에 영양분이 들어오면 에너지를 내는 ATP가 만들어진다. ATP가 풍부하면 에너지밸런스는 (+)가 되고, 부족해지면 (-)가 된다. 세포 내 에너지가 풍부한지 부족한지를 감지하는 센서는 AMPK와 mTOR다. AMPK는 에너지 부족을 알려주는 역할을 하고, mTOR는 여분의 영양분을 활용해 세포 성장, 단백질 합성, 새로운 조직 생성 등에 관여한다.

잘 먹으면 mTOR가 활성화되고, 굶으면 AMPK가 활성화된다. 우리가 늘 잘 먹으면 AMPK는 늘 죽어 있는 셈이다. mTOR만 활성화되고 있기 때문에 성장에

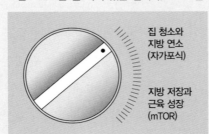

집 청소와
지방 연소
(자가포식)

지방 저장과
근육 성장
(mTOR)

도움이 될지 몰라도 암 성장도 증가시키는 등 부작용이 생길 수 있다. 그런데 잘 먹어서 mTOR를 활성화시켰다가 간간이 굶어서 AMPK를 활성화시키면, 성장에는 영향을 주지 않으면서 '자가포

내 몸 혁명

식'이라는 긍정적인 반응을 얻어낼 수 있다. 음식을 아예 먹지 않아서 AMPK를 활성화시키면 우리 몸은 늙고 병든 세포의 유효한 물질들을 끄집어내서 새로운 세포들을 만드는 데 쓴다. 그러면 젊고 건강한 세포들이 나오게 되고, 늙고 병든 세포는 자연히 사멸한다.

세포의 스위치가 왔다 갔다 해야 건강해진다. AMPK를 활성화시키는 첫 번째가 '단식', 두 번째가 '운동'이다. 특히 고강도인터벌운동이다. 힘든 운동을 하면 AMPK가 활성화되면서 자가포식을 유도할 수 있다.

단식보다 잘 챙겨 먹는 게
더 중요하다!

간헐적 단식의 긍정적 효과를 자신하는 이유는 내 개인적인 체험도 있지만 오랜 기간 진료실로 찾아온 환자들에게 적극적으로 처방해 놀랄 만한 결과를 얻었기 때문이다.

그럼에도 학회나 주류의학에서 인정을 받지 못하는 이유는, 그들이 강조하는 '객관적 근거'가 부족하기 때문이다. 최근 발표된 간헐적 단식의 체중감량 효과를 다룬 잘 짜인 논문 두 편을 잠시 소개한다. (연구의 속사정을 면밀히 살펴보면 생각이 달라질 수 있다.)

먼저 2017년 미국의사협회 내과학회지JAMA Internal Medicine에 실린 연구논문을 살펴보자. 연구진은 대상자를 무작위로 배정해 6개월 동안 한 그룹은 지속적 저칼로리 다이어트를 시행하게 했고, 다른 한 그룹은 격일단식을 하게 했다. 이후 6개월의 체중 유지 기간까지 더해 총 1년 동안 두 그룹의 체중감량과 대사지표들을 관찰했다. 결론은 체중감량과 대사지표들에서 두 그룹 간 유의한 차이가 없어서 간헐적 단식이 지속적인 저칼로리 다이어트보다 더 이로울 게 없는 것으로 마무리했다.[73]

하지만 이 연구를 자세히 들여다보면 간헐적 단식이 지속적 저칼로리 다이어트보다 효과적이지 않았던 이유가 있다. 먼저 연구진은 객관적 자료를 얻는다는 명목 하에 연구 대상자들에게 칼로리를 계산해 음식을 섭취하게 했다. 지속적 저칼로리 다이어트 그룹은 평소 식사에서 25퍼센트(대략 500칼로리)의 칼로리를 낮추어 먹게 했다. 격일단식 그룹은 식사하는 날에는 평소 식사에서 25퍼센트 더 높인 125퍼센트의 칼로리를 섭취하게 했고, 단식하는 날은 25퍼센트의 칼로리만 섭취하게 했다.

하지만 연구자들도 논문에서 인정했듯이 격일단식 그룹은 잘 챙겨 먹어야 하는 날 권장 섭취 칼로리보다 더 적게 먹었고, 단식하는 날은 500칼로리보다 더 많이 먹었다. 즉, 단식이 중요한 게 아니라 먹어야 하는 날 잘 챙겨 먹어야 안정시대사율을 유지할 수 있으므로 칼로리를 계산하지 말고 배불리 잘 먹게 했어야 했다. 연구자들은 오직 칼로리에만 신경 썼을 뿐 잘 챙겨 먹다가 단식해야 효과를 본다는 '간헐적 단식의 원칙'을 잘 이해하지 못한 듯하다.

게다가 격일단식 그룹의 38퍼센트가 중도에 탈락했다. 격일단식을 6개월 이상 실천한다는 것은 쉽지가 않다. 나도 격일단식을 한 달간 해본 적이 있지만, 방송 촬영이라는 미션 때문에 반강제적(?)으로 해본 것이지 그 이상 실행하는 건 다이어트 전문가인 내게도 쉽지 않은 일이다.

2022년에는 간헐적 단식의 하나인 16:8 시간제한 다이어트와 저칼로리 다이어트의 효과를 비교한 임상연구가 권위 있는 학술지인 〈뉴잉글랜드 저널 오브 메디슨NEJM〉에 실렸다. 시간제한 다이어트 그룹과 저칼로리 다이어트 그룹으로 나누어 1년간 연구를 진행한 결과에서 두 그룹 간 유의한 차이가 없었다는 결론이다.[74]

이 연구에서 시간제한 다이어트 그룹은 오전 8시에서 오후 4시까지만 식사가 허용되었고, 저칼로리 다이어트 그룹은 시간제한을 두지 않았다. 그런데 여기에서도 칼로리 개념이 도입되었다. 두 그룹 모두 남성은 하루 1,500~1,800칼로리, 여성은 하루 1,200~1,500칼로리로 평소 섭취하던 식사량에서 약 25퍼센트를 줄여서 섭취하게 했다. 단식의 경우 먹어야 하는 시간에 배고프지 않게 충분한 양을 잘 먹어야 하는데 그렇게 하지 않은 것이다.

결과적으로 두 연구 모두 간헐적 단식의 원칙을 간과해 잘못된 결론에 도달한 셈이다. 다시 한 번 말하지만, 간헐적 단식의 효과를 제대로 얻으려면 잘 굶는 것 못지않게 식사하는 시간 동안 '잘 챙겨 먹는' 데에도 방점을 찍어야 한다.

현실적으로 가장 쉽고
효과적인 단식법

시중에 유행하는 간헐적 단식에는 여러 방법들이 있다. 여기서는 그동안 내가 공부하고 직접 체험한 것들을 토대로 가장 합리적이고 효과적이라고 생각되는 방법을 소개해보려 한다. 일반적인 간헐적 단식과는 몇 가지 차이점이 있다.

첫째, 음식의 종류를 가린다는 점이다. 일반적인 간헐적 단식은 음식의 종류를 가리지 않는다. 단식하는 시간만 철저하게 지키면 어떤 음식이든 마음껏 먹어도 괜찮다고 주장한다. 그래서인지 설탕, 밀가루 같은 평소 즐기던 음식을 금하거나 섭취량을 줄여야 하는 저칼로리 다이어트 방법이 싫어서 간헐적 단식을 선택했다는 사람들이 적지 않다.

만약 다이어트가 아니라 건강을 위해 소식을 실천하겠다는 목적을 갖고 한다면 그렇게 나쁜 방법은 아니다. 하지만 망가진 내 몸을 회복시키기 위해, 즉 인슐린 저항성을 개선하기 위해 간헐적 단식을 활용하려 한다면 아무 음식이나 먹는 것보단 몸에 좋은 음식을 챙겨 먹는 것이 원하는 결과에 빨리 도달할 수 있는 최선의 방법이다.

둘째, 24시간 공복을 철저히 지켜야 한다. 5:2 간헐적 단식으로 알려져 있는 '격일완화 단식alternate day modified fasting, ADMF'은 1주일 중 5일은 마음껏 먹고, 나머지 2일은 하루 500칼로리 정도만 먹게 한다. 단식하는 날 하루 종일 굶는 게 아니라 평소 식사의 약 3분의 1에서 4분의 1만 먹는 것이다.

나는 칼로리가 중요하지 않다고 주장해왔다. 전날 마지막 식사로부터 24시간의 공복을 지키는 것이 훨씬 더 중요하다. 따라서 전날 오후 6시에 저녁식사를 끝냈다면 단식하는 오늘 저녁 6시까지는 물만 마시면서 단식의 효과를 극대화해야 한다. 물론 저녁 6시 이후에는 칼로리 따지지 말고 푸짐하게 식사하면 된다. 저녁식사가 아닌 아침식사로 격일완화 단식을 해도 된다. 아침식사 후 다음 날 아침식사를 할 때까지 24시간의 공복을 철저히 지키는 것이다.

개인적인 경험으로는 오후 4~5시쯤 이른 저녁식사를 푸짐하게 하고 24시간 단식을 실천할 때 내 몸이 가장 편했다. 24시간의 공복을 주 1~2회 실천하는 것이 내가 가장 권하는 간헐적 단식법이다.

셋째, 매일 14시간의 공복을 유지한다. 쉽게 말해 14:10 간헐적 단식을 같이 하는 것이다. 시간제한 다이어트 중에서는 16:8 간헐적 단식이 일반 사람들에게 가장 널리 알려진 방법이다. 매일 16시간 공복을 유지하고 8시간 동안만 음식을 먹는 방법이다. 실제 단식 효과는 12시간보다는 14시간이, 14시간보다는 16시간이 더 크다. 문제는 나머지 8시간 동안 내 몸에서 필요로 하는 영양소들을 충분히 섭취할 수 있는가에 있다.

영양학적 지식이 풍부하다면 8시간 동안 필요한 단백질, 필수지방산 등의 영양소를 충분히 얻을 수 있다. 하지만 단순히 아침을 거르거나 저녁을 안 먹는 것으로 16:8 간헐적 단식을 하고 있다고 착각하는 사람들은 저칼로리 다이어트를 매일 하고 있는 것과 다름없다.

이런 사람은 안정시대사율이 떨어지고 근육 손실이 생기는 것을 피할 수 없게 된다. 16:8이든 14:10이든 어떤 간헐적 단식을 하더라도 하루 3~4회에 걸쳐 단백질 섭취를 꼭 해야 한다.

16:8 간헐적 단식의 이점과 단점은 뚜렷하다. 먼저 16:8 간헐적 단식의 이점은 체지방 감량에 효과적이라는 점이다. 평소 근력운동을 하는 젊은 남성들을 대상으로 12시간 공복 그룹(식사 시간: 오전 8시, 오후 1시, 오후 8시)과 16시간 공복 그룹(식사 시간: 오후 1시, 오후 4시, 오후 8시)으로 나눠서 음식의 종류와 섭취량을 동일하게 유지하도록 했다. 8주 후 체성분 변화를 살펴보니, 근육량 증가는 두 그룹 간 차이가 없었지만 지방량은 16시간 공복 그룹은 16.4퍼센트 감소했고 12시간 공복 그룹은 2.8퍼센트 감소했다.[75]

근육량은 최대한 늘리고 지방량은 최대한 줄여야 하는 것이 근력운동을 하는 목표라면 16:8 간헐적 단식은 일반 식사보다 체지방 감량에 유리하다. 하지만 단순히 16시간 공복만 유지해서는 안 된다. 잘 챙겨 먹으면서 운동을 병행해야 얻을 수 있는 결과다.

일반 사람들에게 8시간 동안 필요한 영양소를 충분히 얻는 식사를 하도록 권하는 것은 조심스럽다. 이것이 내가 생각하는 16:8 간헐적 단식의 단점이다. 따라서 14시간 공복을 잘 유지하면서 10시간 동안 잘 챙겨 먹는 것이 현실적이고 실천하기 쉽다. 이것을 매일 실천하면 건강체중을 만드는 데 도움이 된다.

운동은
최고의 명약

운동도 용법과 용량을
지켜야 한다

 현대의학의 눈부신 발전에도 불구하고 운동만큼 강력한 약은 아직까지 없다. 운동의 역할은 단순히 에너지소모량을 늘리는 데에서 끝나지 않는다. 인체를 '자극'해 신진대사를 활성화하고 더 건강한 몸으로 만드는 데 중요한 역할을 한다.

 '규칙적인' 운동은 수많은 건강상의 이득을 가져온다. 체지방과 허리둘레를 감소시키고 심폐지구력을 강화하며, 근육량과 근력을 유지 및 향상시킨다. 또 혈압과 혈당은 물론이고 중성지방과 몸에 나쁜 LDL콜레스테롤 수치를 떨어뜨린다. 인슐린 저항성과 렙틴 저항성, 지방간도 개선시킨다. 이를 통해 만성염증이 개선되고 당뇨병과 심뇌혈관질환을 예방할 수 있다. 치매를 예방하는 데에도 도움이 된다.

그렇다면 어떤 운동을 하든 다 이런 효과를 얻을 수 있는 걸까?

약이 효능을 발휘하려면 용법과 용량을 제대로 지켜야 하듯, 운동에도 용법과 용량이 필요하다. 매일 1정씩 복용해야 하는 혈압약을 먹기 귀찮다고 일요일에 7정을 한 번에 복용하면 원하는 효과를 얻지 못하는 것과 같은 이치다.

운동 효과가 조금씩 누적되면서 아래와 같은 효과가 나오려면 적어도 48시간 이내에 운동을 반복해야 한다. 대개 트레이너와 근력운동을 하면 운동 후 24~48시간 사이에 뻐근한 근육통이 찾아온다. 운동으로 증가된 안정시대사율은 48~72시간까지 지속된다.

48시간 이내에 다시 운동을 해야 한다면 주 4회 이상은 해야 효과를 극대화할 수 있다는 얘기가 된다. 주 1~2회의 운동은 효과가 그다지 크지 않다. 3회보다도 4~5회가 훨씬 효과적이다. 아울러 매일 운

운동이 주는 건강 효과

- 체지방 감소
- 심폐지구력 강화
- 혈관 내피세포 개선
- 혈당 저하
- LDL콜레스테롤 감소
- 인슐린 저항성 개선
- 지방간 개선
- BDNF(뇌유래신경영양인자) 증가
- 당뇨병 및 심뇌혈관질환 예방 효과

- 허리둘레 감소
- 근육량 및 근력 유지·향상
- 혈압 저하
- 중성지방 감소
- HDL콜레스테롤 상승
- 렙틴 저항성 개선
- 혈당 조절능 개선
- 만성염증 개선
- 치매 예방 효과

동하는 것보다는 주 1~2회 근육이 쉴 수 있는 휴식일을 갖는 것이 근육통과 근육 손상을 예방할 수 있어 더 낫다.

운동과 호르메시스

간헐적 단식과 운동은 양 대칭점에서 비슷한 측면이 있다. 평상시 하루 세끼를 잘 먹다가 단식으로 에너지섭취량을 줄여 에너지밸런스를 (−)로 가져가는 것과 평상시 걷기 등의 가벼운 신체활동을 하다가 전력으로 뛰거나 계단을 빠르게 뛰어오르는 등 에너지소비량을 늘려 에너지밸런스를 (−)로 가져가는 것은, 몸에 '의도적으로' 짧게 불편한 스트레스를 줌으로써 더 건강한 몸으로 만드는 '호르메시스 현상'을 유발하기 때문이다.

호르메시스hormesis는 그리스어로 '자극하다', '촉진하다'라는 뜻으로, 인간이 적절한 스트레스나 '적은 양'의 독소에 간헐적으로 노출되면 그로 인해 더 큰 스트레스에 저항력이 생기는 긍정적인 효과가 나타나는 것을 말한다. 1888년 독일의 약리학자인 휴고 슐츠Hugo Schulz 가 처음 호르메시스 현상을 관찰했는데 미량의 독성물질은 효모균을 죽이는 게 아니라 더 자라게 하는 것을 확인했다.

기본적으로 우리 몸에서 호르메시스는 독소 혹은 스트레스에 대해 두 가지의 상이한 반응으로 나타난다. 첫 번째 노출에서 신체는 손상을 입는다. 그다음 나타나는 반응은 스트레스 자극의 적응으로 예전보다 더 나은 상태로 몸이 바뀐다. 그렇다면 운동 역시 호르메시스 반응을 일으킨다고 볼 수 있다.

운동을 하면 열 스트레스, 대사 스트레스, 저산소 스트레스, 산화 스트레스, 근관절 스트레스 등 다양한 스트레스가 발생한다. 이러한 스트레스는 세포 내에서 신호 경로를 활성화하고 골격근에서는 생리활성물질을 분비하여 유전자 발현, 적응반응, 대사 조절 등을 촉진함으로써 건강에 유익한 효과를 낸다.

호르메시스를 일으키는 간헐적 단식에 운동이 더해지면 세포의 리사이클링 시스템이 더욱 활발히 가동된다. 자가포식 효과가 더욱 극대화된다는 의미다. 이런 이유로 나는 대사이상을 확실히 개선시킬 필요가 있는 사람에게는 '간헐적 단식'과 '운동'을 병행하길 권한다. 그러면 자가포식 활성화로 산화스트레스, 만성염증 등이 줄어들고 미토콘드리아의 기능이 활발해지면서 지방간도 개선되고 당뇨병 등 대사 장애를 예방할 수 있다.

운동을 하면 '지방을 잘 쓰는 몸'으로 바뀐다

운동의 효과는 운동할 때만으로 끝나지 않는다. 규칙적으로 운동을 하면 운동을 하지 않는 시간에도 근육의 당 대사와 지방 대사를 개선시킨다. 앞서 말한 대사유연성이 좋아지는 것으로, 더 쉽게 말해 '지방을 잘 쓰는 몸'으로 바뀐다.

유산소운동을 규칙적으로 하면 심폐지구력과 근골격계의 '적응반응'이 향상된다. 근골격계의 적응반응이란 강도 높은 운동을 오랜 시간 했을 때 생성되는 활성산소에 대한 저항력을 의미한다. 아울러 인슐린 감수성을 계속 유지할 수 있어서 당뇨병이나 심혈관질환으로 진행되지 않게 해준다. 인슐린 저항성이 있는 경우에도 꾸준히 운동하면 골격근의 인슐린 저항성 및 식후 혈당 조절이 개선되어 당뇨병에서 멀어질 수 있다.

골격근이 포도당을 유입하는 데에는 두 가지 경로가 있다. 하나는 우리가 잘 아는 '인슐린 자극'으로 포도당을 유입한다. 그리고 다른하나는 '운동(골격근 수축)'을 통한 유입이다. 운동을 하면 인슐린 자극없이도 골격근이 포도당을 유입해서 에너지원으로 이용한다. 운동자극으로 활성화된 포도당 유입은 운동 후에도 수 시간 동안 지속되는데, 이것도 인슐린 저항성 개선에 도움이 된다. 다만, 근력운동과유산소운동이 조금 다른 방식으로 작동해 효과를 낸다.

근력운동

근육의 크기를 키우기 위해 중량 운동을 하면 새로운 근육세포가생기는 게 아니라 근원섬유가 많아지면서 기존 근육세포의 사이즈가 증가한다. 근력운동(저항운동)을 꾸준히 해서 생기는 근골격근의 적응반응은 근육량 크기에 관계없이 향상된다. 즉, 근육량 증가와 무관하게 근육의 대사 기능이 개선된다는 의미다. 유산소운동 유무에 관계없이 근력운동을 꾸준히 해도 당뇨병과 심혈관질환 발병 위험을 크게 감소시킬 수 있다.

근육량이 늘어나면 안정시대사율이 증가한다. 나이가 들수록 근육량이 감소하므로 근력운동으로 근육량을 늘리거나 유지하면 나이 들어서도 대사 효율을 높일 수 있고 노화로 인한 각종 만성질환도 예방할 수 있다. 그렇다면 내장지방도 근력운동만으로 줄일 수 있을까? 지금까지는 유산소운동과 칼로리 제한 식이요법을 병행해야 내장지방을 줄이는 데 효과적이라고 많이 알고 있다.

최근 보고된 메타분석 결과를 보면 근력운동만으로도 내장지방을 줄일 수 있으며, 특히 중년과 노년에 효과가 있는 것으로 밝혀졌다. 다만, 칼로리 제한 다이어트를 하면서 근력운동을 병행할 경우에는 칼로리 제한 다이어트만 하는 경우보다 효과가 더 크지 않았다.[76] 근력운동 효과는 잘 챙겨 먹는 식이요법이 반드시 병행되어야 함을 의미한다.

근력운동이 당 대사 개선에 도움이 되는 또 다른 이유는 글리코겐 보관창고가 커지는 데 있다. 우리 몸에서 포도당을 글리코겐 형태로 비축하는 창고는 '간'과 '골격근'이다. 간은 창고의 크기가 정해져 있다. 하지만 골격근은 근육의 양을 늘림으로써 얼마든지 창고를 넓힐 수 있다. 근육량이 많을수록 당 대사에 유리하다. 탄수화물 음식을 너무 좋아한다면 근력운동을 통해 지금보다 근육량을 더 늘리면 된다.

인슐린 저항성이 있으면 근육 내 지방산 연소가 줄어든다. 반면, 근력운동을 하면 지방산 연소가 늘어나면서 대사유연성이 개선된다. 근육내지방이 줄어들고 인슐린 감수성이 증가한다.

유산소운동(지구력운동)

유산소운동의 가장 큰 효과는 미토콘드리아의 숫자가 늘고 효율이 좋아진다는 것이다. 골격근의 산화스트레스도 상대적으로 적다. 유산소운동을 꾸준히 하면 골격근의 항산화효소 활성이 증가한다.

유산소운동을 하면 골격근 내에서 'PGC-1α' 발현이 빠르게 증가한다. PGC-1α는 에너지대사에 관여하는 유전자들을 조절하는 전사조절 도움인자transcriptional coactivator로 미토콘드리아의 생합성과 기능을 조절한다. 유산소운동으로 활성화된 PGC-1α는 핵으로 이동하여 미토콘드리아 단백질 발현을 조절하는 전사조절 도움인자로 작용한다.

운동으로 골격근 내 PGC-1α 발현이 증가하면, 미토콘드리아 생합성의 증가는 물론이고 항산화효소의 발현도 증가시켜 운동으로 인해 발생하는 활성산소를 줄여준다. 게다가 포도당을 골격근으로 유입하는 데 필요한 GLUT4(포도당수송체 type 4) 단백질 발현도 증가시킨다. 이를 통해 골격근의 인슐린 감수성이 올라가게 된다.

근력운동과 유산소운동은 확실히 인슐린 저항성 개선에 도움이 되지만, 주의사항이 있다. 운동에 익숙하지 않은 사람이 처음부터 무리하게 고강도 운동을 해서 근육 피로와 근육 손상이 오면 반대의 결과가 생길 수 있다. 활성산소 생성이 증가하고 인슐린 감수성이 오히려 감소한다. 따라서 무리하지 않게, 조금씩 운동 강도와 시간을 늘려가면서 꾸준히 지속하는 게 좋다. 차츰 근골격의 적응반응이 강화되면 이런 부정적 효과는 나타나지 않는다.

미국 스포츠의학회와 당뇨병학회에서는 체중감량과 혈당 조절을 위해 '중등도 강도의 유산소운동을 적어도 주 4회 이상(48시간 이내에 운동하도록), 총 150분 이상 실천할 것'을 권한다. 여기에 주 2~3일 근력운동을 곁들이면 금상첨화다. 유산소운동과 근력운동을 병행하면 둘 중 한 가지만 하는 것보다 체지방, 내장지방, 당화혈색소의 감소가 더 두드러지기 때문이다.[77]

현대인에게 적합한
가성비 높은 운동

건강과 체지방 감량에 효과적인 운동이 많겠지만, 내가 주로 처방하는 운동은 '고강도인터벌운동'이다. 고강도인터벌운동은 짧은 시간 동안 저산소 상태를 유도해 '자가포식' 자극을 일으키게 하는 운동이다. 투자 시간 대비 효율이 좋아서 운동할 짬을 내기 어려운 바쁜 현대인에게 적합하다.

고강도 운동을 하면 맥박이 빨라지고 호흡이 거칠어지며 근육은 유산소 역치를 넘어 젖산 생성이 증가한다. 숨이 차면 천천히 걷거나 쉬면서 맥박이 돌아오기를 기다렸다가 다시 고강도 운동으로 맥박을 올린다. 맥박이 올라가고 호흡이 가빠지는 것은, 내 몸에 의도적으로 저산소 상태를 유발한 것으로써 자가포식 반응을 더 강하게 자극한다.

고강도 운동은 시간을 길게 갖는 것보다 강도를 높여 반복하는 것이 더 효과적이다. 강도가 올라갈수록 운동의 효과는 커진다.

그렇다면 어느 정도가 고강도일까? 만약 운동을 5분 이상 지속했다면 고강도 운동이라 부르기에 조금 부족할 수 있다. 속도를 높이든 경사를 높이든 해서 숨이 턱에 찰 정도의 자극이라야 한다. 1~2분 정도 집중할 수 있으면 좋다. 이런 운동을 중간에 회복시간(인터벌)을 주면서 3~7회 반복하는 것이 고강도인터벌운동이다. 예를 들어 시속 8~12km/hr로 30초에서 1분을 뛰고, 숨이 차면 속도를 5km/hr로 낮추어 2~3분 걷다가 호흡이 돌아오면 다시 속도를 높여서 뛴다. 이때 이전 고강도 운동으로 숨이 덜 찼다면 속도를 조금 더 올려본다.

고강도 운동은 실내에서도 가능하다. 스쿼트 동작을 10~20회 시행하고 1~2분 쉬었다가 다시 반복한다. 다시 강조하지만, 고강도 운동은 시간보다 '강도'가 더 중요하다. 따라서 워밍업을 포함하더라도 30분을 넘길 필요는 없다.

고강도 운동은 근육세포의 마이오카인 분비를 강하게 자극해 대사유연성을 높여주고 인슐린 저항성을 빠르게 개선시킨다. 유산소

운동에 비해 심폐지구력을 빠르게 개선시킬 뿐 아니라 미토콘드리아의 생합성 증가, 지방산 연소 증가, PGC-1α 및 GLUT4 발현 증가 등의 효과도 빠르게 나타난다.

고강도 운동 중에는 인슐린의 도움 없이도 포도당 유입이 증가한다. 운동 후에도 카테콜아민catecholamine◆ 분비가 지속되면서 운동 효과가 24시간 이상 유지된다. 운동을 끝내고 1시간 후에는 성장호르몬이 운동 전에 비해 10배까지 증가해 근육 손실을 막아준다.

고강도인터벌운동의 인슐린 저항성 개선 효과는 연구를 통해서도 입증되었다. 평소 운동을 하지 않았던 비만한 성인 남성을 대상으로 2주간 6회(30초간 짧은 거리를 전력 질주하는 스프린트를 4분 간격으로 4~6회 반복) 하게 했을 뿐인데도 심폐지구력, 인슐린 저항성, 대사유연성이 의미 있게 개선되었다.[78]

고강도인터벌운동은 누구나 할 수 있지만 고령이거나 당뇨병, 심혈관질환을 가진 환자들에게 적용하기에는 무리가 따를 수 있다. 이런 경우는 전문가의 감시 하에 시행해야 한다.

◆ 운동 자극으로 인해 부신에서 분비되는 물질로 노르에피네프린(norepinephrine), 에피네프린(epinephrine) 등이 여기에 해당된다.

HOW TO 고강도인터벌운동

집에서 도구 없이 스쿼트를 응용해서 실시해도 되고, 공원에서 달리는 속도에 완급을 주는 방식으로도 할 수 있다. 이외에도 방법은 많다. 고정식자전거와 트레드밀, 계단 오르기, 스쿼트 점프 등을 응용해서 할 수도 있다. 몇 가지 방법을 간단히 소개한다.

고정식자전거: 30초간 숨이 턱에 찰 정도로 페달을 가능한 한 빠르고 힘들게 밟는다. 그러고 나서 2~4분간 페달을 천천히 밟으면서 숨이 돌아오기를 기다린다. 또다시 30초간 페달을 빠르고 힘들게 밟는다. 다시 2~4분간 천천히 페달을 밟는다. 이것을 15~30분 동안 반복한다.

트레드밀: 5분 정도 워밍업으로 시속 5~6km로 걷는다. 30~60초를 시속 8~12km로 숨이 턱에 찰 정도의 강도로 빠르게 뛴다. 그러고 나서 1~3분간 시속 5km로 걷는다. 이것을 10~20분 동안 반복한다.

계단 오르기: 5~15층을 가급적 빠른 속도로 걸어 올라간다. 숨이 턱까지 차면 천천히 걸어 내려오거나 엘리베이터를 타고 내려온다. 숨이 돌아오면 다시 계단을 빠른 속도로 걸어 올라간다. 이것을 15~30분 반복한다.

스쿼트 점프: 스쿼트를 했다가 일어설 때 살짝 두 발을 떼면서 점프한다. 가급적 빠른 속도로 30~90초간 스쿼트 점프를 한다. 그러고 나서 30~90초 동안 제자리걸음으로 가볍게 걷는다. 이것을 10~20분간 반복한다.

몸이 익숙해지면 운동 시간을 40초, 50초, 60초, 90초로 단계적으로 올려본다. 운동을 할수록 점차 심폐지구력이 좋아지고, 심폐지구력이 좋아질수록 심박수의 회복시간도 짧아진다. 고강도 운동의 회복시간을 줄여나가면 총 운동 시간을 늘릴 필요 없이 고강도인터벌 운동의 강도가 점차 올라간다.

의자중독에서 벗어나기

4장

흡연만큼 해로운
의자중독

의자중독은 꼼짝 않고 오래 앉아 있는 상태를 말한다. 기계가 육체노동을 대신해주면서 현대인들은 거의 하루 종일 앉아 있다. 그처럼 하루 종일 앉아 있는 것은 건강에 얼마나 해로울까?

이에 대한 첫 연구 보고는 1954년에 나왔다. 영국 런던에서 이층버스와 트롤리버스trolley bus를 운행하는 운전기사 1만 5,500명과 승차권 검표원(버스 차장) 9,500명을 대상으로 1949년부터 1950년까지 2년간 관상동맥질환 발생률과 사망률을 조사했다. 연구에 참여한 사람들은 35~64세 남성들이었고, 사회경제적 수준은 차이가 없었다.

연구결과에 의하면 이 기간 동안 급성심근경색으로 사망한 사람은 운전기사가 버스 차장보다 2배 이상 많았다. 운전기사는 1,000명당

0.9명 꼴로 사망한 데 반해 버스 차장은 1,000명당 0.4명 꼴이었다.[79]

같은 공간에서 일한 이들의 유일한 차이점은 하루 종일 앉아서 일하는가, 서서 일하는가밖에 없었다. 운전기사는 업무 시간의 90퍼센트를 앉아서 보냈고, 버스 차장은 버스 안을 걸어 다니며 앉았다 일어섰다를 반복했다. 그런데 이 차이만으로 운전기사의 급성심근경색 사망 위험이 2배 이상 높게 나타난 것이다.

이후 수천여 편이 넘는 논문들이 쏟아져 나오면서 '꼼짝 않고 오래 앉아 있는 것prolonged sitting'은 수명을 단축시키고 흡연만큼이나 건강에 해롭다는 것이 정설로 굳어지게 되었다.

앉아 있는 시간의 총량보다 '지속성'이 더 관건

의자중독이 건강에 미치는 영향은 수많은 연구를 통해 드러나 있다. 꼼짝 않고 오래 앉아 있는 것은 당 대사와 지방 대사를 망가뜨리고 당뇨병과 심혈관질환으로 이어지는 독립적인 위험인자다. '독립적'이라는 표현은 운동과 무관하다는 의미다. 다시 말해 강도 높은 운동을 해도 앉아 있는 시간이 길어지면 운동의 효과가 상쇄된다.[80]

꼼짝 않는 시간이 1시간씩 길어질수록 허리둘레와 중성지방 등의 수치가 올라가고, 몸에 이로운 HDL콜레스테롤 수치는 떨어졌다. 이는 수면과 운동 시간을 보정해도 동일한 상관관계를 보였다. 반면, 하루 총 신체 활동량이 많을수록, 심폐지구력이 좋을수록 각종 대사지표가 좋았다.[81] 결국 하루 30분 운동하는 것보다는 얼마나 많이 움직였는지가 더 중요한 것이다.

의자중독은 시간의 총량보다 '지속성'이 더 중요한 관건이다. 하루 중 의자에 앉은 시간이 통틀어 얼마나 되는지보다 얼마나 오랫동안 그대로 앉아 있었는지가 더 나쁜 영향을 미친다. 꼼짝 않고 앉아 있는 시간이 길어질수록 지방을 분해하는 LPL$^{lipoprotein\ lipase}$ 효소의 활성이 감소하면서 혈액 내 중성지방의 농도가 올라간다. 식사 후 포도당, 인슐린, 중성지방의 상승폭이 적을수록 건강한 몸인데, 앉아 있는 시간이 길면 상승폭이 커져서 건강에 악영향을 준다.

또 다른 연구결과를 보자. 건강한 성인들을 대상으로, 하루 9시간 앉아 있게 한 그룹과 30분마다 100초간 가볍게 몸을 움직이게 해서 오래 앉아 있지 않게 한 그룹으로 나눠 혈당과 인슐린 그래프를 비교해보았다. 중간중간 신체활동이 있었던 그룹이 꼼짝 않고 앉아 있던 그룹에 비해 하루 중 혈당과 인슐린 그래프가 각각 37퍼센트, 18퍼센트 감소했다.[82] 그런가 하면, 앉아 있는 시간을 줄여 하루 2.5시간 서 있게 하거나 30분마다 가볍게 걷게 해도 규칙적으로 운동하는 것보다 24시간 혈당과 인슐린 수치를 낮추어 인슐린 민감성을 개선시켰다.[83]

30분마다 한 번씩
일어나라!

사람의 몸은 똑바로 서 있거나 걷는 활동에 적합하도록 진화되어 왔다. 우리가 앉아 있는 모습을 떠올려보면 궁둥이, 허벅지, 장딴지 근육에 힘이 쭉 빠져 있다. 무엇보다 허리를 받쳐주는 기립근과 하체 근육이 중력에 저항하려는 힘이 반감된다. 앉아 있는 시간이 길어질수록 몸의 중심부 근육은 위축될 수밖에 없다.

앉아 있으면 흉곽이 좁아져 폐가 눌리면서 호흡도 얕아진다. 오래 앉아 있을수록 다리로 내려간 혈액이 심장으로 잘 돌아오지 못한다. 그래서 혈액순환 속도가 느려진다. 뇌로 올라가는 혈액량이 부족해지고 다리가 붓는다. 이것만이 아니다. 식후 혈당도 떨어지지 않고 높은 상태로 오래 유지된다.

직장인들에게 점심식사 후 오후 시간에 서서 업무를 볼 때와 앉아서 업무를 볼 때의 식후 혈당 변화를 관찰해보았더니, 같은 사람이 동일한 음식을 먹었음에도 서서 업무를 볼 때 식후 혈당이 43퍼센트나 낮았다. 또한 앉아서 업무를 볼 때는 혈당 피크(최고 수치)가 훨씬 더 높았고, 올라간 혈당은 쉽게 떨어지지 않고 오랜 시간 유지되었다.[84]

하루 이틀도 아니고 수년간 의자중독이 지속된다면 어떨까? 당뇨병, 심뇌혈관질환, 심지어 암 발생 위험까지 증가한다. 또한 의자중독은 인지기능 저하와도 밀접한 관련이 있다. 앉아 있는 시간이 길수록 인지기능 저하가 심해진다.[85] 치매 위험도 증가시킨다는 의미다.

규칙적으로 운동하고 있으니 의자중독은 별거 아니라고 생각할지도 모른다. 그러나 하루 8시간 이상 오래 앉아 있으면 운동의 효과가 상쇄된다. 아무리 운동을 열심히 해도 의자중독에서 벗어나지 않으면 운동 효과를 얻기 어렵다는 뜻이다.

그러면 어떻게 하는 것이 좋을까? 30분에 한 번씩은 자리에서 일어나야 한다. 그게 어렵다면 적어도 1시간마다 일부러 일어나서 스트레칭을 하거나 5분 정도 가볍게 걸어주어야 한다. 의자중독에서 벗어나야 향후 만성질환에 걸릴 위험을 낮출 수 있다.

사무직 종사자일수록 비만율이 높다?

우리나라에서는 매년 질병관리청에서 '국민건강영양조사'라는 통계를 내는 자료조사를 실시한다. 그 가운데 연령별로 비만 유병률을 분석한 자료를 보니 40~59세의 비만율이 다른 연령층에 비해 월등히 높았다. 2021년에는 거의 50퍼센트에 육박했다. 이 나이대의 절반은 비만인 셈이다. 2011년부터 살펴보면 비만율은 해마다 2.3퍼센트씩 꾸준히 늘어왔다. 다른 연령대의 비만율도 늘었지만 40, 50대 비만 인구가 월등히 높았다.

질병관리본부에서는 연관되는 요인들을 찾아봤다. 비만한 사람과 그렇지 않은 사람의 차이를 가르는 변수를 찾아봤더니, 첫 번째가 '직업'이었다. 하루 종일 앉아서 일하는 사무직 종사자가 그렇지 않은 사람보다 비만율이 높았다. 마찬가지로 하루 평균 앉아 있는 시간이 8시간 이상인 사람들이 비만 인구에 많았다. 이 외에 고위험 음주자, 즉 주 2회 이상 술 마시는 사람이 비만율이 높았고, 그다음이 운동 부족, 근력운동을 안 한다고 하는 사람이 많았다. 이런 사람들은 주로 배가 나오고 팔다리가 가는 '거미형'일 가능성이 높은데, 체중계 눈금이 많이 나가지 않더라도 대사이상이 잘 생긴다.

그런가 하면, 여성은 40, 50대의 비만율이 낮고 오히려 20, 30대에 비만율이 증가하는 추세였다. 이들의 비만을 유발하는 요인은 무엇이었을까? 역시 첫 번째가 직업이었다. 단, 남성들과 달리 사무직에 있는 사람들이 비만이 적었고, 생산직이나 직업이 없는 사람들이 비만 인구가 많았다. 그리고 교육 수준이 높을수록, 소득 수준이 높을수록, 흡연을 안 할수록 비만 인구가 적었다.

5장

대사질환의 중심,
지방간 해결하기

일시적으로
술과 과당을 끊어라

인슐린 저항성과 지방간은 동전의 앞뒷면과 같다. 인슐린 저항성이 있으면 지방간이 생기고 지방간이 생기면 인슐린 저항성으로 이어진다. 그럼에도 지방간을 인슐린 저항성과 분리해 따로 다루는 이유는 그만큼 '건강체중'으로 되돌아가기 위해 반드시 해결해야 하는 질병이기 때문이다.

식욕과 포만감을 관장하는 우리 몸의 컨트롤타워는 뇌이지만 신진대사를 관장하는 컨트롤러는 '간'이라고 했다. 간의 저장창고에는 글리코겐만 들어와야 한다. 중성지방은 피하지방조직에 쌓여야 한다. 간에 중성지방이 쌓이는 것은 일시적인 과정이어야 한다. 계속 쌓이는 것은 비정상적이다. 이 비정상적인 상황의 결과물이 지방간이다.

지방간은 인슐린 저항성을 초래하면서 신진대사를 서서히 망가뜨린다. 공복혈당이 올라가고 콜레스테롤 수치가 상승하는 것은 건강했던 간이 '지방간'으로 바뀌면서 예전의 빠릿빠릿함을 잃어버렸기 때문이다.

다행히 간은 회복력이 강하다. 지방간을 유발한 알코올과 과당을 끊고 의도적으로 탄수화물 섭취량을 조절해 간에 쌓인 중성지방을 내보내면 충분히 회복이 가능하다.

간헐적 단식과 운동도 필요하지만 무엇보다 술과 과당을 철저히 제한하는 것이 가장 중요하다. 술, 설탕, 단 과일, 과일주스, 청량음료를 아예 입에 대지 않는 것보다 더 확실한 치료법은 없다. 평생 그러라는 말이 아니다. 지방간이 정상 간으로 돌아올 때까지만 철저히 제한하고, 이후부터는 조절해서 섭취하면 된다.

그런데 환자들을 치료하다 보면 아무리 설명을 해주어도 '칼로리 개념'을 쉽게 떨쳐내지 못한다. 이 칼로리 개념 때문에 지방간 치료가 어려워지는 측면이 있다.

'어제 피치 못할 회식으로 부장님한테 소주 세 잔을 받아 마셨으니 오늘 운동을 더 많이 해서 먹은 만큼 칼로리를 소모해야지….'

이런 생각을 하는 사람들이 여전히 많다. 그러나 칼로리 개념은 이제 잊어야 한다. 내 간을 망가뜨린 원인은 '칼로리 과잉'이 아니라 '술과 과당의 지나친 섭취' 때문이다. 하루에 소주를 두 병씩 마셔서 알코올성 간염이 온 환자에게 어떤 처방을 내려야 할까. 당연히 술을 끊게 해야 한다. 술을 마시게 하면서 간장약을 처방하는 것은 밑 빠진 독에 물 붓기다.

소주 두 병 마셨던 음주량을 소주 반병으로 줄이면 알코올성 간염이 개선될까? 그렇지 않다. 이미 망가진 간은 독소가 조금만 들어와도 더 망가진다. 독소를 줄이는 것으로는 간 건강의 악화를 막을 수 없다.

술을 예로 들면 사람들은 빠르게 이해한다. 그런데 비알코올성 지방간질환은 과당이 주원인이다. 지방간이 치료될 때까지 설탕과 과일을 끊어야 한다고 말하면 술을 예로 들었을 때보다 더 적극적으로 받아들이지 못한다.

'그래도 과일은 건강식인데….'

'좋아하는 빵을 어떻게 끊어. 매일 먹었는데 안 먹을 순 없으니 1주일에 두 번으로 줄여야지.'

이렇게 생각하면서 철저하게 지키지 않는다. 하지만 과일에 든 과당도 술과 마찬가지로 비알코올성 지방간질환이 있는 사람에게는 독이다.

간은 회복력이 빠른 장기다. 손상을 일으킨 독소를 끊으면 간은 빠르게 회복된다. 좋아하는 빵을 끊지 못하고 지방간 치료 기간을 마냥 늘리는 것보단 한 달간 확실하게 끊어서 지방간을 치료한 다음, 이후부터 평소보다 적게 먹는 게 훨씬 낫지 않을까.

마른 지방간 환자는
'체지방률'을 낮춰야 한다

정상체중군에 속하면서도 지방간 등 대사이상을 보이는 마른 지방
간 환자에 대해 앞서 설명한 바 있다. 피하지방조직의 확장성이 떨어
지는 경우라서 그렇다는 것을 이해했을 것이다. 이런 사람들은 어떻
게 치료하면 좋을까. 체중이 정상인데 더 줄여야 할까?

사실 여기에 대한 가이드라인은 나와 있지 않다. 다만, 마른 지방
간 환자는 같은 체중이더라도 지방간이 없는 사람에 비해 내장지방
이 많고 근육량이 적다는 특징이 있다. 따라서 내장지방을 줄이고 근
육량을 늘리는 게 하나의 치료 방법이 될 수 있다. 탄수화물 섭취를
줄이고 단백질을 매끼 잘 챙겨 먹으면서 운동을 해야 하는 것이다.
체중 변화보다는 근육량을 늘리고 체지방량을 줄여 '체지방률'을 낮
춰야 한다.

생활습관 교정도 필요하다. 특히 수면의 질이 중요하다. 하루 7시
간 이상 수면과 숙면을 취한다. 질 좋은 수면은 근육 생성에 도움이
될 뿐 아니라 항비만 호르몬인 렙틴 수치도 개선해준다.

6장

서카디안 리듬을
회복하자

인체의 자연스러운 리듬을
회복해야 건강해진다

우리 몸은 24시간을 주기로 일정한 리듬을 가지고 있으며 이에 따라 낮과 밤의 신진대사가 달라진다. 이것을 '서카디안 리듬circadian rhythm' 이라 한다. 일주기 리듬 혹은 생체리듬(생체시계)이라고도 하는데 수면, 체온, 혈압, 호르몬 변화 등이 이 리듬에 따라 조절된다.

우리 몸의 생체시계는 '중추시계'와 '말초시계'로 나뉜다. 빛의 자극으로 반응하는 중추시계는 양쪽 눈의 시신경들이 교차하는 바로 윗부분인 시신경교차상핵suprachiasmatic nucleus, SCN에 위치하며 서카디안 리듬을 조절하는 마스터 생체시계라고 할 수 있다. 중추시계는 두 가지 중요한 작용을 하는데, 첫 번째는 눈을 통해 들어오는 빛의 자극으로 밤과 낮을 구분한다. 두 번째는 호르몬, 자율신경계를 통해 말초시계를 싱크로나이즈(같은 시간에 작동되도록 하는 것)한다. 말초시계는 음식 섭취나 수면·각성, 신체활동 등을 통해 나타나는 우리 몸의 생리적 반응을 말한다. 예를 들어 음식이 들어오면 말초시계는 활발히 작동한다.

빛이 눈으로 들어오는 낮 시간에는 신체활동과 식사를 하는 모드가 된다. 밤이 되면 멜라토닌이 분비되면서 수면과 휴식 모드로 바뀐다. 뇌의 중추시계가 낮이라고 인지해 활동 모드일 때 음식이 들어오면 '중추시계와 말초시계가 싱크로나이즈되었다'고 말한다.

이처럼 서카디안 리듬의 중추시계와 말초시계가 같은 시간에 작동되어야 건강이 유지된다. 몸의 생리적 기능과 호르몬 분비가 정상적으로 유지되기 때문이다. 서카디안 리듬은 유전적으로 결정되고, 나이가 들수록 손상되기 쉬워진다.

야식 습관과 불규칙한 수면이 서카디안 리듬을 방해한다

저녁식사 이후부터 다음 날 아침식사 전까지, 12시간의 단식은 우리 몸의 서카디안 리듬을 유지하는 데 아주 중요하다. 음식이 들어오지 않는 공복 시간에 우리 몸은 고장난 세포를 수리하고 부족한 것을 채우기 때문이다. 또한 위장관계와 면역계는 휴식과 충전의 기회를 갖는다.

하지만 현대인들은 밤에도 대낮처럼 실내등을 환하게 켜놓고, 음식도 때를 가리지 않고 먹는다. 한 연구에 의하면 현대인은 50퍼센트 이상이 하루 15시간 동안 음식을 먹는다고 한다. 12시간 이상의 공복을 유지하는 사람들은 10퍼센트 정도에 불과했다.[86] 결국 회복에 필요한 시간이 충분치 않은 셈인데, 여기서 문제가 발생한다.

현대인의 서카디안 리듬을 깨뜨리는 것은 이것만이 아니다. 수면의 양과 질도 커다란 영향을 미친다. 야간교대근무, 야식, 밤 시간의 신체활동 등도 서카디안 리듬을 깨뜨리는 요인이다. 그리고 이런 요인들 때문에 서카디안 리듬이 깨지면 인슐린 저항성이 생기기 쉽다.

서카디안 리듬이 무너지면 인슐린 저항성이 생기는 가장 큰 이유는 '인슐린'에 휴식을 주지 않아서다. 인슐린은 낮 시간에 왕성하게 활동하는 호르몬이다. 밤에는 수면 호르몬인 멜라토닌에게 자리를 내어주고 휴식 모드를 취해야 한다. 멜라토닌이 분비되면 인슐린을 생산하는 췌장의 베타세포에서 일시적으로(밤 시간 동안) 인슐린 생산이 억제된다. 멜라토닌이 췌장 베타세포의 회복에도 중요한 역할을 하는 것이다. 낮 동안 쉬고 있던 멜라토닌은 저녁 시간부터 조금씩 증가하기 시작해서 자정 무렵에 정점에 도달하고 이후 새벽까지 조금씩 줄어든다. 멜라토닌이 충분히 분비되지 못해 수면 장애가 생기면 혈당 대사와 식욕조절에 영향을 준다.

수면·각성 주기는 식사 시간과 맞물려 돌아간다. 취침 3~4시간 전에 식사를 끝내야 인슐린과 멜라토닌의 바통 터치가 가능하다. 이미 멜라토닌 분비가 시작된 저녁 시간에는 가급적 탄수화물 섭취를 줄이는 것이 인슐린에도 유리하다.

그런데 밤늦은 시간에 야식을 섭취하면 어떻게 될까? 그것도 혈당을 높이는 음식으로 말이다. 당연히 서카디안 리듬에 교란이 생기고 인슐린 저항성, 렙틴 저항성, 수면 장애로 이어질 수밖에 없다.

서카디안 리듬을
되돌리는 생활습관

뇌의 중추시계는 취침 준비를 하고 있는데 몸의 말초시계는 그동안 습관적으로 먹었던 야식 때문에 배고픔 신호를 보낼 수 있다. 서카디안 리듬을 되돌리려면 이러한 습관에서 벗어나야 한다.

물은 12시간 공복을 유지하는 시간에도 언제든 양껏 마실 수 있다. 따라서 우리 몸의 말초시계에서 배고픔 신호가 나오면 일단 물을 마셔서 배고픔을 달랜다. 물로 달랠 수 없는 허기라면 오이, 당근, 브로콜리, 양배추 같은 채소류나 연두부를 먹는 것도 괜찮다. 부득이 야식을 먹게 된다면 탄수화물 음식은 최대한 자제하는 것이 좋다. 혈당이 많이 올라간 상태로 잠자리에 드는 것은 인슐린 호르몬과 간에 부담을 주기 때문이다.

야식의 유혹을 이겨내지 못하고 무언가를 먹었다면 서카디안 리듬 회복을 위해 마지막으로 음식을 먹은 시간으로부터 12시간 공복을 유지해야 한다. 양이 아무리 적어도 에너지를 내는 음식이 들어오면 우리 몸속 생체시계는 '활동 모드'로 판단하기 때문이다. 이처럼 서카디안 리듬에 따른 몸의 변화를 이해하면 조금 더 나은 방향으로 건강 습관을 들일 수 있다.

아침식사는 과하지 않게, 저녁식사는 취침 4시간 전 끝낸다

원시인류는 동굴 안으로 해가 비춰 들어오는 시간에 잠을 깼다. 하지만 우리는 스마트폰 알람 소리에 잠을 깬다. 해가 뜨는 시간이 아닌, 내가 계획한 기상 시간에 맞추어 잠에서 깨는 것이다.

만약 자연스러운 서카디안 리듬에 맞춰 생활하고 싶다면 '빛'을 잘 이용하도록 한다. 침실은 숙면을 취하도록 두꺼운 커튼으로 햇빛을 차단하고, 실내등도 최대한 어둡게 하는 것이 좋다. 이후 아침에 알람 소리에 잠에서 깨면 커튼을 젖혀 햇빛을 적극적으로 받아들인다.

밤에는 멜라토닌 호르몬이 분비되면서 수면이 유지되지만 아침에는 멜라토닌 분비가 줄어들면서 스트레스 호르몬인 코르티솔이 서서히 분비되기 시작한다. 일반적으로 코르티솔은 오전 5시부터 오르기 시작해서 대략 7시에 정점을 찍는다. 그래야 침대에서 일어나 활동할 준비를 할 테니까. 따라서 일어나자마자 식사를 하는 것보다는 1시간 정도 지나서 하는 것이 좋다.

전날 저녁식사를 7시에 끝냈다면 오전 7~9시에 아침식사를 시작한다. 서카디안 리듬에서 12시간 공복 유지는 필요충분조건이다. 전날 저녁식사가 8시 넘어 끝났다면 아침식사도 똑같이 늦어져야 한다.

아침에는 과하지 않게 적당량만 먹는다. 막 잠에서 깨어난 인슐린에 무리를 주지 않기 위해서다. 식단은 식이섬유와 단백질, 복합당질로 구성된 게 좋다. 퀴노아죽, 오트밀, 샐러드, 플레인요거트, 베리류 과일, 견과류 등을 먹고, 부족한 단백질은 셰이크 형태로 먹으면 건강식이 된다. 식사 순서도 중요하다. 아침에는 채소와 단백질 음식으로 먼저 배를 채우고, 이후 탄수화물 음식을 먹는 것이 좋다.

탄수화물은 인슐린 호르몬의 작동 능력이 빠릿빠릿하고 식사 후에도 활동량이 많은 점심시간에 풍부하게 먹는다. 그리고 저녁식사 후 혈당과 인슐린이 식사 전 수준으로 떨어졌을 때 잠자리에 드는 것이 가장 이상적이다. 저녁식사를 취침 4시간 전에 끝내야 하는 이유다.

아무리 늦어도 취침에 들기 3시간 전에는 식사를 마쳐야 한다. 혈당과 인슐린 수치가 올라가 있는 상태에서 잠을 자면 인슐린 호르몬

서카디안 리듬 회복을 위한 권고사항

- 공복을 12~14시간 유지한다.
- 아침식사는 과하지 않게 적당량 먹는다.
- 저녁식사에서는 탄수화물 섭취량을 줄인다.
- 저녁식사 이후 늦은 음식 섭취를 제한한다.
- 운동은 가급적 6시 이전에 하고 늦어도 취침 3시간 전에 끝낸다.
- 늦은 밤 음주를 피한다.
- 잠자리에 들기 2시간 전부터 실내등을 어둡게 하고, TV 시청이나 PC · 스마트폰 사용을 자제한다.
- 수면은 최소 7시간 이상 유지한다.

내 몸 혁명

이 밤에 휴식을 취할 수 없어 인슐린 저항성이 잘 생기기 때문이다. 만약 저녁식사에서 탄수화물 섭취가 많았다면 식사 후 밖에 나가 산책이나 가벼운 운동으로 혈당을 떨어뜨린 후 취침을 준비하는 것이 좋다. 운동은 늦어도 취침 3시간 전에 끝낸다.

저녁식사를 끝내면 우리 몸은 휴식과 수면 모드로 넘어갈 준비를 한다. 따라서 잠자리에 들기 2시간 전부터는 우리 몸의 서카디안 리듬에 맞춰 실내등을 어둡게 한다. PC나 TV 시청은 잠자리에 들기 2시간 전에 끝낸다. 스마트폰은 블루라이트 차단 기능을 활용하고 최대한 보지 않도록 한다. 뇌의 중추시계에 불빛 자극을 최대한 차단해야 수면을 유도하는 멜라토닌 분비가 활발해진다.

수면의 질이
중요하다

서카디안 리듬 회복에서 가장 중요한 것은 수면의 양과 질이다. 하루 6시간 미만의 짧은 수면은 인슐린 저항성, 비만, 고혈압, 당뇨병, 심혈관질환 발생 위험을 높인다.

수면 부족은 식욕조절에 직접 영향을 준다. 식욕억제 호르몬인 렙틴은 서카디안 리듬을 따르는데, 낮에는 분비량을 낮춰 3~4시간마다 배고프게 만들지만 밤에는 분비량을 늘려 배고프지 않게 만든다. 그런데 수면 부족으로 서카디안 리듬에 교란이 생기면 밤에도 배고픔을 느끼게 만든다. 야식을 먹는 것은 습관이기도 하지만 서카디안 리듬이 깨져서 나타나는 증상일 수도 있다.

수면과 식욕의 관계는 다양한 연구결과가 증명한다. 건강한 성인에게 5일 동안 의도적으로 수면 시간을 줄였더니 식욕이 더 당기고 음식 섭취량이 늘었다. 야식 섭취도 늘고 다이어트를 해도 체지방 감량 속도가 떨어졌다.[87] 그런가 하면, 젊은 성인들을 대상으로 7일간 하루 6시간 미만으로 잠을 자게 했더니 충분한 수면을 취할 때보다 앉아 있는 시간이 더 늘었고, 활동적으로 움직이는 시간이 뚝 떨어졌다.[88]

결국 수면의 양과 질이 식습관과 신체 활동량에 큰 영향을 준다는 의미다. 잠을 푹 자는 것은 체중감량뿐 아니라 인슐린 저항성을 개선하는 데에도 아주 중요하다.

건강한 수면을 위한 팁

건강을 위해서는 적어도 7시간 이상 수면을 취해야 하며, 특히 첫 4시간이 중요하다. 깊은 수면이 이 시간에 많이 일어나기 때문이다. 중간에 깨도 다시 나머지 3시간을 더 잘 수 있으면 된다.

잠이 부족하면 집중력이 떨어지고 머릿속에 안개가 낀 것처럼 멍해진다. 시도 때도 없이 졸리고 쉽게 피로해진다. 간헐적 단식으로 식이조절을 하고 아무리 운동을 열심히 해도 수면의 질이 떨어지면 사상누각에 불과하다. 건강한 수면 습관을 만드는 실천 방법에는 어떠한 것들이 있는지 알아보자.

첫 번째, 규칙적인 시간에 자고 일어난다. 내 생활습관에 맞게 잠자리에 드는 시간과 일어나는 시간을 가급적 일정하게 유지하도록 노력한다. 생체시계를 나의 서카디안 리듬에 최대한 맞추는 것이다. 주중에 생긴 수면 '빚'을 해결하기 위해 주말에 늦잠을 자는 경우가 많은데, 토요일에 늦게 자고 늦게 일어나면 일요일 밤에 잠들기 어려울 수 있다. 또 다음 1주일간의 수면 리듬이 깨질 수도 있어 바람직하지 않다. 주말에도 잠자리에 드는 시간과 아침에 일어나는 시간 차이는 평일에 비해 2시간을 넘지 않는 것이 좋다.

두 번째, 햇빛을 활용한다. 아침에 알람 소리에 깨서 눈을 떴을 때 수면 시간이 조금 부족하다고 생각되면 밖에 나가 20분 정도 햇빛을 쬐는 것이 도움이 될 수 있다. 잠자리에 누웠을 때 쉽게 잠들지 못한다면 낮 시간에 20분 정도 햇빛을 쬐는 것도 좋다. 낮에 햇빛을 많이 받으면 세로토닌 생성이 늘어나는데 이것이 밤에 멜라토닌 분비를 늘려 푹 잠들 수 있도록 도움을 준다.

세 번째, 수면을 방해하는 카페인과 술을 멀리한다. 카페인, 술, 담배는 모두 수면을 방해하는 대표적인 물질이다. 술은 저녁식사와 함께 곁들이는 와인 한두 잔 정도여야 한다. 그 이상이라면 렘수면과 깊은 수면 시간을 줄이고, 수면 중간에 잘 깨게 만든다. 커피 역시 오후 1시 이후에는 마시지 말아야 한다. 디카페인 커피에도 카페인이 들어 있으므로 카페인에 민감한 사람은 피해야 한다.

네 번째, 침실 환경을 수면 공간 모드로 바꾼다. 침실은 잠을 자기 위한 공간으로만 활용해야 한다. 실내 온도는 약간 선선하게 유지한다. 침실 안은 최대한 어둡게 만들어야 한다. 창문에 두꺼운 커튼을 쳐서 햇빛과 외부의 불빛을 차단하는 것이 필요하다. 또한 침대에서 업무를 보는 것은 삼간다. 침대는 오로지 수면만을 위해 사용해야 한다.

다섯 번째, 잠들기 2시간 전부터는 블루라이트를 차단한다. 텔레비전, 컴퓨터 모니터, 태블릿, 스마트폰 등의 불빛은 잠자리에 들기 2시간 전부터 눈의 망막으로 들어오지 않게 해야 한다. 블루라이트는 뇌에 멜라토닌 생성을 멈추라는 메시지를 보내 수면을 방해하기 때문이다.

여섯 번째, 낮잠을 잘 활용한다. 수면 시간이 부족해 낮 시간에 졸음이 쏟아질 때는 짧은 낮잠이 도움이 될 수 있다. 다만, 오후 2시 이전이라면 20분 정도가 적당하고 30분을 넘겨서는 안 된다. 저녁식사 후 TV를 보면서 깜빡 조는 경우가 있는데 이것도 낮잠에 해당된다. 오후 늦게 낮잠을 자면 숙면을 방해하기 때문에 불면증이 있다면 아예 낮잠을 자지 않는 것이 더 좋다.

일곱 번째, 위장을 편안하게 만든다. 저녁에 과식을 해서 속이 더부룩하면 숙면에 방해가 되기 때문에 저녁식사는 적어도 취침 3시간 전에 끝내는 것이 좋다. 배가 너무 고파도 잠이 오지 않는데 이럴 때는 플레인요거트나 오이, 당근 같은 가벼운 간식을 조금 먹는 것이 숙면에 도움을 주기도 한다.

여덟 번째, 부교감신경을 활성화한다. 스트레스를 받으면 교감신경이 항진된다. 지속적인 스트레스 상황에서는 교감신경의 과항진 소견이 나타나고 밤에 숙면이 어려워지는 부작용이 생긴다. 교감신 경과 부교감신경의 밸런스를 유지하기 위해서는 스트레스가 만성이 되지 않도록 그때그때 해결해야 하지만, 이와 함께 부교감신경을 활 성화하는 자극도 효과적이다. 이를테면 명상을 하거나 가벼운 음악 감상으로 마음을 달래는 것이 부교감신경 활성화에 도움이 된다. 여 기에 미지근한 물로 샤워를 하거나 가볍게 스트레칭을 하면 숙면에 빠질 수 있다.

아홉 번째, 규칙적으로 운동한다. 규칙적인 운동은 뇌의 혈액순환 을 좋게 만들어 숙면에 도움이 되는 것으로 알려져 있다. 이른 아침 에 유산소운동을 하거나 저녁식사 전에 근력운동을 하면 숙면에 효 과적이다. 잠자리에 들기 직전에 하는 격렬한 운동은 교감신경을 자 극해 오히려 숙면에 방해가 되기 때문에 저녁식사 이후에는 가볍게 산책을 즐기는 정도가 숙면에 도움이 된다.

열 번째, 숙면에 대한 강박에서 벗어난다. 잠을 잘 자야 다음 날 일 을 잘할 수 있다는 강박을 갖게 되면 잠을 자기가 더욱 어려워진다. 다음 날 해야 하는 일이 머릿속에 맴돈다면 잠자리에 들기 2~3시간 전 다음 날 해야 할 일들을 기록해보자. 그리고 각 문제에 대한 해결 책을 써본다. 평소에 종이와 펜을 침대 옆에 두는 것도 좋다. 잠자리 에 들었는데 갑자기 걱정거리가 떠올랐다면 종이에 적은 뒤 다음 날 아침에 고민하기로 하고 강박에서 벗어나자.

마지막으로, 숙면에 도움이 되는 식품이나 영양보충제의 도움을 받는다. 숙면을 취하는 고전적인 방법에는 잠들기 전 따뜻한 우유 한 잔 마시기가 있다. 멜라토닌을 복용하는 것도 해볼 수 있는 방법이다. 처음에는 0.5~3mg으로 시작하는데 취침 30분 전에 복용하면 된다. 영양제인 마그네슘을 복용하는 것도 숙면에 도움이 될 수 있다. 녹차에 들어 있는 테아닌theanine도 불안을 완화시켜 숙면에 도움을 주기 때문에 필요하다면 마셔보는 것도 좋겠다.

장내미생물은 인체 대사에도
영향을 준다

장내에는 1,000여 개의 다른 종으로 구성된 미생물이 약 39조 마리
나 살고 있다. 장내미생물이 가진 유전자 수는 약 330만 개로 사람의
유전자 수보다 150배 더 많다. 어떻게 보면 우리 몸의 건강과 생존에
장내미생물의 유전자가 더 큰 역할을 하고 있는지도 모른다. 실제 장
내미생물은 우리 유전자로는 만들 수 없는 비타민과 항염증물질을
만들어낼 수 있다.

　많은 사람이 한 번쯤은 들어봤을 '마이크로바이옴microbiome'이라는
단어는 모든 미생물 종류를 총칭하는 마이크로바이오타microbiota와
유전체인 게놈genome의 합성어로 '장내미생물과 그 유전 정보 전체를
포함하는 미생물군집'을 일컫는다. 장내 마이크로바이옴은 사람이

분해하지 못하는 영양소를 소화·흡수할 수 있게 도울 뿐 아니라 숙주의 면역계, 신진대사, 심지어 뇌질환까지도 연계되어 있다는 보고들이 나오고 있다.

장내미생물은 숙주인 사람과 공생관계에 있다. 오랜 기간 공생해오면서 서로 이익을 주는 방향으로 진화했다. 장내 유익한 세균들은 숙주인 사람의 면역반응을 조절하여 면역계의 균형을 유지한다. 사람 면역세포의 약 70퍼센트가 장에 위치한 이유이기도 하다. 또 장점막의 치밀결합을 유지해 병원성세균의 공격을 막아주고, 장의 항상성과 운동 기능을 유지한다. 사람이 소화시키지 못하고 내려 보낸 음식물 찌꺼기를 발효시켜 숙주인 사람에게 비타민과 에너지를 공급하기도 한다.

장내미생물은 인체의 지방 대사와 당 대사에도 영향을 준다. 장내미생물이 만들어 분비하는 각종 대사산물은 인슐린 분비와 인슐린 감수성에 영향을 준다. 인간과 장내미생물의 건강한 공생관계가 깨지면 염증성질환은 물론 만성대사질환으로까지 이어진다.

장내미생물의 균형을 깨뜨리는 것들

대부분의 장내미생물은 인체에 무해한 세균이다. 인체에 유익한 세균이 유해한 세균보다 우세해야 건강한 장이다. 아울러 균종이 다양할수록 건강하다. 장내미생물의 분포는 사람마다 다른데, 개개인의 식습관이 다르고 생활환경도 다르기 때문이다.

정상적으로 균형을 유지하고 있는 장내미생물은 사람에게 나쁜 영향을 끼치지 않는다. 그런데 특정 세균이 갑자기 증가하면서 다양성을 잃게 되면 장내미생물 균형이 깨지면서 질병으로 이어진다. 그렇다면 장내미생물의 불균형이 생기게 되는 이유는 무엇일까?

첫 번째가 항생제 남용이다. 장내 유해균보다 유익균이 항생제에 더 취약하기 때문에 항생제를 남용하면 유익균이 더 많이 죽게 된다. 결과적으로 이것은 장내미생물 균총의 다양성에 악영향을 미치게 된다.

두 번째는 합성화학물질 섭취 때문이다. 정제가공식품에 들어 있는 보존제, 음식으로 들어오는 잔류농약과 중금속, 비스페놀A 같은 합성화학물질이 장내 환경을 망가뜨린다.

세 번째는 현대인이 달고 사는 만성스트레스가 장내 환경을 교란시킨다. 네 번째로 노화도 장내미생물 불균형의 중요한 원인이다.

나이가 들면 유익균인 비피더스균이 감소하고 장내미생물의 다양성도 줄어든다. 여기에 과당의 과잉섭취와 식이섬유 섭취 부족도 나쁜 영향을 준다. 특히 글루텐에 민감한 사람들은 밀가루 음식을 즐겨 먹을 때 장내미생물 불균형이 온다.

장내미생물 불균형은 비만, 지방간, 이상지질혈증, 당뇨병으로 이어지는 중요한 원인이다. 그렇다면 역으로 장내미생물 불균형을 개선하면 이러한 문제가 나아질 수 있을까?

연구결과 하나를 살펴보자. 비만하지 않은 건강한 사람의 분변을 대사증후군 환자에게 이식하고, 6주 후 어떤 변화가 생기는지 확인했다. 그 결과 분변 이식을 통해 장내미생물 균총의 분포가 바뀌고 다양성이 증가하면서 당 대사 및 인슐린 저항성이 개선되었다.[89]

장내미생물 불균형은 지방간으로도 이어진다

나는 앞에서 비알코올성 지방간질환의 원인으로 과당과 인슐린 저항성을 지목했는데, 또 하나 중요한 원인이 장내미생물의 불균형이다. 유해균이 과다하게 증식되는 등 장내미생물 불균형으로 '장-간축gut-liver axis' 기능이상이 오면 비알코올성 간질환으로 진행된다.[90] 또 유해균이 내는 독소 등으로 장벽의 치밀결합이 느슨해지면 장내 세균의 독소가 체내로 들어와 각종 대사이상과 만성염증을 일으킨다.[91]

장에서 단쇄지방산인 '부티르산butyrate'을 만드는 미생물 숫자가 감소해도 지방간으로 이어진다.[92] 그 이유는 실험실 연구와 임상연구에서 확인된 바 있는데, 부티르산이 장내 유해균 증식을 억제하고 장벽의 치밀결합을 유지하는 데 중요한 역할을 하기 때문이다. 부티르산은 장벽의 손상된 치밀결합을 수리하고 유해균에 의한 독소 농도를 감소시킨다.

장내 환경을
개선하는 방법

지금부터는 장내미생물의 균형을 되찾고 이를 잘 유지하려면 어떻게 해야 하는지 알아보자. 장내미생물 균총은 식습관과 생활환경의 영향을 많이 받는다. 따라서 생활 속에서 장내 환경을 건강하게 조성하는 데 도움이 되는 방법들을 실천하면 충분히 호전시킬 수 있다.

간헐적 단식: 매일 섭취하는 음식의 종류에 따라 장내미생물이 달라지듯, 단식도 장내미생물 환경에 긍정적인 영향을 준다. 간헐적으로 단식을 하면 장내 균총의 다양성이 증가하고 미생물 분포의 리모델링이 촉진된다. 특히 부티르산을 생산하는 혐기성세균들이 크게 증가한다. 단식을 할 때는 소장의 연동운동이 멈추지 않고 계속되어 소장에 있는 음식물 찌꺼기나 세균을 대장으로 잘 밀어내게 된다.

프리바이오틱스, 프로바이오틱스와 신바이오틱스 섭취: 장내에 들어와 미생물의 불균형(유익균 감소, 유해균 증가)을 개선해 장내 환경을 정상적으로 유지하는 데 도움을 주며 사람의 건강에 유익한 작용을 하는 살아 있는 미생물을 '프로바이오틱스probiotics'라고 하고, 소화되지 않은 채 대장까지 내려가 장내 유익균의 먹이가 되는 프락토올리고당, 식이섬유 등을 '프리바이오틱스prebiotics'라고 한다. 그리고 두 가지가 함께 들어 있으면 '신바이오틱스synbiotics'라고 한다.

프로바이오틱스라고 부르려면 첫째 살아 있어야 하고, 둘째 사람 몸에서 분리·배양된 미생물이어야 하며, 셋째 입으로 섭취했을 때 장까지 도달해서 생존할 수 있어야 하고, 넷째 연구 등을 통해 건강에 유익하다는 객관적 근거가 있어야 하며, 다섯째 부작용 없이 안전해야 한다. 과거에는 주로 발효식품인 김치, 요거트, 치즈 등을 통해 섭취할 수 있었지만 최근에는 프로바이오틱스와 신바이오틱스 보충제 시장이 급격히 성장하면서 건강기능식품으로도 간단히 섭취할 수 있게 되었다.

프로바이오틱스나 신바이오틱스를 꾸준히 복용하면 장벽세포의 치밀결합이 회복되는 데 도움을 받을 수 있다. 유해균의 내독소에 의해 생긴 만성염증을 줄여줄 뿐 아니라 장내 호르몬 분비 개선 등을 통해 대사이상체중 개선에도 도움을 준다. 많이 알려진 프로바이오틱스는 락토바실러스*lactobacillus*와 비피더스*bifidobacterium* 균종이다. 제품을 고를 때는 이 두 가지 균종이 적어도 5종 이상 들어 있는 제품을 선택하는 게 좋다.

최근 들어서는 부티르산을 많이 만들어내는 프로바이오틱스가 학자들의 관심을 끌고 있다. 앞에서도 잠시 소개한 부티르산은 장내 혐기성세균이 '난소화성 탄수화물(소화되지 않은 상태로 대장에 도달한 탄수화물)'을 발효해 만들어내는 단쇄지방산으로서, 대장 상피세포의 1차적인 에너지 공급원이다. 대장 점막세포에서 흡수되어 대사가 되고 나머지는 간문맥을 통해 간으로 들어가는데, 간에서 대사가 되지 않은 적은 양의 부티르산이 혈액을 통해 전신으로 돌면서 여러 가지 효과를 보인다. 부티르산은 몇몇 연구를 통해 비만, 당뇨병, 대사증후군, 암 치료에 긍정적인 효과가 있다고 알려져 있다.

부티르산은 음식이나 약물의 형태로 섭취하면 대장까지 도달하기가 어려워 기대하는 만큼 효과를 얻지 못한다. 따라서 부티르산을 만들어내는 장내세균을 프로바이오틱스로 섭취하는 것은 장 건강뿐 아니라 대사이상을 개선하는 데 도움이 될 수 있다. 부티르산을 만들어내는 장내세균은 엽산, 피리독신, 비타민B1 등을 합성한다. 유산균인 락토바실러스와 비피더스도 부티르산을 만들어낸다.

많이 알려지지는 않았지만 사카로미세스 보울라디*saccharomyces boulardii*도 부티르산을 만들어내는 프로바이오틱스다. 사카로미세스 보울라디는 효모(술이나 빵을 만들 때 관여하는 미생물)의 일종이다. 빵효모, 술효모와 달리 유해균 증식을 억제하는 프로바이오틱스의 역할을 한다. 유산균과 비교해 열에 강하고 위산, 담즙산에서도 생존할 수 있어 대부분 살아서 장까지 도달한다. 세균이 아니다 보니 항생제에도 강하다.

클로스트리움 부티리쿰*clostrium butyricum*은 부티르산을 생산하는 혐기성세균이다. 포자를 형성하기 때문에 대부분 장까지 살아서 도달한다. 부티르산도 많이 만들어내지만 유산균과 같은 유익균의 증식도 도와준다.

시중에 판매되는 프로바이오틱스를 고를 때는 락토바실러스와 비피더스 균종이 몇 마리나 들어가 있는지 비교해보는 것도 나쁘지 않지만, 유산균이 아닌 다른 프로바이오틱스와 병행하여 복용하는 것이 더 효과적일 수 있다는 게 나의 생각이다. 물론 아직 임상연구를 통해 객관적으로 규명되지는 않았으나 특별한 부작용이 없는 방법이다. 장내미생물 불균형이 있다면 한번 시도해보아도 좋을 것이다.

섭취하면 도움이 되는 영양제들

몸이 망가졌기 때문에 살이 찌는 현상이 나타나고 각종 대사이상이 생기는 것이니, 망가진 몸을 회복하기 위해 영양제를 섭취하는 것은 도움이 될 수 있다. 그러면 어떤 영양제를 선택해 먹는 게 좋을까?

첫 번째가 앞에서 말한 '신바이오틱스(프로바이오틱스+프리바이오틱스)'다. 장내미생물의 불균형도 비만의 원인 중 하나이기 때문이다. 식이섬유, 올리고당을 많이 섭취하는 것도 중요하지만 프로바이오틱스나 신바이오틱스 형태로 섭취하는 것도 장내 환경을 개선해 인슐린 저항성과 지방간에서 벗어나는 데 도움이 될 수 있다. 단, 특정 유산균을 복용해서 체중을 줄이겠다는 무리한 욕심은 내지 말자. 건강체중은 총체적으로 접근해야 하지 특정 제품 한 가지로 만들어지지 않는다. 그다음은 '종합비타민제'다. 종합비타민제는 비타민과 미네랄이 고루 들어 있기 때문에 가성비 면에서 권한다. 특히 비타민B군 함량이 충분한 제품을 추천한다. 비타민B12 원료가 가장 비싸니 비타민B12 함량이 충분하게 들어 있는 제품을 고르는 것도 선택의 기준이 될 수 있다. 활성형 엽산의 함유 여부를 확인해보는 것도 도움이 된다. 그다음 권하는 게 '오메가3지방산'이다. 현대인은 오메가3지방산과 오메가6지방산의 밸런스가 깨져서 몸에 염증이 생기고 몸이 망가지는 경우가 많다. 그래서 오메가3지방산을 따로 영양제 형태로 보충해서 그 밸런스를 맞춰주는 것이 중요하다고 본다. 오메가3지방산을 충분히 섭취하면 중성지방 수치를 낮추거나 렙틴 저항성을 개선하는 데에도 도움이 된다. 체중감량에 도움을 줄 수 있다고 알려진 영양제 중에는 비타민C가 있고, 칼슘과 비타민D가 있다. 칼슘과 비타민D는 함께 먹는 게 좋으며 칼슘을 섭취할 때는 마그네슘도 함께 섭취하면 좋다. 비타민C는 하루 1∼3g 고용량으로 섭취할 것을 추천한다.

8장

그리고 남은 것, 약물치료

다이어트 약은 어떻게 활용하는가가 중요하다

비만치료를 33년간 해오다 보니 치료제에 대한 많은 것들을 보고 경험했다. 약물이 없던 시절도 있었고, 제니칼과 리덕틸이라는 약이 출시되면서 비만약물 시장을 활짝 열었던 시기도 겪었다. 이후 다양한 약물들이 등장했다가 퇴출되는 것도 다 봐왔다.

　사실 나는 개원을 한 이후부터는 약물치료를 거의 하지 않았다. 그전까지의 약물 치료제들은 '치료제'라는 이름을 쓰기가 조금 무색했기 때문이다. 단순히 식욕만 떨어뜨려서 체중을 줄이는 약이라면 무슨 소용이 있을까. 게다가 상대적으로 약의 부작용이 너무 컸다. 가슴 두근거림이 심하다든지, 불면이 심하다든지, 몸이 예민해진다든지 등등 나타나는 증상이 환자마다 달랐다. 그런데 이런 부작용을 감내하고라도 꼭 처방해야 할까? 약물의 효능과 부작용을 저울질해 볼 때 이 부분에서 회의감을 느꼈던 게 사실이다.

무엇보다 약을 끊으면 원래 체중으로 돌아간다. 그래서 약을 쓰지 않고 근본적으로 잘못된 생활습관을 교정하면서 몸을 바꾸는 방향으로 치료를 해왔다.

그런데 치료를 하다 보니 식습관과 생활습관을 바꿔 쉽게 몸이 회복되는 사람도 있지만 그렇지 않은 사람도 있었다. 비만이라는 게 질병이다 보니 이미 지방간과 인슐린 저항성이 심한 사람들은 초기에 내가 노력한 만큼의 체중 변화가 오지 않는다. 그래서 하다가 쉽게 지치게 된다. 이런 경우 비교적 큰 부작용 없이 식욕을 떨어뜨려주면서 지방간이나 인슐린 저항성까지 개선해줄 수 있는 약이 있다면 어떨까. 조금 도움을 받아도 괜찮지 않을까? 몸이 많이 망가진 상태에서 빠르게 건강한 몸으로 회복되는 데 필요하다면 '일시적'으로는 처방을 받는 게 더 좋을 수도 있다.

다만, 이런 생각을 가지고 있는 전문가와 함께 치료해나가야 하는데, '운동하기 싫어서' 또는 '음식 조절 없이 그냥 살만 빼고 싶어서'라는 생각으로 약이나 주사를 찾는 사람들이 많다.

어떤 약, 어떤 주사냐가 중요한 게 아니다. 그보다는 자신의 몸 상태에 맞게 '어떻게 잘 활용할 것인가'가 더 중요하다. 칼도 누가 쓰느냐에 따라 명검이 될 수도, 백정의 칼이 될 수도 있듯 비만약물도 어떤 전문가와 함께 어떻게 활용하느냐에 따라 명약이 될 수도, 독약이될 수도 있다.

비만약물의
흥망성쇠

병원에서 처방받을 수 있는 다이어트 약 중에서 효과 좋은 약은 무엇인지, 부작용은 없는지 궁금해하는 사람들이 많다. 이에 대해서는 지금까지 출시되어 복용된 약제들의 흥망성쇠를 살펴보면 대략 힌트를 얻을 수 있다. 효과 좋고 안전하다면 시장에서 살아남아 계속 사용될 것이고, 반대라면 사라질 것이기 때문이다.

그동안 비만약물 시장에서 퇴출된 약제들은 주로 뇌에서 노르에피네프린, 세로토닌, 도파민 등의 신경전달물질 분비를 조절해 '식욕'을 억제하는 약물들이었다. 먼저 1944년 미국 식품의약국FDA에 의해 승인된 메스암페타민(상품명 필로폰)은 강한 중독성 때문에 시장에서 퇴출되었다. 현재도 처방 가능한 펜터민(일명 나비약)은 1959년에 미 FDA의 승인을 받았다.

펜터민은 1973년 미 FDA에 의해 승인된 펜플루라민(상품명 폰디민)과 함께 1992년에 보고된 논문으로 황금기를 맞았다. 펜플루라민을 저용량의 펜터민과 병용해 34주간 복약했을 때 무려 15.9퍼센트의 체중감량 효과를 보인 것이다.[93] 노르에피네프린과 도파민을 조절하는 '펜터민'과 세로토닌을 조절하는 '펜플루라민'의 만남이 상승효과를 낸 것으로 보인다.

1996년 펜플루라민 계열의 덱스펜플루라민(상품명 리덕스)이 미 FDA의 승인을 받으면서 펜플루라민계 약물과 펜터민의 병합요법은 시장에서 사상 최고의 매출을 기록한다. 하지만 6개월 후인 1997년, 펜플루라민 계열 약물을 복용한 환자들 중 부작용으로 심장판막 질환이 발생한 임상사례들이 세계 최고 권위의 의학저널 〈NEJM^{New England Journal of Medicine}〉에 보고되면서 펜플루라민과 덱스펜플루라민은 곧바로 시장에서 퇴출되었다.[94] 이것이 천문학적 액수(약 140억 달러)의 소송으로까지 이어졌던 그 유명한 '펜-펜^{fen-phen} 사건'이다.

식욕억제제 개발은 여기서 끝나지 않았다. 1997년 미 FDA에서 승인받은 시부트라민(상품명 리덕틸)은 우리나라에서도 2002년 보건당국의 승인을 얻어 도입되면서 당시 엄청난 매출을 올렸다. 하지만 고위험군 환자에게서 심혈관질환 발병 위험을 높인다는 이유로 2010년 퇴출되었다.

리모나반트(상품명 아콤플리아)는 이전의 식욕억제제와 기전이 조금 다른 약제로 2006년 유럽에서 먼저 승인되었다. 배가 고플 때 체내에서 엔도카나비노이드^{endocannabinoid}라는 물질이 분비되면 평소보다 더 먹게 되는데, 리모나반트는 이를 억제하는 기전의 약물이었다. 그러나 불안, 불면, 우울, 자살충동 등 정신과적 부작용 증상으로 인해 2008년 시장에서 퇴출되었다. 우리나라에는 들어오지도 못했다.

2012년 미 FDA 승인을 받은 로르카세린(상품명 벨빅)은 세로토닌에 작용하는 약물이었다. 하지만 미 FDA에서 심혈관질환 발병 위험을 조사하던 중 암 발생을 높일 위험이 대조군 7.1퍼센트에 비해 7.7퍼센트로 살짝 높은 게 확인되었고, 약제의 식욕억제 효과가 암 발생 위험보다 크지 않다는 이유로 2020년 시장에서 퇴출되었다.

현재 처방이 가능한 약물들

식욕억제제 중에서 펜터민은 교감신경을 자극하는 암페타민 계열 약물로 1959년 미국에서 승인을 받은 뒤 지금까지 사용되고 있다. 다른 암페타민 약물에 비해 중독성이 약한 편이나, 단독으로 사용할 경우라도 '12주 이내'의 단기 치료로만 승인을 받았다. 용량을 높일수록 식욕억제 효과가 크지만 그만큼 부작용 위험도 증가하기 때문이다. 여기에 뇌전증 치료제인 토피라메이트topiramate와 병용하면 용량을 낮춰도 식욕억제와 포만감 증가 효과가 나타나 장기 치료제로 승인받은 약물이 '큐시미아'다.

펜터민이 60년 넘도록 사용되는 이유는 부작용이 많음에도 불구하고 식욕억제 효과가 비교적 크기 때문인데, 토피라메이트를 병용하면 두 약물의 용량을 크게 줄여 부작용을 감소시킬 수 있다는 이점이 있다. 하지만 부작용 발생은 개인차가 크고, 이 약을 복용하면 안 되는 사람들도 있어서 주의가 필요하다. 또 다른 식욕억제제인 콘트라브는 알코올의존증이나 오피오이드(아편) 중독 등에 사용되는 날트렉손과 우울증 치료제인 부프로피온을 병용하여 사용되는 약물이다. 부작용은 줄였으나 식욕억제 효과가 별로 크지 않다.

그나마 부작용 대비 효과가 크면서 장기간 처방받을 수 있는 식욕억제제는 앞서 말한 큐시미아다. 그리고 여기에 강력한 도전장을 내민 약물이 '삭센다'이다. 삭센다는 위장관에서 분비되는 호르몬인 'GLP-1glucagon-like peptide 1'의 작용 시간을 늘려 식욕억제 효과를 내는 약물로, 지금까지 등장한 약물 가운데 부작용이 가장 적다는 게 가장 큰 장점이다.

일반적으로 약을 쓸 때 고려해야 하는 점은 첫 번째가 '안전성'이다. 즉, 부작용이 적어야 한다. 아무리 효과가 좋아도 부작용이 심하면 처방할 수 없다. 두 번째가 '효과'다. 만약 항암제라면, 암은 사망할 수도 있는 무거운 병이므로 부작용이 조금 심하게 있더라도 효과가 좋으면 써야 한다. 하지만 비만치료제라면 효과보다는 안전성에 더 초점을 맞춰야 한다. 근본적으로 비만을 해결하는 약도 아닌데 부작용이 큰 것을 굳이 무리해서 쓸 필요가 없는 것이다. 그런데 효과와 안전성을 둘 다 보장한다는 점에서 삭센다는 선택의 가능성을 한층 높였다.

삭센다는 중추신경에서 식욕억제 효과를 보이는 것 외에도 인슐린 분비를 더 강화시키고 인슐린 저항성 및 지방간 개선 효과도 보인다. 위장관 배출 시간을 지연시켜 포만감이 더 오래 유지되게 만든다. 단순 식욕억제제보다는 대사이상체중을 만든 몸의 이상을 개선하려는 '원인 치료'에 한발 더 다가선 약물이다. 부작용이 적으면서 이런 효과를 낸다면 처방하지 않을 이유가 없다.

하지만 약값이 비싸다. 먹는 약이 아니라 주사제이기도 하다. 게다가 매일 맞아야 한다. 체중감량 효과는 큐시미아보다 조금 낮은 수준으로 약 8.0퍼센트(속임약 2.6퍼센트) 정도다. 적극적으로 이 약을 처방하지 못하는 이유다. 부작용은 거의 없으나 문턱이 조금 높다.

삭센다를 최대 용량으로 3년(160주) 처방했을 때도 체중은 6.1퍼센트(속임약 1.9퍼센트) 수준으로 1년 처방했을 때보다 더 많이 감량되지 않았다. 중도에 탈락한 사람들도 절반 이상으로 높다. 임상연구에서 이런 결과를 보였다면 일반 사람들이 약을 구매했을 경우, 비용 대비 효과가 기대보다 낮을 가능성이 높다. 가성비가 떨어지는 결과다.

이 밖에 식욕억제제, GLP-1 작용제와 다른 기전의 약물로서 오를 리스타트(상품명 제니칼)도 처방되고 있다. 지방 흡수를 차단해서 섭취 칼로리를 낮추는 약물인데, 체중감량 효과는 다른 약들에 비해 떨어 진다. 오를리스타트의 체중감량 효과는 3.9~6.2퍼센트(속임약 1.3~4.3 퍼센트) 수준이다. 더구나 지방이 체내 흡수되지 않고 빠져나가면서 기름변, 설사, 변실금, 복부팽만, 복통 등과 같은 부작용을 초래하는 단점이 있다.

GLP-1 작용제의 효과

• 뇌	↓음식 섭취	• 골격근	↑인슐린 감수성
	↓단맛 갈망 욕구		↑포도당 유입
• 위장관	↓위 배출 지연	• 췌장	↑인슐린 분비
	↓위장관 연동운동		↑인슐린 합성
• 간	↓포도당신생합성		↑베타세포 생존
	↓간내 지방축적		

앞으로 출시될
약물에 대하여

나는 우리가 살이 찌는 원인이 몸이 망가졌기 때문이라고 강조했다. 그 망가진 몸을 원래대로 회복시키기 위한 노력을 하는 데 약이 도움을 주면 괜찮은데, 이제까지의 약은 입맛을 떨어뜨려 적게 먹게 만들었을 뿐 우리 몸을 예전의 건강한 몸으로 돌려놓는 부분에는 조금 부족하지 않았나 싶다. 한마디로 원인 치료가 아닌, 일종의 대중치료가 아니었을까 하는 것이다.

그런데 최근 글로벌 비만약물 시장에서 주목받고 있는 약제들은 조금 다르다. 식욕이 아니라 '대사이상'을 개선하는 데 조금 더 주력한 약물들이다. 삭센다의 작용을 더 강화시킨 약물이라고 이해하면 된다. 부작용은 적고 체중감량 효과는 강력하다. 대사이상 개선에도 유리하다.

위고비(성분명 세마글루타이드)는 2023년에 식품의약품안전처의 승인을 받은 약물로 삭센다와 동일한 GLP-1 작용제다. 반감기*가 길어 주 1회 주사를 맞아도 삭센다보다 우월한 효과를 보인다. 당뇨병이 없는 비만 환자에게 68주간 투여했을 때 14.9퍼센트(속임약 2.4퍼센트)의 체중감량 효과를 보여 삭센다에 비해 약효가 2배가량 높은 것으

---

* 혈중 약물 농도가 최고치에서 절반이 되는 데 걸리는 시간을 말한다.

내 몸 혁명

로 확인됐다.[95]

임상연구에서도 중도 탈락한 사람들이 거의 없었다. 매일 주사를 놓는 것보다 주 1회 주사가 편하기도 하고, 한 번 주사를 맞으면 그 효과가 1주일 이상 지속되니 가히 혁신적이라 할 만하다. 먼저 출시된 미국에서는 시장에서 곧바로 품절되는 사태를 맞기도 했다.

젭바운드(성분명 티르제파티드)도 위고비와 마찬가지로 주 1회 주사하는 약물로서 위장관 호르몬인 GLP-1과 GIP에 모두 작용하는 이중 작용 약제다. GIP 작용제 역시 시상하부에서 식욕을 억제하므로 체중이 감소한다. 여기에 안정시에너지소모량을 유지해주는 효과도 있고, 지방조직에 혈류량을 증가시켜 지방합성을 촉진함으로써 피하지방 기능부전을 개선하는 효과도 보인다. 즉, 넘치는 지방산이 간이나 근육 등 다른 장기로 흘러들지 않게 해서 간과 근육의 인슐린 저항성 개선에 도움을 준다는 의미다.

사실 젭바운드는 2022년 당뇨병 치료제(상품명 마운자로)로 미국 FDA의 승인을 받았다. 그런데 당뇨병이 없는 비만 환자를 대상으로 한 72주간의 임상연구에서 젭바운드 5mg, 10mg, 15mg을 투여한 그룹은 속임약 그룹의 3퍼센트 대비, 각각 15퍼센트, 19퍼센트, 21퍼센트의 체중감량 결과를 보였다. 당뇨병 치료제에 더해 비만치료제로서의 가치를 입증한 것이다. 더구나 젭바운드는 위장관 부작용도 GLP-1 작용제보다 적었다. 미국 FDA는 2023년 11월 비만치료제로서 젭바운드를 승인했다.

처방 가능한 비만치료제

제품명	성분명	작용기전	체중감량 효과(속임약)	부작용	주의
제니칼	orlistat	리파아제 억제 (지방 흡수 차단)	3.9~6.2% (1.3~4.3%)	설사, 기름변, 변실금, 복부팽만(가스), 복통	지용성비타민 흡수 감소, 드물게 간 손상, 신장결석
큐시미아	phentermine topiramate	노르에피네프린 작용제, GABA 작용제, 글루타메이트 길항제 식욕억제 및 포만감 증가	8.6~10.5% (1.2~1.8%)	이상감각(손저림), 맥박 증가, 현기증, 구강 건조, 변비, 미각 상실, 불면, 불안, 신장결석 위험 증가	불안정한 심혈관질환 환자는 금기, 임신 중 복용 시 기형 (구순열, 구개열) 위험 증가, 갑상선기능항진증, 녹내장 환자 금기
콘트라브	bupropion ER naltrexone ER	식욕억제 (시상하부에서 식욕억제) 부프로피온 효과 강화	6.1%(1.3%)	심한 메스꺼움, 구토, 변비, 두통, 현기증, 불면, 구강 건조, 드물게 발작	조절 안 되는 고혈압, 경련, 폭식증 환자 주의, 항우울제 등 정신과 약을 복용 중인 경우 주의, 자살충동 위험, 간 독성 위험
삭센다	liraglutide	GLP-1 작용제 (매일)	8.0%(2.6%)	메스꺼움, 구토, 설사, 변비	급성췌장염 주의, 갑상선수질암 과거력 혹은 가족력 있으면 금기
위고비	semaglutide	GLP-1 작용제 (주 1회)	14.9%(2.4%)	메스꺼움, 구토, 설사, 변비	경증 급성췌장염 0.2%
푸리민 디에타민 아디펙스 디피온 푸링 펜디	phentermine diethylpropion phendimetrazine	암페타민 유사체 (노르에피네프린 증가로 식욕억제)	7.4%(1.7%) 단기간	불면, 맥박 증가, 구강 건조, 현기증, 미각 변화, 불안, 두통, 위장장애	원발성폐동맥고혈압, 역류성 심장판막질환 발생 위험, 금기: 동맥경화성 심뇌혈관질환, 중증 고혈압, 폐동맥고혈압, 갑상선기능항진증, 녹내장, 불안장애 등 정신과 질환

4부
다시 건강한 몸으로

: 신진대사 스위치를 켜라

1장

한 달만 따라 해도
몸이 달라진다!

왜
한 달인가

살이 찌는 원인과 해결 방법들을 알았다면 이제 남은 것은 실천이다. 다시 건강한 몸으로 돌아가는 데 필요한 기간은 한 달. 이는 우리 몸의 생리적 변화를 유도하기 위한 최소한의 시간이자 현실적으로 실천 가능한 기간이다.

현재 비만학회 가이드라인을 보면 '체중의 5~10퍼센트를 6개월 이내에 감량하고, 감량체중을 1년 이상 유지하라'고 권고한다. 6개월 동안 저칼로리 다이어트를 꾸준히 실천해 어렵게 감량에 성공했어도 감량체중을 1년 이상 유지하려면 저칼로리 다이어트를 지속해야만 가능하다. 다이어트를 하는 동안 안정시대사율과 근육량이 감소하여 식사량을 늘리면 체중은 다시 예전 수준으로 돌아가기 때문이다. 그런데 실천 가능한 지침일까.

우선 체중계 눈금을 치료의 기준으로 설정한 것이 잘못되었다. '대사이상체중'을 '정상체중'으로 돌려놓는 게 목표가 되어야 한다. 체중계 눈금이 중요한 게 아니라 각종 대사이상이 정상 수준으로 돌아오는 건강체중이 목표 체중이 되어야 한다.

예를 들어 체질량지수BMI가 25 미만이라 해도 지방간이나 대사증후군이 있다면 복부 내장지방을 더 줄이든, 근육량을 더 늘리든 해서 지방간과 대사증후군에서 벗어나야 한다. 특히 근육량이 부족한 어르신이나 여성의 경우는 잘 챙겨 먹고 운동을 해서 근육량을 더 늘려야 한다. 이런 경우는 내장지방이 줄고 근육량이 늘었다 해도 체중계 눈금은 별반 차이가 없을 수 있다. 그럼에도 대사이상에서 벗어난 그 체중이 내 '건강체중'이 되는 것이다.

그다음은 다이어트 기간이 잘못되었다. 비만학회 가이드라인은 유지기까지 포함하면 다이어트 기간이 1년 6개월이 넘는다. 유지기는 논외로 친다고 해도 다이어트를 6개월간 실천하는 것은 현실적으로 가능하지 않다. 그게 어렵다는 것을 어느 누구보다 잘 알고 있기 때문에 나는 다이어트를 한 달간 실천한 뒤 유지기로 넘어갈 것을 권한다. 물론 한 달 후에도 여전히 의욕이 넘치고 체지방 감량 결과가 좋다면 2~3개월 더 연장할 수는 있다.

전문가들의 적극적인 감시와 개입으로 체중감량 프로그램을 8년 이상 진행한 연구를 보면, 1년 후와 8년 후 초기체중의 5퍼센트 이상 감량된 체중을 잘 유지한 사람들은 '첫 2개월'에 초기체중의 6퍼센트

내 몸 혁명

이상을 집중적으로 감량한 사람들이었다.[96] 결국 '초반에 다이어트에 얼마나 집중하는가'가 중요하다는 것이다. 그런 사람들이 나중에도 쉽게 살찌지 않는 몸이 된다.

한 달 동안 집중적으로 체중감량을 한 후 유지기로 넘어가 감량체중을 유지하다가 몸이 좀 추슬러지면 또다시 한 달 동안 체중감량을 시행하는 것이 보다 현실적인 실천 방법이다. 내 경험으로는 한 달간 집중해서 다이어트를 해도 혈압, 혈당, 콜레스테롤, 중성지방, 간기능, 요산 등의 대사지표가 드라마틱하게 좋아지는 것을 확인했다. 물론 모든 사람이 한 달 만에 다 정상 수치로 돌아오는 것은 아니다. 하지만 유지기를 어느 정도 가진 후 다시 한 달간 집중하기를 몇 번 반복하면 얼마든지 수치를 정상으로 돌릴 수 있다.

그렇다면 유지기는 왜 가져야 하는 걸까? 체중과 체지방이 지속적으로 빠지려면 안정시대사율을 잘 유지해야 한다. 그래서 간헐적 단식과 운동이 반드시 필요하다. 하지만 단식하지 않는 날 잘 챙겨 먹고 규칙적으로 강도 높은 운동을 실천하는 게 만만치 않다. 나름 열심히 했다고는 하지만 체중과 체지방이 움직이지 않는다면 안정시대사율이 떨어졌다고 봐야 한다. 몸이 다이어트한다는 것을 눈치채고 적응반응을 보인 것이다. 그렇다면 이때 식사량을 더 줄여야 할까? 그러면 안정시대사율은 더 떨어진다. 차라리 잘 챙겨 먹으면서 더 많이 움직이는 쪽이 낫다. 이게 유지기의 핵심이다. 그렇게 빠진 체중을 유지하는 전략으로 갔다가 안정시대사율이 회복되면 그때 다시 시작하는 것이 보다 효과적이라는 게 내 생각이다.

왜
단백질세이크인가

우리 몸은 마치 하이브리드 자동차처럼 당과 지방, 두 개의 연료를 동시에 사용한다고 했다. 그런데 대사유연성이 떨어져 있는 사람들은 당이 떨어지면 곧바로 지방을 잘 쓰지 못하고 당을 더 보충하려 한다. 몸속 지방이 빠지지 않는 이유다.

축적된 지방을 쓰려면 일단 탄수화물 섭취를 제한해야 한다. 대사유연성이 좋은 사람은 탄수화물 섭취량을 줄이면 빠르게 지방을 에너지원으로 사용한다. 그런데 대사유연성이 떨어진 사람은 지방을 쉽게 꺼내 쓰지 못하니 근육단백을 이용해 간에서 포도당으로 전환(당신생합성)시켜 사용한다. 시간이 지나면 결국 지방을 쓰긴 하겠지만 근육 손실을 피할 수 없다. 따라서 탄수화물 제한 다이어트를 할 때 근육 손실을 최소화하려면 단백질 섭취량을 평소보다 더 늘려야 한다.

단백질은 근육을 키우거나 유지하는 데 필요한 영양소다. 나이가 들수록 근육은 줄어든다. 아침에 깨서 신체활동을 하는 낮 동안 근육은 '생성'과 '분해'를 반복한다. 단백질이 포함된 아침식사를 하면 근육생성이 시작되고 시간이 지나면서 혈중 아미노산이 낮아지면 근육분해가 일어난다. 여기에 운동, 특히 근육운동이 들어가면 근육생성이 강화되면서 공복 시 근육 분해 시간이 줄어든다. 근육운동 후 20g 정도 단백질을 섭취했을 때 근육생성이 가장 크게 자극받는다.[97]

내 몸 혁명

한 끼 식사에서 단백질 섭취량이 0.3g/kg일 때 근육생성이 잘되었고, 이보다 많아도 더는 근육생성이 증가하지 않았다. 하지만 이것은 젊고 활동적인 성인의 경우다. 노인들은 근육생성을 자극하기 위해 더 많은 양의 단백질을 섭취해야 한다.[98] 일반적으로 단백질을 하루 0.8g/kg 섭취하라는 권고는 근육량 유지를 위한 최소요구량이다.

다이어트를 한다고 탄수화물 섭취량을 줄였다면 적어도 단백질을 하루 1~1.2g/kg 섭취해야 한다(75kg의 남성이라면 75~90g, 60kg의 여성이라면 60~72g). 근감소증 예방 및 치료를 위해서는 하루 1.2~1.5g/kg을 섭취해야 한다. 근육 유지뿐 아니라 대사 활성화와 포만감을 주는 면에서도 단백질 섭취는 중요하다.

만약 하루에 80g의 단백질을 섭취해야 한다면 어떻게 먹는 게 좋을까? 아침과 저녁에 40g씩 섭취하는 게 좋을까, 20g씩 4번에 나눠 섭취하는 게 좋을까? 연구결과를 보면 단백질을 3시간마다 하루 4번 섭취할 때 근육생성 효과가 가장 컸다.[99] 그래서 나는 다이어트 프로그램을 처방할 때도 공복 14시간을 제외한 나머지 시간 동안 하루 4번 단백질을 섭취하게 한다.

그런데 말이 쉽지 하루 4번 단백질을 꼬박꼬박 챙겨 먹는다는 게 쉬운 일은 아니다. 주변을 둘러보면 온통 탄수화물 음식이 가득하다. 가볍게 먹는 아침식사에서조차 단백질 음식을 챙겨 먹기가 만만치 않다. 따라서 아침에는 단백질셰이크로 단백질을 보충하고, 여기에 샐러드나 블루베리를 넣은 플레인요거트를 곁들이면 이상적인 아침식사가 된다. 이후 점심식사와 저녁식사는 일반 식사로 하고, 점심과 저녁 사이에 단백질셰이크를 섭취하면 4번이 가능하다. 요즘은 낱개 포장된 단백질셰이크 제품이 많아서 어디서든지 쉽고 간편하게 오후 간식으로 먹을 수 있다.

아침에 단백질을 잘 챙겨 먹는 것은 혈당 조절 면에서도 효과적이다. 아침부터 혈당을 빠르게 높이는 빵이나 과일로 하루를 시작하면 점심식사 후 혈당이 더 높게 올라가고 쉽게 떨어지지 않는다. 이른바 '세컨드밀 효과second meal effect◆' 때문이다. 따라서 아침에는 혈당을 급격하게 올리지 않으면서 단백질을 챙겨 먹는 식단을 실천하면 혈당 스파이크를 피하면서 하루 종일 혈당을 안정적으로 유지할 수 있다. 한 연구결과에 의하면 아침식사로 쌀밥 또는 보리밥을 먹게 하고 점심식사에 동일한 메뉴로 동일한 양을 주었더니 쌀밥을 먹은 그룹의 혈당이 더 높게 올라갔고 쉽게 떨어지지 않았다.[100]

당신도 충분히
좋아질 수 있다

대학교수로 15년간 재직하면서 비만 연구를 꾸준히 해왔고, 이후 10년 동안 개원해서 지방흡입을 포함한 비만, 다이어트의 모든 시술

◆ 첫 번째 식사가 다음에 하는 식사 후의 혈당 수치에 영향을 미친다는 이론. 이런 이유로 아침에는 혈당을 급격하게 올리지 않도록 단백질과 식이섬유가 풍부한 식사를 하는 게 좋다.

내 몸 혁명

을 경험해보았다. 2017년 다시 대학병원에 들어온 이후에는 이른바 '찾아가는 비만클리닉'을 운영하고 있다.

직장인들이 비만치료를 위해 근무 중인 낮 시간에 병원을 찾는 것은 쉬운 일이 아니다. 식습관과 생활습관을 교정해야 하기 때문에 적어도 한 달은 매주 나를 만나야 하는데 현실적으로 쉽지 않다. 그렇다면 건강 사각지대에 놓인 직장인들을 비만치료 전문가인 내가 직접 찾아가보는 것은 어떨까. 매주 사업장을 방문하여 직장인들을 만나는 '찾아가는 비만클리닉'은 이렇게 시작됐다.

실제 사업장에 가보니 국내 굴지의 대기업답게 직원 건강을 위한 부대시설이 잘 갖춰져 있었다. 직원식당에서는 저칼로리식, 저염식 등의 메뉴 선택이 가능했고, 곳곳에 피트니스센터가 들어서 있었다. 주변 산책로도 잘 만들어놓았다. 그런데도 직장 내 비만율은 줄어들지 않았고, 해마다 고혈압, 당뇨병, 고지혈증으로 진단받는 임직원들이 늘어나고 있었다.

나는 칼로리 위주의 비만프로그램이 아닌, 건강체중으로 돌려놓는 프로그램을 직원들에게 적용해보고 싶었는데 칼로리 개념에서 벗어나지 못하고 있는 사람들을 설득하기가 쉽지 않았다. 그래서 일단 임직원의 건강을 책임지는 부서의 직원들을 대상으로 강의를 할 수 있게 해달라고 요청했다. 칼로리 개념에서 벗어나야 한다는 내 생각과 다이어트 이론을 설명하기 위함이었다. 그리고 나서 4주간 직접 체험해보도록 프로그램을 만들었다.

내게는 당연한 결과였지만, 이들은 불과 한 달 만에 몸이 바뀌고

검사 수치가 정상으로 돌아올 수 있다는 사실에 깜짝 놀랐다. 곧바로 사업장 안에 대사이상을 가진 비만한 사람들 위주로 내가 만든 건강 다이어트 프로그램이 진행되었다.

칼로리 개념으로는 설명이 안 되는 결과들

프로그램은 그룹 단위로 운영된다. 임직원 10~15명을 한 그룹으로 묶어 클래스를 만들고, 사전에 체지방을 비롯해 혈압, 혈당, 콜레스테롤, 간기능, 요산 등을 검사한다. 매주 강의와 함께 1주일 단위로 미션을 수행하게 한다. 기본적인 생활습관 교정부터 식사와 운동 등을 포함한 미션까지 제대로 수행했으면 다음 단계로 넘어가고, 그렇지 않으면 전주 미션을 다시 반복해야 한다. 이렇게 4주간 프로그램을 수행한 후 최종 검사를 해서 몸과 대사이상의 개선을 확인한다. 일종의 '라이프코칭 프로그램'인 셈이다.

2017년 4월부터 지금까지 꽤 많은 사람들이 프로그램에 참여했다. 한 달 만에 모든 대사이상이 정상으로 돌아오는 드라마틱한 결과를 보이면서 복용 중이던 약을 끊은 사람이 있는가 하면, 몸이 완전히 정상으로 돌아오지는 않았지만 이 프로그램이 계기가 되어 검사결과가 정상이 될 때까지 지속적으로 건강관리를 해보겠다는 사람도 많았다. 이런 결과를 체험할 때마다 뿌듯함과 보람을 느끼고 있다. 2024년에는 이 프로그램을 더욱 확대해서 운영할 계획이다.

번호	총 체중 감량	사전 체지방	1주 체지방	2주 체지방	3주 체지방	4주 체지방	총 체지방 감량	사전 골격근	1주 골격근	2주 골격근	3주 골격근	4주 골격근	총 골격근 증량
1	10.9	27.9	24.7	19.8	18.1	16.0	11.9	40.5	40.1	40.8	40.9	41.0	0.5
2	9.5	27.0	24.6	21.2	19.2	17.8	9.2	33.7	33.1	33.8	34.0	33.4	−0.3
3	11.9	33.3	30.9	27.7	26.4	24.2	9.1	43.5	41.9	42.4	41.8	41.9	−1.6
4	8.2	32.0	30.8	25.5	24.6	23.9	8.1	37.0	35.8	37.7	37.7	36.8	−0.2
5	8.8	30.2	27.8	25.5	24.9	22.6	7.6	35.2	34.3	34.7	34.3	34.4	−0.8
6	4.6	27.6	27.0	24.1	21.4	21.7	5.9	32.0	31.3	30.8	31.3	32.7	0.7
7	8.0	31.8	30.5	28.7	27.3	26.2	5.6	35.3	34.4	34.3	34.0	33.7	−1.6
8	5.9	35.9	33.6	31.8	−	30.6	5.3	32.0	32.1	32.3	−	31.6	−0.4
9	5.8	26.4	27.1	24.2	23.0	21.6	4.8	36.7	35.3	36.3	36.0	35.9	−0.8
10	5.6	35.2	33.9	33.6	31.8	31.0	4.2	26.3	25.5	25.8	25.9	25.5	−0.8
11	3.8	36.3	34.8	33.7	32.8	32.1	4.2	23.4	22.5	22.3	22.6	23.5	0.1
12	2.3	28.8	−	25.9	26.7	26.5	2.3	34.3	−	34.8	34.4	34.2	−0.1
13	6.4	23.7	27.4	25.3	23.7	22.0	1.7	41.3	38.7	38.4	38.1	38.4	−2.9
평균	7.1						6.1						−0.6

위의 표는 참여했던 사람들 중 비교적 성적이 좋았던 클래스의 결과치다. 4주 만에 평균 체중은 7.1kg, 체지방은 6.1kg, 골격근은 0.6kg이 빠졌다. 15명 중 2명은 잦은 해외출장으로 탈락했고, 13명은 끝까지 프로그램을 수행했다.

1번 참여자는 한 달 동안 체지방이 11.9kg 빠졌고 골격근은 0.5kg 늘었다. 칼로리의 개념으로는 이 결과를 설명할 수 없다. 지방 1kg이 7,700칼로리니까 거의 굶다시피 하고 운동을 아침저녁으로 해야 하루 1,000~2,000칼로리를 줄일 수 있는데, 그래 봐야 1주일에 1~2kg밖에 빠지지 않는다. 다이어트를 해본 사람들은 잘 알겠지만 체지방을 빼기 위해 적게 먹으면 골격근도 같이 빠진다. 근육이 빠지지 않게 하려면 잘 챙겨 먹어야 하는데 그러면 체지방이 잘 빠지지 않는다.

앞의 결과를 보인 사람들은 아침 일찍 출근해서 하루 종일 근무하고 저녁에 퇴근하는 평범한 직장인들이다. 헬스클럽에서 아침저녁으로 운동할 수 있는 사람들이 아님에도 이런 결과를 보인 것이다. 물론 모든 참여자들이 모범생처럼 열심히 하진 않았다. 13번 참여자는 빠진 체중의 대부분이 수분과 근육이었고, 체지방은 별로 빠지지 않았다. 대사유연성이 그다지 좋아지지 않았다는 의미다.

그렇다면 대사지표들은 어떻게 바뀌었을까?

아래 표에서 알 수 있듯 한 달 만에 혈압, 공복혈당, 간기능, 콜레스테롤, 중성지방 수치가 개선되었다. 특히 체지방 변화가 별로 없었던 13번 참여자도 공복혈당과 간기능, 중성지방 수치가 개선되는 결과를 보였다.

번호	지방감량	혈압		공복혈당		간기능(ALT)		간기능(GGTP)		총 콜레스테롤		LDL-C		중성지방	
		0주	4주후	0주	4주후	0주	4주후	0주	4주후	0주	4주후	0주	4주후	0주	4주후
1	11.9	140/100	139/78	106	84	45	32	87	23	179	141	97	71	243	58
2	9.2	128/90	116/68	110	89	71	46	65	24	252	204	152	118	265	57
3	9.1	152/82	134/80	96	83	38	33	26	13	145	124	82	48	158	63
4	8.1	136/78	132/71	103	81	22	28	21	11	151	123	89	62	122	80
5	7.6	144/84	115/72	106	94	63	28	78	22	158	142	86	85	206	64
6	5.9	134/87	130/81	100	71	49	28	164	49	276	164	151	86	482	82
7	5.6	146/80	127/82	91	85	135	68	130	42	162	143	85	80	198	79
8	5.3	135/82	130/86	108	100	29	22	52	31	165	181	65	107	598	337
9	4.8	137/78	127/83	85	83	57	47	62	31	212	186	141	109	166	70
10	4.2	131/83	114/70	202	134	88	23	33	16	176	210	71	124	457	84
11	4.2	142/75	134/68	118	109	41	23	33	22	199	133	101	59	165	195
12	2.3	144/84	140/80	94	91	142	114	49	35	243	215	147	144	266	109
13	1.7	139/86	130/81	95	88	176	84	98	48	242	203	141	151	325	146
평균	6.1	139/83	128/77	109	92	74	44	69	28	197	167	108	96	281	112

어떤가. 한 달 만에 내 몸의 대사시스템을 바꿔 건강한 몸으로 돌아갈 수 있다면 한번 해볼 만하지 않은가?

다른 사람들이 해냈듯, 당신도 충분히 할 수 있다.

2장	**신진대사를 재설정하고 체지방을 줄이기 위한 4주 플랜**

0단계: Day-7~Day-1
준비기

미리 챙겨야 할 것들

오늘부터 시작하고 싶겠지만 갑자기 시작하면 내 몸이 놀랄 수 있다. 다이어트도 준비기가 필요하다. 무엇부터 미리 챙겨야 할까.

첫 번째는 14시간 공복과 7시간 숙면이다. 일단 망가진 서카디안 리듬을 돌려놓는 것부터 시작해야 한다. 14시간 공복을 위해 전날 오후 6시에 식사를 끝냈다면 다음 날 오전 8시에 첫 번째 식사를 시작한다. 가족 모임으로 저녁식사가 9시에 끝났다면 다음 날 첫 번째 식사는 오전 11시에 한다.

아울러 수면에 적어도 7시간 이상을 할애해야 한다. 잠자리에 드는

236   내 몸 혁명

시간과 아침에 일어나는 시간은 가급적 일정하게 유지하는 것이 좋다. 잠이 쉽게 들지 않더라도 그 시간에는 침대에 누워 있어야 한다. 중간에 자주 깨도 괜찮다. 내 몸의 서카디안 리듬이 회복되어 수면의 질이 좋아질 때까지 수면에 할애하는 시간을 철저히 지키도록 한다.

두 번째로 알코올과 과당을 끊는다. 지방간과 인슐린 저항성을 일으킨 원인에서 벗어나기 위해 건강한 몸으로 돌아갈 때까지 짧은 이별을 고해야 한다. 여기에는 예외가 있어선 안 된다. 건강체중을 향해 힘찬 발걸음을 내딛었는데 고작 소주 한두 잔이나 케이크 한 조각 때문에 뒷걸음질을 친다는 건 조금 억울하다. 술은 한 모금도 입에 대서는 안 된다. 아울러 설탕, 밀가루 음식, 과일을 프로그램이 끝날 때까지 먹지 않겠다고 결심해야 한다. 평생 끊는 것이 아니라 내 몸이 건강체중으로 돌아갈 때까지만이다! 빵과 면을 끊고 하루 세끼 식사를 가급적이면 밥과 채소, 단백질 반찬으로 먹도록 한다.

세 번째로 회사나 집 근처 헬스클럽에 가서 PT(퍼스널 트레이닝) 등록을 한다. 운동은 누가 옆에서 시켜야 제대로 한다. 혼자 하게 되면 운동 강도를 높이기 어렵다. 내 몸을 건강하게 만드는 과정에 돈을 아낄 이유가 없다. 적어도 주 3회는 해야 한다. 무엇보다 트레이너와 운동 예약을 해놓으면 몸이 힘들고 운동할 마음이 내키지 않아도 어쩔 수 없이 헬스클럽에 가게 된다. 혼자 운동하는 것보다 강도가 높아 효과도 더 빠르게 나타난다. 주 1~2회 휴식을 가져야 하니 혼자 하는 운동은 나머지 이틀간 하면 된다.

마지막으로 단백질보충제를 준비한다. 적어도 하루 2번은 섭취해야 하니 휴대가 용이하도록 낱개 포장된 제품을 권한다. 1포에 순단백질로 15~20g 정도 들어 있는 게 좋다. 시중에 나와 있는 단백질보충제는 탄수화물 함량이 제각각이다. 근육을 늘리는 목적으로 단백질보충제를 섭취하는 경우 적당량의 탄수화물이 들어 있어야 하기 때문이다. 하지만 우리는 탄수화물 총량을 줄이고 단백질을 더 먹기 위해 섭취하는 것이다. 따라서 탄수화물 함량이 가급적 적은 제품으로 골라야 한다. 당류가 들어 있지 않다면 더 좋다. 단백질보충제는 본격적으로 프로그램을 시작하는 1주 후부터 섭취한다.

1단계: Day1~Day3
지방 대사 스위치 켜기

탄수화물 섭취 제한하기

드디어 오늘부터 시작이다. 마음의 준비가 되었는가?

오늘부터 3일간은 의도적으로 탄수화물 섭취를 제한한다. 하루 총 탄수화물 섭취량이 약 20~50g 정도여야 한다. 대신 14시간 공복을 제외한 나머지 10시간 동안 하루 4번 단백질셰이크를 섭취한다.

탄수화물을 섭취하지 않으면 우리 몸은 비축해둔 글리코겐을 포도당으로 분해해서 에너지로 사용한다. 하지만 24시간 이상 탄수화물을 공급하지 않으면 조금씩 '근육단백'을 끄집어내서 쓰는 당신생

합성(아미노산을 포도당으로 바꾸는 대사 작용)으로 들어간다. 3일째가 되면 드디어 케톤을 만들어내면서 어쩔 수 없이(!) 지방을 본격적으로 사용한다. 케톤은 간에서 '지방산'을 더 잘게 쪼개어 만든 에너지원으로서 포도당만을 고집하는 뇌도 사용할 수 있다. 근육단백의 손실을 최소한으로 줄이기 위한 우리 몸의 고육책인 셈이다. 첫 3일은 근육 손실을 감내하더라도 지방창고의 문을 빨리 열기 위해 극한의 방법을 사용하는 것이다.

이때 근육 손실을 최소화하기 위해 중간중간에 두부, 연두부, 버섯, 플레인요거트로 배를 채울 수 있다. 채소나 해조류는 마음껏 먹어도 되고, 단백질셰이크도 반드시 챙겨 먹어야 한다.

1단계에서 중요한 점은 '절대 배고픔을 참지 말라'는 것이다. 14시간의 공복 시간을 빼면 10시간 동안 음식을 먹을 수 있다. 2~3시간 간격으로 단백질셰이크를 챙겨 먹는 것 외에 나머지 시간에도 플레인요거트, 버섯샐러드, 두부부침, 떠먹는 두부 등으로 배고프지 않게 챙겨 먹는 것이 중요하다.

대사유연성이 떨어져 있고 평소에도 '당 떨어지는' 증상을 간간이 보이는 사람들은 이 기간이 힘들 수 있다. 무력감, 두통, 어지럼증, 의욕저하 같은 탄수화물 금단증상이 나타나기 때문이다. 특히 2일 또는 3일째에 두통 증상이 심하게 나타날 수 있다. 하지만 금연할 때도 금단증상을 이겨내야 하듯 이러한 증상을 이겨내야 건강한 몸에 한 걸음 다가갈 수 있다. 2단계인 4일째에 밥의 형태로 탄수화물을 섭취하면 이 증상들은 거짓말처럼 없어진다.

장 해독과 생체리듬 돌려놓기

첫 3일간 탄수화물을 제한함과 동시에 단백질을 음식 대신 셰이크로 섭취하게 하는 이유는 위장관에 휴식을 주기 위함이다. 단백질 셰이크는 단백질 음식보다 소화·흡수가 빠르다. 두부를 허용식품에 넣은 이유 역시 단백질 보충과 더불어 소화·흡수가 잘되는 식품이기 때문이다. 짧은 단식은 장에 휴식을 줄 뿐 아니라 장내미생물의 환경도 긍정적으로 바꾼다. 여기에 장내 유익균을 늘리기 위해 프로바이오틱스나 신바이오틱스를 공급해주면 장내미생물의 불균형을 정상 수준으로 돌리는 데 도움을 줄 수 있다.

준비기부터 해온 14시간의 공복과 7시간 수면은 계속해서 철저하게 지켜야 한다. 수면-각성 주기, 단식-섭식 주기를 맞추어 서카디안 리듬을 건강한 상태로 유지한다. 야식은 식탐이 아니라 서카디안 리듬이 깨져서 나타나는 증상이다. 적어도 4주간만이라도 야식을 끊고 숙면을 취하려는 노력을 꾸준히 지속하자.

의자중독에서 벗어나기

인슐린 저항성은 '쉬지 않고 먹고', '꼼짝 않고 앉아 있어서' 나타난 결과라고 했다. 14시간 공복과 함께 의식적으로 30분마다 자리에서 일어나 가볍게 스트레칭을 하거나 가볍게 걷고 다시 자리에 앉는다.

1시간마다 2~3분 걸어주면 더 좋다.

첫날부터 운동을 시작하면 근육 손실을 최소화하면서 지방을 끄집어내서 쓰는 지방분해 모드로 더 빨리 옮겨갈 수 있다. 운동은 주 4회 이상 규칙적이어야 하고 힘들어야 한다고 앞서 언급했다. PT와의 시간 약속 때문에 운동을 규칙적으로 할 수밖에 없도록 만들면 도움이 된다.

다만, 컨디션이 잘 따라주지 않는다면 무리하게 욕심을 내기보다는 낮은 강도로 시작하여 몸에 스트레스를 주지 않도록 한다. 틈나는 대로 계단을 오르거나, 걸을 때 일부러 빠른 속도로 걷는 것도 운동이 된다. 아울러 가급적 자가용 대신 대중교통을 이용한다. 지하철 승강장에서도 앉아 있거나 가만히 서 있지 말고, 승강장 끝에서 끝까지 계속 걷는다. 또 에스컬레이터 대신 계단을 이용한다. 내게 운동할 수 있는 기회가 주어진 것이니 얼마나 반가운 일인가!

실천사항

- 단백질셰이크를 하루 4번 섭취한다. 첫 3일간은 '단기간 단식' 효과를 위해 일반 식사 대신 단백질셰이크를 식사 대용으로 섭취한다. 단백질셰이크를 물에 타서 아침, 점심, 오후 간식, 저녁 (약 3시간 간격으로) 하루 4번 섭취한다. 입에 맞지 않는다면 달지 않은 두유(베지밀A와 B 중에서는 베지밀A, 베지밀A 1팩에 당류 6g 함유)에 타서 먹어도 좋다.

  물론 단백질셰이크만 먹어야 하는 것은 아니다. 단백질셰이크를 섭취한 중간에 배고픔이 심하게 나타나면 일부러 참지 말고 플레인요거트(당을 첨가하지 않은 시큼한 것, 요거트 100g당 당함량 6g 이하), 양배추·파프리카·브로콜리 등의 채소, 코코넛 오일, 올리브오일, 아보카도오일, 두부나 연두부 등을 섭취해도 좋다.

- 물, 허브티 등은 마음껏 마셔도 좋다. 단, 커피 등 카페인 함유 음료는 제한한다.

- 수면 시간을 가급적 하루 7~8시간 유지한다. 자정부터 새벽 4시는 반드시 수면 시간에 포함되어야 한다.

- 아침식사는 전날 저녁식사를 마친 시간으로부터 14시간 후에 섭취한다.

- 마지막 식사는 가급적 취침 2시간 전에 끝낸다. 밤 11시에 잠자리에 든다면 오후 9시 이후부터는 물을 제외하고는 어떤 음식도 먹어서는 안 된다.

내 몸 혁명

- 저녁식사 후에는 실내등을 너무 환하게 켜놓지 말고 가능하다면 은은한 조명으로 유지한다. 잠을 잘 때는 조명을 완전히 끄고 자야 한다.

- 잠자리에 들기 1시간 전부터 TV, 스마트폰, 컴퓨터 화면을 가급적 보지 않는다. 블루라이트는 멜라토닌 분비를 억제해 수면 유도를 방해한다. 반신욕이나 음악 감상 등 편안한 취침을 준비할 수 있는 나만의 방법을 찾아본다.

- 하루 20분 정도의 낮잠은 허용된다. 30분 이상의 낮잠은 숙면을 방해한다.

- 오래 앉아 있는 것을 피하고, 가급적 30분마다 일어나서 가볍게 몸을 움직인다.

- 하루 총 걷는 시간이 60분 이상 되도록 노력한다. 낮 시간에 햇빛을 많이 쬘수록 밤에 멜라토닌 분비가 늘어난다.

- 물은 하루 8컵 이상 충분히 마신다.

- 이 기간 동안 탄수화물 음식을 철저히 제한한다. 밥을 포함한 곡류, 감자, 고구마, 옥수수, 과일, 콩류, 견과류, 밤, 토마토, 당분 함량이 많은 채소(단호박 등)를 일체 섭취하지 않는다.

- 다음의 '금기식품'을 절대 섭취하지 않는다.

    1) 설탕, 액상과당: 청량음료, 커피믹스, 주스, 과일향 우유, 당분 함량 높은 두유, 당분이 첨가된 요거트, 과자, 빵, 케이크, 초콜릿

    2) 트랜스지방: 케이크, 전자레인지용 팝콘, 각종 스낵, 도넛, 튀김 요리 등

3) 술

4) 밀가루 음식: 빵, 케이크, 국수, 라면, 파스타, 자장면 등

5) 유제품: 우유, 치즈

6) 동물성 포화지방이 상대적으로 많은 음식: 삼겹살, 대창 등

7) 커피 등 카페인 음료

하루 식단

아침식사	점심식사	오후 간식	저녁식사
단백질셰이크 1컵(물/두유)			단백질셰이크 1컵(물/두유)
신바이오틱스(프로바이오틱스+프리바이오틱스) 2포	단백질셰이크 1컵(물/두유)	단백질셰이크 1컵(물/두유)	신바이오틱스(프로바이오틱스+프리바이오틱스) 2포

허용식품

단백질셰이크 | 신바이오틱스 혹은 프로바이오틱스 | 양파, 마늘, 고춧가루, 식초, 후추, 강황, 허브 | 양배추, 무, 당근, 오이, 브로콜리, 파프리카, 아보카도 | 코코넛오일, 올리브오일, 아보카도오일, 냉압착 들기름 | 녹차, 허브티 | 플레인요거트(무가당), 두부, 연두부

2단계: Day4~Day7
렙틴 저항성과 지방간 개선

저탄수화물 다이어트로 지방 대사 활성화하기

드디어 밥으로 탄수화물을 섭취할 수 있게 된다. 3일 동안 탄수화물 섭취를 제한하면 몸이 '지방'을 쓰기 시작한다. 지방 대사에 발동이 걸리면 조금씩 탄수화물 섭취량을 늘릴 수 있다.

몸에 탄수화물이 들어오면 두통, 무력감 등의 금단증상도 사라진다. 단, 밥 이외에 과일이나 고구마 같은 다른 탄수화물은 허용되지 않는다. 채소와 양질의 단백질, 좋은 지방을 잘 섭취하면서 충분한 수면과 14시간의 공복을 유지하면 생체리듬이 회복되면서 렙틴 저항성이 빠르게 좋아진다.

점심 한 끼를 일반식으로 바꿔 밥과 채소, 단백질 반찬을 챙겨 먹는다. 일반적으로 '저탄수화물 다이어트'라고 하면 탄수화물 섭취를 50~80g 정도로 제한하는 것을 의미한다. 점심 한 끼로 밥 반 공기를 섭취하면 탄수화물을 약 35~45g 섭취하게 되고, 나머지는 음식을 조리하는 과정에서 들어가는 약간의 당류와 채소류에서 얻는 탄수화물로 채우게 된다. 탄수화물 부족으로 케톤을 계속 사용하게 하면서도 근육 손실을 최소화하기 위한 전략이다.

흰쌀밥은 반 공기, 현미밥이나 잡곡밥은 3분의 2공기 정도 섭취한다. 일반 식사를 할 때도 양질의 단백질 반찬이 포함되어야 하고, 나머지 세끼는 단백질셰이크를 섭취하여 하루 4번 단백질을 공급한다. 물론 이때도 매끼 중간중간에 허용식품을 언제든 섭취할 수 있다.

운동과 영양제 챙기기

탄수화물이 공급되면서 금단증상도 없어졌으니 점차 운동 강도를 높여보자. 근육내지방을 없애기 위해 '고강도인터벌운동'을 병행하면 원하는 결과를 빠르게 얻을 수 있다. 어제보다 조금 더 힘들게 해본다는 마음가짐으로 운동을 해야 효과를 제대로 얻을 수 있다. 아울러 30분이나 1시간마다 일어나서 움직이는 것도 계속 실천해야 한다.

간에 불필요하게 쌓여 있는 중성지방을 없애기 위해 술, 과당, 포화지방, 트랜스지방 등의 금기식품을 철저히 제한해야 한다. 여기에 렙틴 저항성과 지방간 개선에 도움을 주기 위해 영양제 복용을 추천한다. 신바이오틱스를 꾸준히 복용하면서 비타민과 미네랄이 고루 들어 있는 종합비타민미네랄제와 오메가3지방산을 추가해 섭취한다.

비타민D는 대부분의 현대인이 결핍을 보이기 때문에 반드시 챙겨 먹는다. 아울러 칼슘과 마그네슘을 저녁식사 이후에 복용하면 체지방 감소뿐 아니라 숙면을 취하는 데 도움이 된다. 또 하루 1~3g 정도로 고용량 비타민C를 복용하면 체지방 연소에 도움이 된다. 비만도가 심하거나 40대 이상이라면 항산화효과가 크고 미토콘드리아를 활성화하는 코엔자임Q10이나 알파리포산을 추가로 섭취하면 좋다.

실천사항

- 하루 중 한 끼(주로 점심)에 밥이 허용된다. 현미잡곡밥은 3분의 2공기, 흰쌀밥은 반 공기를 섭취한다. 반찬은 채소와 양질의 단백질 음식이 반드시 포함되어야 한다.

- 나머지 세끼는 단백질셰이크로 섭취한다. 단백질셰이크를 물에 타서 하루 세끼를 섭취한다. 입에 맞지 않는다면 달지 않은 두유(베지밀 A 정도)에 타서 먹어도 좋다. 만약 단백질셰이크를 섭취한 중간에 배고픔이 심하게 나타나면 일부러 참지 말고 플레인요거트(당을 첨가하지 않은 시큼한 것, 요거트 100g당 당 함량 6g 이하), 양배추·파프리카·브로콜리 등의 채소, 코코넛 오일, 올리브오일, 아보카도오일, 두부나 연두부 등을 섭취해도 좋다.

- 물, 허브티 등은 마음껏 마셔도 좋다. 단, 커피 등 카페인 함유 음료는 제한한다.

- 수면 시간을 가급적 하루 7~8시간 유지한다. 자정부터 새벽 4시는 반드시 수면 시간에 포함되어야 한다.

- 아침식사는 전날 저녁식사를 마친 시간으로부터 14시간 후에 섭취한다.

- 마지막 식사는 가급적 취침 2시간 전에 끝낸다. 밤 11시에 잠자리에 든다면 오후 9시 이후부터는 물을 제외하고는 어떤 음식도 먹어서는 안 된다. 하지만 점심과 저녁식사 순서를 바꿔서 저녁에 밥을 먹은 경우에는 저녁식사를 가능하다면 취침 3~4시

간 전에 끝내야 한다.

- 저녁식사 후에는 실내등을 너무 환하게 켜놓지 말고 가능하다면 은은한 조명으로 유지한다. 잠을 잘 때는 조명을 완전히 끄고 자야 한다.
- 잠자리에 들기 1시간 전에는 TV, 스마트폰, 컴퓨터 화면을 보지 않는다. 블루라이트는 멜라토닌 분비를 억제해 수면 유도를 방해한다. 반신욕이나 음악 감상 등 편안한 취침을 준비할 수 있는 나만의 방법을 찾아본다.
- 하루 20분 정도의 낮잠은 허용된다. 30분 이상의 낮잠은 숙면을 방해하니 피한다.
- 고강도인터벌운동을 15~30분 정도 시행한다. '숨이 찬' 자극이 반드시 들어가야 한다.
- 오래 앉아 있는 것을 피하고, 가급적 30분마다 일어나서 가볍게 몸을 움직인다.
- 하루 총 걷는 시간이 60분 이상 되도록 노력한다. 낮 동안 햇빛을 많이 쬘수록 밤에 멜라토닌 분비가 늘어난다.
- 물은 하루 8컵 이상 충분히 마신다.
- 이 기간 동안 밥을 제외한 탄수화물 음식을 철저히 제한한다. 감자, 고구마, 옥수수, 과일, 콩류, 견과류, 밤, 토마토, 당분 함량이 많은 채소(단호박 등)를 일체 섭취하지 않는다.
- 다음의 '금기식품'을 절대 섭취하지 않는다.
  1) 설탕, 액상과당: 청량음료, 커피믹스, 주스, 과일향 우유, 당분 함량 높은 두유, 당분이 첨가된 요거트, 과자, 빵, 케이크,

내 몸 혁명

초콜릿

2) 트랜스지방: 케이크, 전자레인지용 팝콘, 각종 스낵, 도넛, 튀김 요리 등

3) 술

4) 밀가루 음식: 빵, 케이크, 국수, 라면, 파스타, 자장면 등

5) 유제품: 우유, 치즈

6) 동물성 포화지방이 상대적으로 많은 음식: 삼겹살, 대창 등

7) 커피 등 카페인 음료

하루 식단

아침식사	점심식사	오후 간식	저녁식사
단백질셰이크 1컵(물/두유) 종합비타민 1~2정 오메가3지방산 1~2캡슐 신바이오틱스 1포 비타민C 0.5~1g (코엔자임Q10 100mg 혹은 알파리포산 600mg)	현미잡곡밥 2/3공기 혹은 흰쌀밥 반 공기 +채소와 단백질 음식이 풍부한 식단 비타민C 0.5~1g	단백질셰이크 1컵(물/두유)	단백질셰이크 1컵(물/두유) 종합비타민 1~2정 오메가3지방산 1~2캡슐 신바이오틱스 1포 비타민C 0.5~1g 칼슘/마그네슘 2정 비타민D 1,000~2,000IU

허용식품

단백질셰이크 | 신바이오틱스 혹은 프로바이오틱스, 영양제(종합 비타민, 오메가3지방산 등) | 양파, 마늘, 고춧가루, 식초, 후추, 강황, 허브 | 양배추, 무, 당근, 오이, 브로콜리, 파프리카, 아보카도 | 코코넛오일, 올리브오일, 아보카도오일, 냉압착 들기름 | 녹차, 허브티 | 플레인요거트(무가당), 두부, 연두부 | 현미잡곡밥 2/3공기 혹은 흰쌀밥 반 공기 | 해조류(미역, 다시마, 톳), 버섯류 | 와사비, 저염간장(약간), 두부쌈장, 김치(평소보다 양을 줄여서) | 달걀, 생선, 생선회, 해산물(굴, 조개, 새우, 게, 가재, 오징어, 낙지, 문어), 닭고기(껍질 벗긴 속살), 삶은 돼지고기 살코기(수육), 소고기 살코기 샤브샤브

3단계: Day8~Day14
간헐적 단식과 인슐린 저항성 개선

중간 점검

첫 1주일의 다이어트가 끝났다. 그간 지켜본 바로는 첫 주의 결과는 사람마다 천차만별로 다양하게 나타난다. 평소보다 적게 먹었음에도 체중의 변화가 그다지 크지 않은 사람도 있고, 체중은 많이 빠졌는데 체지방이 아니라 수분과 근육만 빠진 결과를 보이는 사람도 있다.

체중 변화가 크지 않은 사람은 안정시대사율이 다른 사람들보다 많이 떨어져 있을 가능성이 높다. 예전에 적게 먹는 저칼로리 다이어트를 반복적으로 했거나 평소 식습관이 아주 불규칙한 경우 이런 결과가 잘 나온다. 이때는 하루 4번의 식사를 잘 챙겨 먹으면서 반드시 운동 자극이 들어가야 한다. 체중계 눈금을 줄이는 것보다는 근육량을 더 늘리는 쪽으로 신경 써야 한다.

체중은 많이 빠졌는데 상대적으로 근육 손실이 많았다면 이는 대사유연성이 떨어져 있기 때문이다. 바꿔 말하면, 앞으로 체중이 더 늘거나 대사이상이 더 심해질 몸이다. 이런 몸은 간헐적 단식과 운동이 반드시 필요하다. 아울러 지방 대사를 활성화하고 인슐린 저항성과 지방간에서 벗어나기 위해 절대 금기식품을 섭취하면 안 된다.

첫 주부터 체지방이 잘 빠졌다면 아직은 몸이 많이 나빠지지 않았다고 보면 된다. 이 프로그램을 통해 예전 건강체중으로 돌려놓으면 쉽게 지금의 체중으로 돌아오지 않을 것이다.

24시간 단식으로 인슐린 저항성과 지방간에서 벗어나기

첫 주를 무사히 잘 마쳤다면 지금부터가 본격적인 프로그램의 시작이다. 대사유연성을 좋게 하기 위해 의도적으로 탄수화물을 제한했다면 이제는 탄수화물 섭취량을 점차 늘려가면서 '24시간 단식'을 실천한다. 전날 저녁식사를 7시에 끝냈다면 오늘 저녁 7시까지는 물 이외에 칼로리를 내는 어떤 식품도 섭취해선 안 된다.

단식은 말 그대로 물 이외에는 아무것도 먹지 않는 것이다. 단순히 식사량을 줄이는 저칼로리 식단과 비교할 때 단식은 우리 몸에서 다르게 작용한다. 특히 인슐린 저항성이 있는 사람이 24시간의 간헐적 단식을 시행하면 인슐린 수치를 더 낮출 수 있어 인슐린 저항성이 빠르게 개선되는 효과가 있다. 아울러 산화스트레스를 줄이고 만성 염증을 개선해준다. 무엇보다 단식은 안정시대사율이 떨어지는 것을 막을 수 있다는 장점이 있다.

단식하는 날에는 하루 한 끼만 허용된다. 식사 시간 이외에는 물과 허브티만 섭취해야 한다. 영양제는 복용해도 좋고 복용하지 않아도 괜찮다. 커피는 원칙적으로 마시지 않는 게 좋지만 꼭 마셔야 한다면 오전 중에 블랙커피 한 잔만 허용된다. 간헐적 단식을 하는 날에도 커피 한 잔은 허용된다.

간헐적 단식이 효과를 보기 위해서는 근육 손실을 최소화해야 하는데, 그러려면 단백질 섭취량이 부족하지 않아야 한다. 특히 단식하지 않는 날에는 하루 네 끼 식사를 절대 거르지 말아야 한다. 평소에 잘 챙겨 먹다가 '기습적으로' 단식을 해야 우리 몸이 안정시대사율을 떨어뜨리지 않는다. 안정시대사율이 유지되어야 체중과 체지방 감량이 지속된다. 여기에 규칙적인 운동이 병행되면 체지방 감량 효과가 훨씬 커진다.

저녁에 일반 식사가 허용되니 '이렇게 먹어도 될까' 싶을 정도로 배불리 먹는다. 물론 탄수화물 없이 채소와 단백질 음식으로 배를 채워야 한다. 다시 한 번 강조하지만 24시간 간헐적 단식이 효과를 제대로 보려면 단식하지 않는 날 배불리 잘 챙겨 먹어야 한다.

운동은 어제보다 오늘 조금 더 힘들게 하겠다는 기분으로 단계적으로 강도를 높여나간다. 고강도인터벌운동을 주 4회 이상 해야 하며, 여기에 근력운동이 병행되면 효과가 훨씬 커진다. 단식하는 날에는 글루카곤, 아드레날린, 성장호르몬 등이 분비되기 때문에 이날 운동을 하면 지방 연소 효과가 더 커진다.

단식 효과를 높이기 위한 조언과 팁

어쩌다 바빠서 한 끼를 거른 적은 있어도 하루 종일 아무것도 먹지 않는 경험은 태어나서 한 번도 해보지 않았을 것이다. 따라서 처음에는 조금 힘들게 느껴질 수 있다. 하지만 다시 생각하면 내 몸에 에너지를 공급하지 않는 게 아니라, 비축해둔 에너지를 사용할 수 있는 '기회'를 주는 것이다. 몸속 지방을 칼로리로 환산하면 자장면이 200그릇 넘게 있다. 절대 굶는 것이 아니다!

　대사유연성이 떨어져 있는 몸일수록 무력감과 두통 등의 증상이 나타날 수 있다. 만약 일하기 힘들 정도로 허기감이 심하게 오면 20시간 정도에서 끝내고 단백질셰이크를 섭취하거나 식사를 해도 좋다. 다음에 두 번째 24시간 간헐적 단식을 할 때는 처음보다 훨씬 수월하게 할 수 있을 것이다.

　단식하는 날 약간의 허기감은 있어도 몸이 가볍게 느껴진다면 의도적으로 많이 걷고 움직이는 것이 체지방 감량에 훨씬 유리하다. 인슐린이 바닥으로 떨어져 있어 지방창고의 문이 활짝 열려 있기 때문이다. 이외에 견과류 한 줌이 허용식품에 추가되니, 샐러드에 뿌려 먹거나 오후 간식으로 단백질셰이크와 함께 섭취해도 좋다.

실천사항

- 저녁식사는 밥을 포함한 탄수화물 음식 섭취를 제한하는 대신 허용식품에 포함된 채소와 단백질(버섯, 두부, 달걀, 닭가슴살·두부·연어샐러드, 생선, 생선회, 해산물, 수육, 보쌈 살코기, 소고기 살코기 샤브샤브) 음식 위주로 충분히 섭취한다.

- 1주일 중 하루를 택해 24시간 간헐적 단식을 시행한다. 단식일 전날 저녁식사를 끝내고 24시간 후 저녁식사를 한다. 물이나 허브티는 수시로 섭취해도 괜찮다. 간헐적 단식을 시행하는 날 두통, 어지럼증, 무력감, 집중력 저하 등 불편한 증상이 심하게 나타난다면 단식을 중단하고 평소대로 식사를 유지한다. 간헐적 단식을 하는 날에 많이 걷거나 운동을 하면 효과가 배가된다.

- 하루 1회 견과류 한 줌이 허용된다. 오후 간식에 단백질셰이크와 함께 섭취하거나 샐러드에 뿌려 먹어도 좋다.

- 하루 중 한 끼(주로 점심)는 밥을 꼭 챙겨 먹는다. 현미잡곡밥은 3분의 2공기, 흰쌀밥은 반 공기를 섭취한다. 콩류 섭취가 허용되므로 밥에 콩을 충분히 섞어 먹어도 좋다. 반찬은 채소와 양질의 단백질 음식이 포함되어야 한다.

- 나머지 하루 두 끼는 단백질셰이크로 섭취한다. 단백질셰이크를 물이나 두유에 타서 아침과 오후 간식으로 하루 2번을 섭취한다. 두유 대신 우유에 타서 먹어도 괜찮다.

- 이 기간 동안 콩류와 견과류를 제외한 탄수화물 음식을 철저히 제한한다. 감자, 고구마, 옥수수, 과일, 밤, 토마토, 당분 함량이

많은 채소(단호박 등)를 일체 섭취하지 않는다.

- 우유는 하루 두 잔 정도만 섭취한다. 가공하지 않고 짜지 않은 천연치즈도 허용된다.

- 커피는 오전 중에 블랙커피 한 잔이 허용된다. 마시지 않으면 더 좋다. 간헐적 단식을 하는 날에도 오전 중이면 블랙커피 한 잔이 허용된다.

- 수면 시간을 가급적 하루 7~8시간 유지한다. 자정부터 새벽 4시는 수면 시간에 반드시 포함되어야 한다.

- 아침식사는 전날 저녁식사를 마친 시간으로부터 14시간 후에 섭취한다.

- 저녁식사는 취침 2시간 전에 끝낸다. 하지만 점심과 저녁식사 순서를 바꿔서 저녁에 밥을 먹은 경우에는 가능하다면 식사를 취침 3~4시간 전에 끝내야 한다.

- 잠자리에 들기 1시간 전에는 TV, 스마트폰, 컴퓨터 화면을 보지 않는다.

- 하루 20분 정도의 낮잠은 허용된다. 30분 이상의 낮잠은 숙면을 방해한다.

- 규칙적으로 운동을 시행한다. 주 4회 이상, 1회에 20~40분 고강도인터벌운동을 실천한다. 숨이 턱에 찰 정도로 강도가 높아야 한다. 여기에 주 3~4회 근력운동을 병행하면 효과는 더 커진다. 헬스클럽에 가기 어렵다면 15층 이상 계단 오르기(하루 3회 이상)를 매일 실천한다.

- 오래 앉아 있는 것을 피하고, 가급적 30분마다 일어나서 가볍게

몸을 움직인다.

- 물은 하루 8컵 이상 충분히 마신다.
- 다음의 '금기식품'을 절대 섭취하지 않는다.

  1) 설탕, 액상과당: 청량음료, 커피믹스, 주스, 과일향 우유, 당분 함량 높은 두유, 당분이 첨가된 요거트, 과자, 빵, 케이크, 초콜릿

  2) 트랜스지방: 케이크, 전자레인지용 팝콘, 각종 스낵, 도넛, 튀김 요리 등

  3) 술

  4) 밀가루 음식: 빵, 케이크, 국수, 라면, 파스타, 자장면 등

  5) 동물성 포화지방이 상대적으로 많은 음식: 삼겹살, 대창 등

하루 식단

아침식사	점심식사	오후 간식	저녁식사
단백질셰이크 1컵 (물/두유/우유) 종합비타민 1~2정 오메가3지방산 1~2캡슐 신바이오틱스 1포 비타민C 0.5~1g (코엔자임Q10 100mg 혹은 알파리포산 600mg)	현미잡곡밥 2/3공기 혹은 흰쌀밥 반 공기 +채소와 단백질 음식이 풍부한 식단 비타민C 0.5~1g	단백질셰이크 1컵 (물/두유/우유)	탄수화물 제한 일반 식사 (채소+양질의 단백질 음식) 종합비타민 1~2정 오메가3지방산 1~2캡슐 신바이오틱스 1포 비타민C 0.5~1g 칼슘/마그네슘 2정 비타민D 1,000~2,000IU

허용식품

단백질셰이크 | 신바이오틱스 혹은 프로바이오틱스, 영양제(종합비타민, 오메가3지방산 등) | 양파, 마늘, 고춧가루, 식초, 후추, 강황, 허브 | 양배추, 무, 당근, 오이, 브로콜리, 파프리카, 아보카도 | 코코넛오일, 올리브오일, 아보카도오일, 냉압착 들기름 | 녹차, 허브티 | 플레인요거트(무가당), 두부, 연두부 | 현미잡곡밥 2/3공기 혹은 흰쌀밥 반 공기 | 해조류(미역, 다시마, 톳), 버섯류 | 와사비, 저염간장(약간), 두부쌈장, 김치(평소보다 양을 줄여서) | 우유(하루 두 잔 이하), 짜지 않은 천연치즈, 달걀, 생선, 생선회, 해산물(굴, 조개, 새우, 게, 가재, 오징어, 낙지, 문어), 닭고기(껍질 벗긴 속살), 삶은 돼지고기 살코기(수육), 소고기 살코기 샤브샤브 | 퀴노아, 콩류(검은콩, 병아리콩, 완두콩, 렌틸콩 등) | 견과류(한 줌) | 블랙커피(오전 중 한 잔)

4단계: Day15~Day21
대사유연성 회복과 신진대사 최적화

중간 점검

2주를 무사히 마쳤다면 첫 주에 빠졌던 근육량은 다시 회복되고 본격적으로 체지방이 빠지는 결과가 나와야 한다. 프로그램을 시작하기 전의 근육량으로 완전하게 회복되지 않아도 괜찮다. 빠졌던 근육이 다시 늘기 시작하는 변화가 중요하다.

만약 첫 주에 빠졌던 근육이 회복되지 않고 계속 빠지고 있다면 대사유연성이 아직 회복되지 않았다는 의미다. 이때는 단백질 섭취량을 더 늘려야 한다. 아울러 금기식품을 철저하게 피하고 운동 자극이 더 강해야 한다. 주 4회 이상 규칙적으로, 그리고 지금보다 강도를 더 높여서 운동해야 한다. 나도 모르게 꼼짝 않고 앉아 있는 시간이 길었던 건 아닌지도 점검해보고, 의자중독에서도 벗어나야 한다.

근육량이 회복되는 결과를 보인 사람들은 3주 차로 넘어가도 좋다. 하지만 근육이 계속 빠지는 결과를 보였다면 3주 차로 넘어가지 말고 2주 차 미션을 다시 한 번 수행한다.

주 2회 24시간 단식으로 빠르게 몸 회복하기

3주 차는 프로그램의 효과를 가속화하는 시기다. 생체리듬이 회복되고 렙틴 저항성과 인슐린 저항성도 개선되면서 지방 연소 효과를 제대로 볼 수 있다. 운동 자극이 강할수록, 식이조절이 철저할수록 체지방 감량 효과가 크다.

14시간의 공복 유지, 7시간 이상 숙면과 함께 24시간 간헐적 단식을 주 2회 시행한다. 2주 차에 경험했겠지만 24시간 간헐적 단식을 해도 근육량이 늘어난다. 이론적으로 주 2회 24시간 단식을 하면 1주일 동안의 총 섭취에너지는 줄어든다. 하지만 매일 적게 먹는 저칼로리 다이어트와 달리 간헐적 단식은 안정시대사율을 떨어뜨리지 않고 근육 손실도 없다.

다만, 간헐적 단식이 제대로 효과를 발휘하려면 명암이 뚜렷해야 한다. 1주일 중 하루 4번 단백질을 공급해야 하는 '나머지 5일' 동안 잘 챙겨 먹어야 한다. 점심과 저녁의 일반 식사에서 포만감 있게 충분한 양을 섭취하도록 하자. 간헐적 단식을 하는 날에도 한 끼 식사를 단백질을 포함한 식단으로 푸짐하게 해야 한다. 간혹 "24시간 간헐적 단식 후에 한 끼 식사를 폭식에 가깝게 많이 먹는데 괜찮나요?"라는 질문을 받는데, 답변은 '그렇다'이다.

점심에 채소와 단백질 음식을 먼저 먹어서 어느 정도 배를 채운 후에 밥을 먹으면 혈당 조절에 더 유리하다. 식사량은 내 몸이 알아서 정한다. 몸이 건강해질수록 과식이나 폭식이 없다. 렙틴 호르몬의

내 몸 혁명

작용 덕분이다. 과식으로 이어지는 것은 렙틴 저항성 때문이다. 렙틴 저항성이 개선되면 식사량은 알아서 줄어든다.

탄수화물 섭취량 조금씩 늘리기

3주 차에는 탄수화물의 허용범위가 넓어진다. 단호박, 밤, 토마토, 방울토마토 등의 섭취가 허용된다. 고강도인터벌운동이나 근력운동을 하기 전 또는 직후에 고구마나 바나나 1개를 섭취하는 것도 허용된다. 아침에 단백질셰이크와 블루베리를 넣은 플레인요거트를 함께 섭취해도 좋다.

탄수화물 섭취량은 개인의 체질과 건강 상태, 신체 활동량에 따라 결정된다. 지금은 몸속 지방을 에너지원으로 더 태워야 하니 외부에서 공급하는 탄수화물 섭취량이 필요량보다 부족해야 한다. 이때 자칫 근육 손실이 있을 수 있기 때문에 단백질을 충분히 섭취하게 하는 것이다. 그런데 탄수화물도 아예 공급하지 않으면 근육 손실을 피할 수 없다. 이런 이유로 등산이나 마라톤 같이 운동 시간이 길거나 강도 높은 근력운동을 할 경우에는 운동 전에 약간의 탄수화물 음식을 섭취하는 게 도움이 된다.

지방 대사의 스위치가 켜져 있을 때 규칙적인 운동과 평소 신체 활동량을 늘리면 체지방 감량이 훨씬 용이해진다. 운동 시간을 늘려도 좋고, 운동 강도를 높여도 좋다.

실천사항

- 1주일 중 2일을 택해 주 2회 24시간 간헐적 단식을 시행한다. 연달아 이틀 단식은 하지 않는다. 단식일 사이에 일반 식사를 하는 날이 반드시 포함되어야 한다. 단, 간헐적 단식 후 근육량이 많이 감소했거나 두통, 무력감 등 불편한 증상이 심하게 나타난 경우에는 간헐적 단식을 주 1회만 하거나 시행하지 않는다.
  간헐적 단식을 시행하는 날 아침에 단백질셰이크를 먹고 24시간 단식 후 다음 날 아침에 단백질셰이크를 먹거나, 단식일 전날 저녁식사를 끝내고 24시간 후 저녁식사를 한다. 물이나 허브티는 수시로 섭취해도 괜찮다.
- 탄수화물의 허용범위가 넓어진다. 밥, 콩류, 견과류를 포함해 단호박, 밤, 토마토, 방울토마토 등의 섭취가 허용된다.
- 고강도인터벌운동이나 근력운동을 하기 전 혹은 직후에 고구마나 바나나 1개 섭취가 허용된다.
- 플레인요거트를 섭취할 때 블루베리가 10개 이내로 허용된다.
- 저녁식사는 밥을 포함한 탄수화물 음식 섭취를 제한하는 대신 허용식품에 포함된 채소와 단백질(버섯, 두부, 달걀, 닭가슴살·두부·연어샐러드, 생선, 생선회, 해산물, 수육, 보쌈 살코기, 소고기 살코기 샤브샤브) 음식 위주로 충분히 섭취한다. 간헐적 단식을 하는 날에 많이 걷거나 운동을 하면 효과가 배가된다.
- 하루 중 한 끼(주로 점심)에는 밥을 꼭 챙겨 먹는다.
- 나머지 하루 두 끼는 단백질셰이크로 섭취한다.

내 몸 혁명

- 우유는 하루 두 잔 정도만 섭취한다. 가공하지 않고 짜지 않은 천연치즈도 허용된다.
- 커피는 오전 중에 블랙커피 한 잔이 허용된다. 마시지 않으면 더 좋다. 간헐적 단식을 하는 날에도 오전 중이면 블랙커피 한 잔이 허용된다.
- 수면 시간을 가급적 하루 7~8시간 유지한다. 자정부터 새벽 4시는 반드시 수면 시간에 포함되어야 한다.
- 아침식사는 전날 저녁식사를 마친 시간으로부터 14시간 후에 섭취한다.
- 저녁식사는 취침 2시간 전에 끝낸다. 하지만 점심과 저녁식사 순서를 바꿔서 저녁에 밥을 먹은 경우에는 가능하다면 식사를 취침 3~4시간 전에 끝내야 한다.
- 잠자리에 들기 1시간 전에는 TV, 스마트폰, 컴퓨터 화면을 보지 않는다.
- 하루 20분 정도의 낮잠은 허용된다. 30분 이상의 낮잠은 숙면을 방해하니 피한다.
- 규칙적으로 운동을 시행한다. 주 4회 이상, 1회에 20~60분 고강도인터벌운동을 실천한다. 숨이 턱에 찰 정도로 강도가 높아야 한다. 여기에 주 3~4회 근력운동을 병행하면 효과는 더 커진다. 헬스클럽에 가기 어렵다면 15층 이상 계단 오르기(하루 5회 이상)를 매일 실천한다.
- 오래 앉아 있는 것을 피하고, 가급적 30분마다 일어나서 가볍게 몸을 움직인다.

- 물은 하루 8컵 이상 충분히 마신다.
- 다음의 '금기식품'을 절대 섭취하지 않는다.
  1) 설탕, 액상과당: 청량음료, 커피믹스, 주스, 과일향 우유, 당분 함량 높은 두유, 당분이 첨가된 요거트, 과자, 빵, 케이크, 초콜릿
  2) 트랜스지방: 케이크, 전자레인지용 팝콘, 각종 스낵, 도넛, 튀김 요리 등
  3) 술
  4) 밀가루 음식: 빵, 케이크, 국수, 라면, 파스타, 자장면 등
  5) 동물성 포화지방이 상대적으로 많은 음식: 삼겹살, 대창 등

하루 식단

아침식사	점심식사	오후 간식	저녁식사
단백질셰이크 1컵 (물/두유/우유) 종합비타민 1~2정 오메가3지방산 1~2캡슐 신바이오틱스 1포 비타민C 0.5~1g (코엔자임Q10 100mg 혹은 알파리포산 600mg)	현미잡곡밥 2/3공기 혹은 흰쌀밥 반 공기+채소와 단백질 음식이 풍부한 식단 비타민C 0.5~1g	단백질셰이크 1컵 (물/두유/우유)	탄수화물 제한 일반 식사 (채소+양질의 단백질 음식) 종합비타민 1~2정 오메가3지방산 1~2캡슐 신바이오틱스 1포 비타민C 0.5~1g 칼슘/마그네슘 2정 비타민D 1,000~2,000IU

허용식품

단백질셰이크 | 신바이오틱스 혹은 프로바이오틱스, 영양제(종합 비타민, 오메가3지방산 등) | 양파, 마늘, 고춧가루, 식초, 후추, 강황, 허브 | 양배추, 무, 당근, 오이, 브로콜리, 파프리카, 아보카도 | 코코넛오일, 올리브오일, 아보카도오일, 냉압착 들기름 | 녹차, 허브티 | 플레인요거트(무가당), 두부, 연두부 | 현미잡곡밥 2/3공기 혹은 흰쌀밥 반 공기 | 해조류(미역, 다시마, 톳), 버섯류 | 와사비, 저염간장(약간), 두부쌈장, 김치(평소보다 양을 줄여서) | 우유(하루 두 잔 이하), 짜지 않은 천연치즈, 달걀, 생선, 생선회, 해산물(굴, 조개, 새우, 게, 가재, 오징어, 낙지, 문어), 닭고기, 소고기, 돼지고기 등 육류(가급적 지방이 적은 부위로) | 퀴노아, 콩류(검은콩, 병아리콩, 완두콩, 렌틸콩 등) | 견과류(한 줌) | 블랙커피(오전 중 한 잔)

* 플레인요거트 먹을 때 블루베리 허용
* 고강도 운동이나 근력운동을 한 날은 운동 전후 고구마 1개 혹은 바나나 1개 허용

5단계: Day22~Day28
업그레이드! 체지방 감량 극대화하기

중간 점검

3주 차를 잘 끝냈다면 근육은 다이어트를 시작하기 이전 수준으로 회복되면서 지속적으로 체지방이 빠지는 결과가 나와야 한다. 뱃살은 눈에 띄게 줄었고 몸도 많이 가벼워졌을 것이다. 부종이 좋아지고 피로감도 훨씬 덜하니 운동도 탄력이 붙는다. 지하철에서는 고민하지 않고 에스컬레이터 대신 계단을 이용하게 될 것이다.

3주 차에 근육량이 늘었으나 다이어트 이전 수준으로까지 회복되지 않았다면 4주 차에도 간헐적 단식은 주 2회만 시행한다. 욕심내지 말고 차근차근 건강한 몸에 다가가자.

반면, 근육량이 다이어트 이전 수준으로 돌아왔거나 더 늘었다면 4주 차에는 24시간 간헐적 단식을 주 3회 시행해본다. 칼로리를 계산하는 다이어트 방법으로는 1주일간의 총 에너지섭취량이 적어서 근육이 빠져야 한다. 하지만 나머지 4일간 충분히 잘 챙겨 먹으면서 운동 자극이 꾸준하게 이어지는 단식을 하면, 4주 차에도 근육이 유지되고 체지방이 빠지는 것을 지금까지의 경험으로 확인해왔다.

2주 차에 이어 3주 차에도 근육이 계속 빠지는 결과가 나왔다면 아직 대사유연성이 개선되지 않은 것이다. 금기식품을 먹었거나 운동 자극이 미흡했을 가능성도 있다. 아니면 24시간 간헐적 단식의 효과를 제대로 못 본 결과일 수도 있다. 앞서 간헐적 단식은 '잘 챙겨 먹어야' 효과를 본다고 했다. 다시 말해, 간헐적 단식을 하지 않는 나머지 5일간 이렇게 먹어도 될까 싶을 정도로 배불리 잘 챙겨 먹어야 24시간 단식 효과를 제대로 얻는다. 평소 식사가 불규칙하고 부실하다가 24시간 단식을 하면 저칼로리 다이어트와 다를 게 없다.

3주가 지나도 근육이 계속 빠지는 결과가 나왔다면 다이어트를 종료하고 유지기로 넘어간다. 이미 안정시대사율이 떨어져 있으므로 무리하게 다이어트를 지속하면 안정시대사율은 더 떨어지고 근육 손실도 지속될 수 있다. 24시간 간헐적 단식은 주 1회 정도로 줄이고 지금보다 더 잘 챙겨 먹으면서 운동 자극을 꾸준하게 주는 방식으로 바꾸어 떨어진 안정시대사율을 먼저 회복시켜야 한다.

2주 차에 회복되었던 근육이 3주 차에 다시 빠졌다면 식사량이 충분하지 않았을 가능성이 높다. 1~2주 동안 잘 빠지던 체중이 3주 차에 정체기를 보이면 괜스레 불안해진다. '내가 너무 많이 먹어서 체중계 눈금이 움직이지 않는 걸까?' 하는 마음에 의식적이든 무의식적이든 식사량이 줄어들게 된다. 계속 강조하지만 우리의 목표는 '체중계 눈금'이 아니라 '건강체중'이다. 좋은 음식을 부족하지 않게 충분히 챙겨 먹으면서 내 몸을 더 건강하게 바꿔야 한다. 4주 차에는 24시간 간헐적 단식을 주 1회로 줄이고 더 잘 챙겨 먹으면서 운동 자극을 더 강하게 준다. 아울러 수면의 질은 어땠는지, 의자중독에서 벗어났는지도 곰곰이 따져본다.

주 3회 24시간 단식으로 효과 극대화

3주 차까지 순조롭게 대사유연성을 회복하고 체지방을 감량했다면 이번에는 24시간 간헐적 단식을 1주일에 3회 시행한다.

2019년 1월, 나는 4주간 주 3회 24시간 단식을 통해 6kg을 감량했다. 논문으로도 확인했고 나도 직접 체험해서 효과를 확인했다. 지방 대사의 스위치가 켜진 상태에서 체지방 감량 효과를 극대화시키기 위한 전략이다. 프로그램 참가자들 중 주어진 미션을 성실히 잘 수행한 사람들은 주 3회 간헐적 단식을 했음에도 근육 손실이 거의 없이 체지방만 빠졌다. 특히 허리둘레 감소가 두드러졌다. 프로그램 종료 후 혈압과 혈액검사 결과를 보면 특히 혈당과 당화혈색소의 개선이 확연히 보였다.

주 3회 간헐적 단식에서 중요한 것은 연달아 이틀을 단식하면 안 된다는 것이다. 또한 간헐적 단식 후 근육량이 많이 감소했거나 두통, 어지럼증, 무력감, 집중력 저하 등의 증상이 심하게 나타나면 주 1회로 24시간 단식 횟수를 줄여야 한다. 또 식사하는 날(예를 들어 월, 수, 금, 일)에는 하루 네 끼를 충분히 잘 챙겨 먹는다. 저녁에도 밥 반 공기가 허용되므로 채소와 단백질 반찬이 푸짐한 한식으로 먹을 수 있다. 단식하는 날(예를 들어 화, 목, 토)에도 밥 반 공기가 허용된다. 채소와 단백질 위주로 배불리 먹어도 좋고, 밥이 포함된 한식을 배불리 먹어도 좋다. 마지막 한 주이니 운동도 스퍼트를 내본다.

만약 4주 차 이후에 근육량이 회복되고 체지방이 계속 빠진다면

주 3일 단식을 지속해도 된다. 근육량이 더 늘지 않거나 오히려 줄어든다면 주 1~2회 24시간 간헐적 단식으로 바꿔서 지속한다.

실천사항

- 저녁식사에 밥이 허용된다. 단, 밥은 반 공기를 넘지 않도록 하고 채소와 단백질 반찬으로 먼저 배를 반쯤 채운 후 밥을 먹는다. 물론 채소와 단백질 음식만으로 저녁식사를 해도 괜찮다.
- 과일이 허용된다. 단, 종류에 관계없이 하루 1개를 넘기지 않는다. 가급적 아침에 단백질셰이크와 함께 섭취하거나 점심식사 후 디저트로 먹고 오후에는 먹지 않는 것이 좋다.
- 주 3일 24시간 간헐적 단식을 시행한다. 단식일 사이에 일반 식사를 하는 날이 반드시 포함되어야 한다. 단, 간헐적 단식 후 근육량이 지속적으로 감소한다면 주 1~2회로 줄이거나 시행하지 않는다.

  \- 일반 식사(월, 수, 금 혹은 화, 목, 토) 예시

  아침: 단백질셰이크+블루베리 혹은 과일 한 쪽

  점심: 밥을 포함한 일반 식사

  오후: 단백질셰이크+견과류 한 줌

  저녁: 채소와 단백질이 풍부한 식사(밥 반 공기 허용)

  \- 24시간 간헐적 단식 (화, 목, 토 혹은 월, 수, 금) 예시

  저녁: 채소와 단백질이 풍부한 식사(밥 반 공기 허용)

  \- 일요일에는 허용식품으로 하루 세 끼에서 네 끼 섭취한다(단백질셰이크는 섭취해도 좋고 섭취하지 않아도 괜찮다).

- 단식일에 영양제는 복용해도 좋고 복용하지 않아도 괜찮다.

- 간헐적 단식을 하는 날 운동을 하면 효과가 배가된다.

■ 고강도인터벌운동이나 근력운동을 하기 전 혹은 직후에 고구마나 바나나 1개 섭취가 허용된다.

■ 아침식사는 전날 저녁식사를 마친 시간으로부터 14시간 후에 섭취한다.

■ 저녁식사는 취침 2~4시간 전에 끝낸다.

■ 규칙적으로 운동을 시행한다. 주 4회 이상, 1회에 20~60분 이상 고강도인터벌운동을 실천한다. 주 3~4회 근력운동을 병행하면 효과는 더 커진다. 헬스클럽에 가기 어렵다면 15층 이상 계단 오르기(하루 5회 이상)를 매일 실천한다.

■ 오래 앉아 있는 것을 피하고, 가급적 30분마다 일어나서 가볍게 몸을 움직인다.

■ 물은 하루 8컵 이상 충분히 마신다.

■ 다음의 '금기식품'을 절대 섭취하지 않는다.

  1) 설탕, 액상과당: 청량음료, 커피믹스, 주스, 과일향 우유, 당분 함량 높은 두유, 당분이 첨가된 요거트, 과자, 빵, 케이크, 초콜릿

  2) 트랜스지방: 케이크, 전자레인지용 팝콘, 각종 스낵, 도넛, 튀김 요리 등

  3) 술

  4) 밀가루 음식: 빵, 케이크, 국수, 라면, 파스타, 자장면 등

  5) 동물성 포화지방이 상대적으로 많은 음식: 삼겹살, 대창 등

유지기

변화된 몸을 즐겨라!

드디어 4주간의 모든 프로그램이 끝났다. 목표는 체중계 눈금이 아니라고 했다. 체지방 감량을 비롯해 혈압, 혈당, LDL콜레스테롤, HDL콜레스테롤, 중성지방, 간기능검사, 요산, 인슐린, 당화혈색소 등 대사지표들이 정상 수준으로 회복되었는지 확인해본다.

불과 한 달 만에 드라마틱한 변화가 생겨 깜짝 놀랐을 것이다. 이게 우리의 몸이다. 집중해서 관리하면 몸은 빠르게 회복된다.

아직 대사지표들이 정상 수준으로 회복되지 않았더라도 실망할 필요는 없다. 프로그램 시작 전보다 훨씬 개선된 결과를 보였으니 유지기를 보낸 후 다시 한 번 실천하면 된다.

4주 차에도 근육이 늘면서 체지방이 많이 빠져 의욕이 넘친다면 계속 이어가도 좋다. 3주 차 혹은 4주 차 미션을 지속하면 된다. 만약 4주 차에 근육량이 줄었다면 주 3일 단식은 아직 무리일 수 있으므로 주 1~2회 24시간 간헐적 단식으로 계속 이어간다. 체중과 체지방의 변화가 크지 않다면 안정시대사율이 떨어졌을 가능성이 높으므로 일단 유지기로 넘어가서 몸을 추스른 후 다시 시작하는 게 더 낫다.

유지에도 전략이 필요하다

유지기는 지금의 체중을 유지하는 전략을 취한다. 매일 아침 화장실에 다녀온 후 체중을 재본다. 전날보다 체중계 눈금이 늘었다면 식사량을 줄이지 말고 더 많이 움직여야 한다. 떨어진 안정시대사율을 다시 높이려면 잘 챙겨 먹는 것이 우선이다.

체중이 늘었다고 먹는 양을 줄이면 안정시대사율은 더 떨어진다. 잘 챙겨 먹으면서 신체 활동량을 더 늘려야 한다. 아울러 운동을 제대로 하지 못했다면 유지기에 본격적으로 운동 자극을 주어보자. 안정시대사율을 지금보다 더 높이는 데 도움이 될 것이다.

꼭 체중감량이 목표가 아니더라도 주 1회 24시간 간헐적 단식은 현재의 몸을 유지하는 데 도움이 된다. 14시간 공복도 꾸준히 유지하면 체중이 쉽게 예전 수준으로 돌아가지 않는다.

한 번 더 프로그램을 시행해보고 싶다면 유지기를 얼마나 가져야 할까? 여기에 정답은 없다. 개개인마다 다르다. 잘 챙겨 먹고 신체 활동량을 늘려 안정시대사율이 빠르게 회복되었다면 1~2개월 후 다시 시작해도 괜찮다.

중요한 것은 유지기에 체중의 변화가 없어야 한다는 점이다. 만약 다시 뱃살이 붙고 체중이 야금야금 올라가면 주저하지 말고 다이어트에 돌입해야 한다. 예전의 건강한 체중으로 돌아가는 것도 중요하지만, 회복되지 않은 몸이 더 나빠져서 다시 체중이 늘어나는 상황을 막는 게 훨씬 더 중요하기 때문이다.

실천사항

- 매일 아침 체중을 측정한다. 체중이 늘었다면 그날은 더 많이 움직여야 한다. 주 1회 24시간 간헐적 단식을 시행하면 감량된 체중을 유지하는 데 도움이 된다.
- 수면 시간을 가급적 하루 6시간 이상 유지한다.
- 아침식사는 전날 저녁식사를 마친 시간으로부터 12~14시간 후에 섭취한다. 저녁식사는 적어도 취침 3시간 전에 끝내는 것이 좋다.
- 과일은 당분 함량이 높으므로 하루 1~2개를 넘기지 않도록 한다. 저녁에는 과일 섭취를 가급적 피한다.
- 탄수화물의 총 섭취량은 신체 활동량에 따른다. 강도 높은 운동을 했거나 평소보다 더 많이 활동했다면 탄수화물 섭취량을 늘려도 되지만, 운동을 하지 못했거나 움직이는 시간이 적었다면 평소보다 섭취량을 줄여야 한다.
- 주말에는 다이어트 휴식일을 두어서 그동안 먹지 못했던 금기 식품까지 하루 한 끼에 마음 편히 섭취하도록 한다.
- 매 끼니 단백질 음식을 충분히 섭취하려고 노력한다.
- 오래 앉아 있는 것을 피하고, 가급적 30분마다 일어나서 가볍게 몸을 움직인다.
- 규칙적인 운동을 꾸준히 시행하면 지금보다 더 건강해진다.
- 영양제를 섭취하는 것도 건강 유지에 도움이 된다. 유지기에는 영양제 복용량을 다이어트할 때보다 반으로 줄여도 괜찮다.

음식 선택에 대한 팁

4주간의 도전이 끝나면 그간 먹고 싶었지만 자제했던 음식들이 하나둘 떠오르게 마련이다. 주말 한 끼 정도는 마음 편히 섭취해도 좋다. 일반 식사로 돌아가면 음식을 고를 때 신중해진다는 참여자들의 이야기가 많은데, 그것이야말로 돈을 주고도 살 수 없는 좋은 생활습관이다.

가장 궁금해하는 탄수화물 섭취 허용량은 개인차가 심하다. 내 몸이 당을 처리하는 능력이 얼마나 빠릿빠릿한가, 근육량이 많은가, 근육이 포도당을 효율적으로 잘 이용하고 있는가, 평소 신체 활동량이 어떤가, 규칙적으로 운동을 하고 있는가 등에 따라 다를 수밖에 없다.

일반적으로는 나이가 많을수록, 근육량이 부족할수록, 인슐린 저항성이 심할수록, 평소 신체 활동량이 적고 앉아 있는 시간이 많을수록 탄수화물 섭취량은 줄여야 한다. 알아두면 도움되는 음식 선택에 대한 기준을 소개한다.

매 끼니 먹어야 하는 음식: 매 끼니 채소류와 양질의 단백질 음식이 포함되어야 한다. 녹황색 채소, 뿌리채소, 줄기식물 등이 매끼 식단에 들어가 있어야 한다. 채소류에는 해조류와 버섯도 포함된다. 두부, 달걀, 생선, 회, 해산물(굴, 조개, 새우, 게, 가재, 오징어 등), 닭고기, 소고기·돼지고기(가급적 지방이 적은 부위) 등 양질의 단백질 음식이 포함되어야 한다. 채소와 양질의 단백질을 섭취하기 위한 약간의 양념과 코코넛오일, 올리브오일, 들기름, 아보카도오일 등 좋은 지방도 허용된다.

하루에 1~2번 먹어도 되는 음식: 채소와 단백질 음식을 챙겨 먹기 위해 밥을 먹는다. 현미밥이나 잡곡밥, 콩밥, 렌틸콩이나 퀴노아가 들어간 밥을 선택하면 좋다. 흰쌀밥은 반 공기를 넘기지 않는다. 평소 규칙적으로 운동을 하고 있거나 신체 활동량이 많으면 하루 두 끼 밥을 먹는다. 하지만 운동을 하지 않는 날이거나 신체 활동량이 적은 날은 하루 한 끼만 밥을 먹는다.

하루에 1번 허용되는 음식: 플레인요거트, 치즈, 무가당 두유나 우유 한두 잔, 견과류 한 줌, 과일 혹은 고구마 1개.

1주일에 1~2번만 먹어야 되는 음식: 술은 남성 하루 네 잔 이하, 여성 하루 두 잔 이하, 통밀빵, 냉면, 파스타, 삼겹살.

최대한 먹지 말아야 하는 음식: 콜라, 주스, 커피믹스 등 당류가 많이 들어 있는 음식, 감자튀김, 전자렌지용 팝콘, 도넛 등 트랜스지방이 들어 있는 음식, 소시지, 베이컨 등의 가공육류.

FAQ

Q 당뇨약을 복용하고 있는데 프로그램을 해도 괜찮을까요?

A 프로그램 진행 과정에서 의도적으로 탄수화물 섭취량을 줄이기 때문에 당뇨약을 복용 중인 경우 저혈당에 빠질 위험이 있습니다. 따라서 약을 처방한 담당 주치의와 충분히 상의한 후 결정해야 합니다. 복용 중인 약을 중단하고 다이어트를 시작할 계획이라면 매일 식전 혈당과 식후 혈당을 기록해 진료받을 때 담당 주치의에게 보여줘야 합니다. 초기 당뇨일 경우 몸이 회복되면서 약을 끊어도 혈당이 올라가지 않는 경우를 많이 경험했습니다. 하지만 당뇨가 오래 지속되어 인슐린 분비 능력이 떨어진 상태에서는 다이어트로 체중감량을 해도 예전의 정상 수준으로 돌아가지 않을 수 있습니다. 혈당이 개선되어도 꾸준히 주치의의 관리를 받아야 합니다.

Q 혈압약을 복용 중인데 프로그램 중에 약을 끊어도 될까요?

A 체중과 체지방이 줄어들면 혈압도 떨어집니다. 하지만 고혈압

은 다양한 원인으로 발생하기 때문에 무작정 약을 끊는 것은 조심스럽습니다. 매일 오전에 혈압을 측정해서 평소보다 많이 떨어지는지 점검해보고 지속적으로 혈압이 낮게 유지된다면 담당 의사와 상의해서 약의 용량을 줄이거나 끊어볼 수 있습니다. 실제로 체중감량 후 약을 끊어도 혈압이 다시 올라가지 않는 사례를 많이 경험하고 있습니다.

Q 고지혈증이 있어서 스타틴계 약물을 복용 중인데 약을 끊고 시작해도 될까요?

A 고지혈증의 경우 약을 끊고 프로그램을 시작해도 됩니다. 한 달 후 혈액검사에서 LDL콜레스테롤이 130mg/dL 미만으로 떨어졌다면 다시 약을 복용하지 않고 프로그램을 지속해도 좋습니다. 하지만 한 달 후 혈액검사에서 160mg/dL 이상으로 나왔다면 약물을 계속 복용하면서 프로그램을 이어가야 합니다.

Q 지방간이 있어서 약물을 복용 중인데 약을 끊고 시작해도 될까요?

A 지방간이 있어서 약물을 복용 중이라면 약을 끊어도 됩니다. 실제 술과 과당을 끊고 프로그램을 진행하면 대부분 약물 복용 없이도 간기능 수치가 정상으로 돌아옵니다. 아주 드물게 일시

적으로 간기능검사 수치가 올라가기도 하는데, 2~4주 사이에 재검을 해보면 정상 수준으로 떨어지므로 크게 걱정하지 않아도 됩니다.

Q 요산 수치가 높아서 통풍 예방약을 먹고 있는데 약을 끊어도 될까요?

A 요산 수치를 떨어뜨리는 것은 아주 중요한 목표입니다. 물론 체중감량 및 알코올, 과당 등의 섭취 제한으로 요산 수치가 떨어지기도 하지만 약물 복용을 병행하면 더 좋습니다. 고요산혈증 치료제는 굳이 끊을 필요가 없습니다.

Q 첫 주에 커피를 제한하는 이유가 궁금합니다.

A 결론부터 말씀을 드리면 수면의 질을 좋게 하기 위함입니다. 건강체중으로 돌아가기 위해서는 숙면이 반드시 필요합니다. 4주 내내 커피를 끊을 수 있으면 가장 좋습니다. 하지만 현대인들에게 커피는 이제 기호식품이 아니라 밥보다 더 가까운 음식이 되어버렸지요. 음식중독을 일으키는 대표적인 식품이 알코올, 설탕, 카페인인데 이 중에서 카페인의 중독성이 가장 약합니다. 저와 함께하는 프로그램에서는 4주간 음식중독을 일으

내 몸 혁명

키는 식품을 끊어서 내가 음식에 지배당하는 게 아니라 음식을 컨트롤할 수 있다는 걸 확인해보자는 취지도 있습니다. 하지만 직장인들이 커피를 끊는 건 술을 끊는 것보다 더 힘들다고 원성(?)이 자자해서 2주 차부터 오전 중에 블랙커피 한 잔을 허용하는 것으로 바꾸었습니다.

Q 바빠서 운동할 시간이 없을 때는 수면 시간을 줄여서라도 자기 직전에 운동을 해야 할까요?

A 바쁜 사람에게 운동이 더 중요한가, 수면이 더 중요한가 묻는다면 수면이 더 중요하다고 대답하겠습니다. 잠자리에 들기 직전에 운동을 하면 교감신경이 항진되어 숙면에 방해가 됩니다. 따라서 자기 직전에는 운동을 하지 않는 것이 좋습니다. 수면 시간을 줄여서 자기 전에 하기보다는 아침에 조금 더 일찍 일어나서 운동을 하면 어떨까요. 하루 일과의 시작을 운동으로 하는 것입니다. 할 일 다 하고 남는 시간에 운동을 하려다 보니 자기 직전밖에 시간이 없는 건 아닐까요. 아침에 15분 일찍 일어나서 15분 고강도 운동을 하는 것을 추천합니다.

Q 다이어트 시 많이 섭취하는 단백질보충제가 신장(콩팥)에 무리를 줄 가능성
   은 없나요?

A 단백질의 과잉섭취가 신장에 무리를 줄 수 있는 것은 맞습니
   다. 신장 기능이 나빠서 단백질 섭취를 조절할 필요가 있는 사
   람들은 단백질보충제 섭취량에 신경을 써야 합니다. 하지만 신
   장 기능이 정상이라면 전혀 문제가 되지 않습니다. 한꺼번에
   많이 먹기보다 한 번에 15~30g씩 나누어 단백질보충제를 섭취
   하는 것은 신장에 무리가 되지 않습니다.

Q 복용 중인 영양제나 약은 단식하는 날 어떻게 해야 하나요?

A 일반적으로 약을 식전 혹은 식후에 복용하게 하는 건 공복 시
   흡수율을 더 높일 수 있거나 식후에 복용해야 복부 불쾌감 같
   은 부작용을 줄일 수 있기 때문입니다. 우선 영양제부터 살펴
   볼까요? 지용성비타민, 즉 비타민A, D, E, K는 지방이 포함된
   음식과 함께 복용해야 흡수가 잘됩니다. 이런 영양소들은 식
   사하는 날 복용하는 것이 좋습니다. 특히 아보카도, 올리브오
   일, 견과류, 생선이나 고기를 먹을 때 함께 복용하면 흡수가 잘
   됩니다. 철분은 빈속에 복용할 때 불편감을 줄 수 있으니 비타
   민C가 풍부한 음식을 섭취할 때 함께 복용하면 좋습니다. 종

합비타민의 경우 단식일에는 건너뛰어도 괜찮습니다. 일부 영양제나 유산균 제품은 단맛을 내기 위해 첨가물이 들어간 경우가 있는데, 이런 영양제는 단식일에 복용하지 않는 것이 좋습니다. 혈압약처럼 매일 복용해야 하는 약이라면 주치의와 상담 후 단식하는 날에도 공복 상태에서 복용할 수 있습니다. 하지만 소염진통제 같은 약은 공복에 복용했을 때 복부 불편감을 줄 수 있어 주의해야 합니다.

Q 간헐적 단식을 하는 날 다이어트 음료를 마셔도 되나요?

A 다이어트 음료는 칼로리가 '0'이므로 단식을 깨는 게 아니니까 이론적으로는 마셔도 됩니다. 하지만 간헐적 단식의 목적이 더 건강해지기 위해서라면 생각을 달리 해봐야 합니다. 인공감미료가 들어간 초가공식품이 건강식은 아니니까요. 최근 연구에서는 인공감미료가 장내미생물 분포에 영향을 준다고 합니다. 또 발암 위험성도 언급되고 있습니다. 아울러 단맛은 또 다른 단맛을 부릅니다. 프로그램을 하는 동안 단맛에서 멀어져보면 어떨까요. 스파클링워터, 녹차, 블랙커피는 단식 기간 중 마셔도 됩니다.

5부
살찌지 않는 건강한 몸

1장

몸이 달라지면 인생도 달라진다

드라마틱한 변화를 체감한 사람들

7년 넘게 '찾아가는 비만클리닉'을 운영하면서 다양한 사례들을 경험했다. 10년이 넘게 '지방간' 딱지를 달고 살다가 한 달 만에 간 수치를 정상으로 되돌린 사람부터 혈압, 혈당, 콜레스테롤 수치 등의 각종 대사지표가 좋아져 복용 중이던 약을 끊은 사람까지 그야말로 놀라운 변화들이 많았다. 생각해보면 상식적으로 당연한 결과임에도 사람들은 신기해했다.

알코올과 과당의 과잉섭취로 인해 간에 지방축적이 생겼다면 가장 먼저 무엇을 해야 효과적일까? 술과 청량음료를 평소보다 줄이고 간장약을 복용하는 것이 효과가 더 좋을까, 아니면 술과 과당을 완전히 끊고 양질의 단백질 음식으로 간의 회복을 기대하는 것이 효과가 더 좋을까?

칼로리 개념으로 판단하면 안 된다. 술이나 콜라를 마셨으니 다음 날 운동을 평소보다 더 많이 해서 더 먹은 만큼 소모하면 된다는 것은 잘못된 생각이다. 더욱이 콜라로 생긴 잉여에너지를 식사량을 줄이는 방식으로 맞추겠다는 발상은 몸을 더 망가뜨리는 결과를 초래한다. 해결의 실마리는 지방간을 유발한 원인을 바로잡는 것에 있다.

당뇨병 전단계를 의미하는 전당뇨 환자들도 마찬가지다. 공복혈당이 100mg/dL 이상, 당화혈색소 5.7퍼센트 이상이면 '전당뇨'라고 진단한다. 혈당이 정상 수준을 벗어나 높지만, 아직 당뇨병으로 진단받을 정도의 수준은 아닌 상태다. 어떻게 보면 당뇨병으로 진행될 수 있으니 지금부터 적극적으로 생활습관을 관리하라는 '워닝 사인 warning sign' 같은 것이다.

그런데도 적극적으로 식습관을 바꾸거나 의자중독에서 벗어나려 하지 않아 결국 당뇨병으로 이어지는 경우가 많다. 해마다 받는 건강검진에서 공복혈당 수치가 올라가고 있음을 확인만 할 뿐 별다른 신경을 쓰지 않다가 "당뇨입니다"라는 진단을 받으면 그때부터 부랴부랴 약을 처방받으러 병원을 찾는다. 이런 사람들을 보면 안타까운 마음을 지울 수 없다.

그런데 '찾아가는 비만클리닉'을 통해 만난 사람들이든 병원 진료 중 만난 환자들이든, 이야기를 들어보면 공통적으로 하는 말이 있다.

"어떻게 해야 할지 몰랐어요."

자신의 몸 상태를 알고 있고 의사들도 경고를 하지만, '뱃살 빼고 운동하세요'라는 조언뿐 구체적인 지침이 없으니 뭐부터 시작해야 할지 난감했다는 것이다. 이런 사람들은 함께 프로그램을 진행해보면 상대적으로 더 적극적이고 효과도 더 컸다. 동기부여가 확실하기도 했지만, 작은 생활습관의 변화로 몸이 확 바뀌는 것을 체험했기 때문이다.

혈압약이나 콜레스테롤 저하제를 복용 중인 사람들도 적극적이었다. 이런 약물치료는 한번 복용하면 평생 복용해야 하는 것으로 알고 있다가 약을 끊어볼 수 있다는 체험을 했기 때문에 향후 건강한 생활습관을 유지하는 계기가 되었다. 초기 당뇨 환자의 경우에도 아직 인슐린 분비 능력은 살아 있으면서 인슐린 저항성이 심한 경우라면 짧은 기간에 몸이 확실하게 개선되는 효과를 얻었다. 이런 사람들은 프로그램이 끝나도 스스로 운동과 음식 조절을 지속하고 있다.

사실 처음 '찾아가는 비만클리닉'을 시행할 때 지방간, 중성지방 과다, 전당뇨라는 진단을 받았는데도 생활습관 개선에 대한 의지가 별로 보이지 않는 사람들을 보고 여러 생각이 들기도 했다.

'고지혈증이나 당뇨병 진단을 받으면 그제야 유명 대학병원에 찾아가서 3개월 치의 약을 처방받아 복용하는 것이 요즘 직장인들의 건강관리 패턴인 것일까…'

하지만 '유명 병원에 가서 약을 처방받아 먹으니 이제 건강해지겠지' 하는 것은 심리적 위안만 있을 뿐 결과적으로 나아지는 건 아무것도 없다.

생활습관을 조금만 바꿔도 더 건강해지고 약을 줄일 수 있는데 그렇게 하지 못하는 것이 환자들의 문제인지 의료제도의 문제인지, 아니면 생활습관 교정보다는 약물 처방을 선호하는 의사들의 문제인지 생각이 깊어질 수밖에 없다.

다행히, 건강이 더 나빠지고 복용하는 약물의 가짓수가 늘어나기 전에 체지방 감량과 건강관리를 시작해 몸을 변화시킨 사람들도 적지 않다. 그들의 이야기가 누군가에게는 새로운 계기가 되지 않을까 싶어서 몇 분의 '체험기'를 이어 소개해본다.

먹던 약들을
모두 끊게 되었다

나는 15년째 매일 혈압약과 이상지질혈증약을 먹고 있다. 혈압과 콜레스테롤 관리에 체중감량이 도움된다는 말을 듣고, 지난 몇 년간 꾸준히 헬스, 자전거, 무작정 걷기 등 여러 가지 운동을 시도해보았지만 번번이 실패했다. 오랜 다이어트 실패로 나에 대한 자신감이 떨어졌고, '이젠 물만 먹어도 살이 찌는구나'라고 생각했다.

그러던 중 회사 동료로부터 박용우 박사님과 진행하는 건강다이어트 클래스의 효과가 좋다는 말을 들었다. 큰 기대는 하지 않고 '이번이 마지막이다' 생각하고 참여하게 되었다. 그리고 그 결심이 내 인생의 '최고의 선택'이었다는 것을 알게 되었다.

4주간 프로그램에 참여하면서 나는 체중을 총 7.1kg 감량했다. 프로그램을 시작하자마자 1주 차에 3.8kg 감량되는 걸 보며 무척 놀랐다. 그러면서 프로그램에 대한 신뢰가 가기 시작했고, 2주 차에는 더 노력했더니 체지방 감소량이 두드러지게 많아졌다.

하지만 3주 차에는 체중을 더 빼려는 욕심에 정해진 식단을 어기고 무작정 굶다가 체지방이 아닌 근육이 빠져버렸다. 몸이 아직 개선되지 않은 상태에서 일방적인 굶기는 오히려 몸에 피해를 주었다. 이를 통해 체지방 감량이라는 게 무조건 굶는다고 되는 게 아니라 잘 먹어야 한다는 것을 배웠다. 이 프로그램은 단순히 체중을 줄이는 게 아니라, 체지방을 에너지원으로 소모할 수 있는 몸을 만드는 게 목적이라는 걸 알게 되었다. 한마디로 '체질 개선'을 하는 것이다.

교수님은 매주 데이터를 체크하며 혈당과 신체의 관계를 과학적으로 설명해주셨고, 체계적인 식단과 다이어트 방법을 알려주셨다. 프로그램에 함께 참여한 다른 사람들과의 건전한 경쟁과 응원도 많은 동기부여가 되었다.

이번 도전을 통해 나는 체중감량뿐만 아니라 건강하고 행복한 삶을 얻었다. 이제는 거울을 보는 것도 즐겁고, 대인관계에서도 자신감이 생겨 기쁘다. 가장 놀라운 일은 혈압 수치가 정상범위로 돌아왔다는 것이다. 나에게는 새로운 삶을 선물해준 프로그램이다.

앞으로도 꾸준히 해야겠지만, 평생을 먹어야 할 약들을 4주간의 노력으로 개선시킬 수 있다면 누구나 도전해볼 가치가 있다고 생각한다. 끝난 지 한 달이 지났는데 삶이 너무 드라마틱하게 변화하고 있음을 매일매일 깨닫는다.

근육은 그대로
체지방만 4.5kg 감량!

결혼을 앞두고 본격적으로 감량을 하려던 시기에 우연히 이 프로그램을 알게 되어 자연스럽게 참여하게 되었다. 운동을 많이 하고 나름 식단도 했지만 몸무게 변화가 크지 않아 답답해하던 시점에 새로운 돌파구가 될 것 같았다.

　평소 납득이 안 가고 이론적으로 무리가 있다고 생각하는 분야는 손대지 않는 보수적인 성격인데, 첫 공고에 최소 체지방 3kg 감량을 해야 한다고 적힌 것을 보고, '100퍼센트 요요 오겠는데?'라는 생각이 들었다. '한다고는 했는데 괜찮은 걸까' 하는 불안한 마음으로 첫 주의 미션을 받았고, '굶어서 빼는 거 아닌가'라는 생각밖에 들지 않았다.

　2023년 8월 23일 시작한 프로그램 1주 차는 체중감량이 가장 많이 된 시기였다. 이때는 하루 종일 단백질셰이크만 먹었고 배가 고프면 플레인요거트를 먹으면서 버텼다. 처음 플레인요거트를 먹었을 때는 너무 맛이 없어서 깜짝 놀랐는데 지금은 없어서 못 먹을 정도로 입맛 취향이 바뀌어버렸다. 단백질셰이크를 두유에 타서 먹어도 된다는 말에 조금이라도 맛있게 먹고 싶어서 타 먹었는데, 세상에 베지밀A는 너무 맛있는 음식이었다. 원래 두유를 싫어했었지만 요즘은 '갓지밀'이라고 부르고 있다.

　3일의 고된 초반 빌드업이 끝나면 아주 약간 여유로워진다. 4일 차부터 점심에 밥을 먹을 수 있기 때문이다. 그런데 세상에 현미밥이 너무 맛있다. 이제는 굳이 쌀밥을 먹지 않아도 현미밥으로 만족할 수 있는 몸이 되어버렸다. 1주 차의 감량을 통해 '그렇게 운동해도 안 떨어지던 체중이 이렇게 쉽게 떨어지다니!' 하는 믿음이 형성되었던 것 같다.

2주 차부터는 24시간 간헐적 단식이 들어가고 저녁에는 단백질세이크 대신에 탄수화물 제한 식사로 진행된다. 혼자 사는 나에게 저녁을 단백질 위주의 식단으로 먹는 것은 아주 많이 귀찮고 손이 가는 일이었다. 그래서 초반에는 회사에서 받은 닭가슴살 등으로 저녁식사를 대신했는데 어느 순간부터 물려버렸다. 이 닭가슴살도 먹어보고 저 닭가슴살도 먹어보고, 정말 먹을 것을 찾는 데 고생이 컸다. 다행히 주말에는 예비신부가 장모님 김치와 함께 손수 보쌈을 만들어 와서 아주 맛있게 먹을 수 있었다. 문제는 24시간 단식이었는데, 간헐적 단식을 해본 적이 없고 평생 세끼 식사를 다 챙겨 먹었기에 내게는 아주 큰 도전이었다. 20시간 단식까지는 버틸 만했는데 마지막 4시간은 매우 힘들었다. 과거 백신 부작용으로 이석증을 경험해서 어지러움에 대한 공포가 좀 있는 편인데, 24시간 단식 종료 1~2시간을 앞두고 어지럼증이 슬슬 오기 시작했다. 악으로 버티며 24시간을 채우자마자 많은 양의 단백질과 탄수화물을 채운다고 현미밥 한 공기를 먹었다. 이 현미밥 한 공기를 먹은 것이 좀 잘못되지 않았나 싶다.

3주 차는 24시간 간헐적 단식을 2회 해야 한다. 식사 제한은 조금 더 풀리지만 사실상 큰 의미가 없다. 회사에서 나오는 음식에 90퍼센트 이상 의존하다 보니 식단은 그대로였다. 닭가슴살이 물려서 3주 차를 시작할 때 인터넷으로 냉동 목전지 보쌈과 냉장 훈제 목전지를 많이 주문했다. 냉장 훈제 목전지는 처음에는 먹을 만하더니 나중에는 비려서 못 먹었고, 냉동 목전지 보쌈은 마지막까지 든든한 식단의 한 축이 되어주었다. 2주 차 24시간 단식에서는 주말에 그냥 누워서 버티면 되는데, 3주 차는 평일에 업무를 하면서 단식하는 것이 여간 곤혹스러운 게 아니었다. 무엇보다도 머리 회전이 빠르게 되지 않아서 동료들에게 미리 양해를 구하고 업무 로드를 조금 조절했다. 이 시기는 2주 차와 비슷하게 힘들었고, 체중감소가 약간 둔해지는 시기였던 것 같다.

마지막 4주 차는 원래 주 3일 24시간 단식을 해야 하는 시기인데, 3주 차까지의 결과가 그렇게 좋지 않았던 우리 조는 2일 단식으로 조정되었다. 하지만 나는 주 3일 단식을 해보고 싶었고, 대신 24시간을 안 채우고 20시간 단식으로 3일을 하기로 했다. 2회의 단식을 끝내고 마지막 세 번째 단식일은 조금 의욕이 올라와서 24시간을 모두 채웠다. 식단도 열심히 하고 운동까지 했지만 체중 변화는 크지 않았다. '이제 몸이 쉬었다 가라는 건가?'라는 생각과 함께 9월 20일 프로그램은 종료되었다.

최종 결과는 체중 7kg, 체지방 4.5kg, 골격근 1.5kg 감량되었다. 생각했던 것보다는 골격근이 많이 빠지지 않아서 만족스러웠고, 다음 날 따로 재보니 골격근이 더 회복되었다. 피검사 결과로는 중성지방이 많이 빠졌고, 인슐린 저항성이 많이 개선되었다. 아직 완전히 정상인의 피가 된 것은 아니지만 꽤 고무적인 결과였다. 사내 병원의 가정의학과 의사 선생님도 칭찬해주셨다. 개인적으로 따로 잰 인바디 수치에서 체지방은 쭉 빠졌고 골격근은 막판에 회복된 것을 확인할 수 있었다.

프로그램 참여 전후를 비교해보면, 확실히 음식을 보는 눈도 많이 바뀌었다. 당분이 높은 음식, 트랜스지방이 많은 음식, 설탕이 많이 들어간 음식을 보면 이제 피하게 되었다. 빵도 건강한 것 위주로 먹고 양도 줄여볼 생각이다. 이틀 전 크림 파스타를 먹었는데 '이거 먹어도 되는 거야?'라고 계속 얘기하면서 결국 반 이상 남겼다. 확실히 예전처럼 무절제하게 먹지 않는 것 같다.

내 몸의 수치가 증명하듯이 한 달간의 도전으로 체지방은 줄고 골격근은 회복되었다. 나뿐만 아니라 함께 열심히 한 사람들은 전부 좋은 결과를 얻었다. 다이어트에 대한 편견을 깨준 좋은 프로그램이었다. 덕분에 웨딩 스튜디오 사진도 잘 찍을 수 있었고, 곧 맞출 예복도 날씬한 상태에서 가봉할 수 있을 것 같다. 예복 때문에 계속 몸무게를 유지해야 하는 미션이 생겼지만 말이다.

신혼여행을 다녀오고 시간이 흐르면 체중이 다시 불어날 수도 있을 것이다. 하지만 이제는 '무식하게 운동 많이 해서 조금씩 감량하기'보다 훨씬 더 효과적이고 쉬운 다이어트 방법을 알고 있기 때문에 걱정되지 않는다. 무엇보다 가장 큰 소득은 자신감인 것 같다. 의지력은 자신 있어서 언제든 다시 할 수 있을 거라고 본다. 가능하다면 박사님의 말씀처럼 매년 1회씩 해봐도 좋을 것 같다는 생각이 든다.

이 프로그램의 진짜 좋은 점은 단순히 몸의 체형을 개선하는 것이 아니라 골격근을 지키고 내분비적 수치를 개선하는 데 있다. 나처럼 무식하게 운동했는데 효과가 없는 사람들은 이 프로그램을 해보면 바로 효과를 볼 수 있다. 집중하면 결과가 따라온다는 것은 내 몸의 변화를 통해 증명이 되었고, 이로써 초기의 의심은 완전히 사라졌다. 앞으로 더 많은 사람들이 프로그램을 접해보기를 바란다.

갱년기, 고장난 몸이 약 없이 회복되었다

50대 중반에 접어들면서 갱년기가 시작되던 무렵 예상치 못한 경로로 코로나19에 감염되었다. 체력과 면역력이 거의 바닥난 상태여서 코로나 증상이 심각했다. 이로 인해 경계선에 있던 혈압이 190~200mmHg까지 올라 심각한 상태가 되었고, 원인 모를 어지럼증이 생겨 몇 달 동안 여러 곳의 병원을 찾아다녔다.

병은 메니에르병과 이석증이 동반되어 어지럼증이 심한 것으로 진단되었는데, 다행히 6~8개월 정도 치료를 하니 많이 호전되었다. 그런데 미세한 균형감각 이상과 고혈압은 여전했다. 특히 혈압은 약을 복용해도 150~160mmHg 대로 잡히지 않아 계속 약의 수량이 늘어났다. 1년이 지난 후 이상지질혈증을 진단받게 되어 이상지질혈증약이 추가되었다. 여기에 정기건강검진 때 피검사에서 당화혈색소가 높게 나와 당뇨약까지 더해졌다.

당뇨약까지 처방을 받으니 내 몸이 점점 만신창이가 되는 기분과 함께 억울한 생각이 들었다.

'왜? 도대체 왜? 뭘 잘못했다고 이러는 거지?'

평소 건강에 나쁜 술, 담배, 설탕, 탄산음료 등은 아예 가까이 하지도 않고 유기농 채소와 잡곡밥, 과일, 생선 등 좋은 음식을 많이 먹으려고 노력하는데, 왜 이렇게까지 몸이 망가졌는지 도저히 납득이 안 됐다.

그러던 중 SNS와 지인을 통해 박용우 박사님의 프로그램을 알게 되었다. 병원으로 찾아가 상담을 받고 지침에 따라 약 3개월간 건강한 몸을 만들기 위해 식이요법과 운동요법을 시작했다.

그 결과, 시작 시점에 체중 56.8kg, 체지방량 19.9kg이었던 몸이 체중 50.8kg, 체지방량 13.8kg으로 바뀌었다. 약을 복용해도 조절되지 않던 혈압은 놀랍게도 114/71mmHg로 정상범위로 조절되었다. 당화혈색소는 8.8퍼센트에서 5.9퍼센트로 떨어졌고 이상지질혈증, 간기능검사 등 다른 수치들도 모두 다 정상범위로 조절되었다.

이 시간을 통해 잘못된 습관과 상식으로 몸의 대사가 망가진 것을 알았고 바로 고치려고 노력했다. 내 경우에는 특히 수면 패턴을 변화시키는 것이 가장 힘들었던 것 같다. 오랜 세월 동안 새벽 1시 이전에는 잠자리에 들지 못하는 습관이 있었는데, 이게 생각보다 건강에 치명적이었다. 잠이 인슐린 작용에도 많은 영향을 미친다는 것을 알게 되면서 7시간 숙면을 위해 가급적 12시 이전에 잠자리에 들려고 노력했다.

또 과일이 무조건 건강에 좋다고 알고 있어서 매일 넘치게 먹은 것도 잘못이었다. 과일 속 과당이 에너지로 소비되지 못하면 몸에 지방으로 쌓일 뿐 아니라 뇌에도 노폐물로 쌓여서 뇌를 병들게 한다는 사실을 알게 되었다. 뭐든 에너지로 소비할 만큼 적당량이 중요한 것 같다. 과정 중에 부기가 갑자기 심해져 고비가 있었지만 다행히 잘 극복했다.

몸의 신진대사가 완전히 고장나서 대학병원의 여러 과를 옮겨다니며 이 약 저 약, 개수만 늘려가던 때가 있었는데, 단기간에 약 없이 식이요법과 운동만으로 정상적인 몸이 되었다는 게 놀랍다. 시한폭탄을 품은 것 같은 불안과 걱정으로 힘들었던 날들이 모두 보상받는 기분이다.

뱃살은 절반으로,
당뇨 수치는 정상으로

나이가 들면서 이중턱에 불쑥 나온 뱃살 등 살들이 넘쳐났다. 건강검진 결과지를 받아보면 당뇨가 시작되는 경계선에 있고, 이상지질혈증 수치는 매년 기록을 갱신 중이었다. 차츰 건강이 걱정되면서 체중 조절을 해서 건강한 몸을 만들고 싶다는 생각이 강하게 들었다.

강의에서 박사님은 이 프로그램의 목적이 살을 빼는 것이 아니라 '망가진 몸을 회복시키는 것'이라고 강조하셨다. 단순히 안 먹고 빼는

살은 시간이 지나 다시 음식을 먹으면 요요로 돌아오므로 우리 몸에 필요한 단백질이나 질 좋은 지방, 탄수화물을 충분히 섭취하면서 대사증후군을 없애야 한다고 했다. 그렇게 건강한 몸으로 만들어나가면 모든 게 자연스럽게 좋아진다는 것이다. 그래서 첫 주부터 마지막 4주 차까지 매일 14시간 공복 지키기, 금기음식이나 단식 지키기, 매일 유산소 또는 근력운동 하기 등 다소 엄격한 지침들이 있었지만 믿고 실천했다.

나에게 가장 견디기 힘든 유혹은 좋아하는 탄수화물(빵, 케이크)이나 튀김 요리(치킨, 돈가스) 등을 먹지 않는 일이었다. 하지만 건강한 나의 미래 모습을 머릿속에 그리며 끝까지 먹지 않고 이겨나갔다. 회식이나 각종 모임에서도 금기음식은 다 제외했다. 단식도 처음에는 어지러움이 느껴졌지만, 첫 주 정도 지나니 오히려 예전보다 몸이 가볍다는 느낌을 받았다.

한 달여의 프로그램이 끝난 후 내 몸의 수치들은 예전보다 많이 좋아졌다. 그 후 한 달이 훨씬 지난 지금도 나는 스스로 프로그램을 계속 진행하고 있다. 물론 그때만큼 엄격하게 금기음식이나 단식을 지킬 수는 없지만, 14시간 공복을 지키고 정제된 탄수화물 등은 섭취를 제한하고 있다. 있는 대로 다 먹는데, 90kg에 육박하던 체중이 80kg을 살짝 넘는 수준으로 유지되고 있다. 뱃살은 반 이상 줄었고, 당뇨 수치는 완전 정상이다. 이상지질혈증 수치도 조금씩 좋아지고 있다.

나는 앞으로도 프로그램의 기본 원칙을 지키면서 계속 다이어트를 해나가려 한다. 살 때문에 고민하는 사람이나 다이어트에 많은 시행착오를 겪은 사람들이라면 한번 해보길 권한다. 건강은 건강할 때 지켜야 한다는 말처럼 더 늦기 전에 기회를 잡기 바란다.

많이 먹어야
살이 빠진다!

2021년 9월 6일, 평소 다니던 병원에서 건강검진을 받았다. 공복혈당이 100을 살짝 웃돌았고 콜레스테롤 수치가 높게 나와 의사는 약물치료를 권했다. 불과 1년 사이에 건강이 많이 나빠진 것이다. 평소 방송을 통해 잘 알고 지냈던 박용우 선생님께 연락을 드렸고 정확히 9월 16일 선생님과의 첫 진료가 시작됐다.

몸이 나빠지면서 혈당과 콜레스테롤이 올라갔으니 다시 예전의 건강한 몸으로 돌아가면 약을 안 먹어도 콜레스테롤 수치가 떨어진다고 말씀하셨다. 또 30년을 시도해왔던 그간의 다이어트 상식을 깨고, 잘 챙겨 먹어야 살이 빠진다고 강조하셨다. 각오를 단단히 하고 오긴 했지만, 건강한 내 몸 만들기가 과연 짧은 기간 동안 가능할까 반신반의하면서 시작을 했다.

가장 뼈아팠던 선생님의 말씀! '85세 이후 가족과 함께 집에서 건강하게 지낼 것인가 요양원에 가 있을 것인가'는 지금의 몸 상태가 결정한다는 것이었다. 요즘 들어 부쩍 상상해보곤 하는 노후의 모습과 연결되면서 정신이 번쩍 들었다. 그래서 두 번 고민하지 않고 바로 도전해보기로 했다.

선생님의 식단은 칼로리를 따지지 않는다. 먹지 말아야 할 음식과 잘 챙겨 먹어야 할 음식으로 나누어 금기식품은 철저히 피하고 허용식품은 부족하지 않게 잘 챙겨 먹어야 한다. 허용식품에 한해서는 충분히 배부르게 먹어도 된다는 말에 약간의 안도감이 느껴지기도 했다. 시작은 탄수화물 섭취량을 줄이고 단백질 위주의 식단을 많이, 그리고 잘 먹는 일이었다. 내가 좋아하는 단백질 음식 위주로 질리지 않게, 맛나게 먹을 요리 방법을 연구했다. 채소와 단백질을 잘 먹기 위해서는 약간의 간도 괜찮다고 해서 당은 거의 넣지 않고 주로 간장과 매콤함으로 맛을 대신해 내가 먹고 싶은 음식을 맘껏 배불리 먹었다. 덕분에 나만의 맛있는 다이어트 레시피가 하나둘 늘어갔다. 나만 알기가 아까워서 일부 메뉴는 유튜브 'Hey Youra' 채널에도 올렸는데 반응이 너무 좋아서 깜짝 놀랐다(박용우 선생님과 상담한 동영상도 있으니 관심 있는 분은 한번 보시기를).

굶지 않고 잘 챙겨 먹으니 그다음에 단식을 해도 크게 힘들지 않았다. 운동도 무리하지 않게 15분 고강도인터벌운동을 매일 했다. 점차 체지방이 빠지기 시작했다. 나는 매주 진료를 받았는데 어느 날은 지방이 많이 빠지고 근육이 늘어서 칭찬을 듣기도 했지만 어느 날은 억울하게 운동을 진짜 열심히 했는데도 체지방이 꿈쩍도 하지 않는 결과가 나오기도 했다. 그러는 사이 처음 약속한 한 달이 지났다.

그런데 결과가 잘 나오자 선생님은 한 달을 더 해보자고 했다. 솔

직히 '한 달이면 끝나겠지' 하는 생각으로 열심히 했는데 더 해보자는 말씀에 약간의 망설임도 있었지만, 오래 고민하지 않았다. 한 달 만에 건강해진 몸을 보니 오히려 욕심이 생겼기 때문이다.

'그래, 한 달 더 해보자!'

두 달 후 다시 검사했을 때 공복혈당은 100 아래로 떨어졌고 콜레스테롤 수치도 정상으로 돌아왔다. 이후에도 연속혈당측정기와 체지방 검사를 하면서 꾸준히 건강관리를 지속하고 있다.

2년이 지난 지금도 나는 건강한 몸을 잘 유지하고 있다. 그때 배웠던 14시간 공복 유지와 주 1회 24시간 단식은 지금까지 잘 실천하고 있다. 우리 몸은 거짓말을 하지 않는다. 좋은 음식을 챙겨 먹으면서 부지런히 움직이면 몸은 정직하게 여기에 반응한다는 것을 제대로 배운 시간이었다. (방송인 최유라)

내 몸 혁명

2장

어떻게 건강을
지킬 것인가

혈압약을 잘 복용하면
고혈압 합병증을 예방할 수 있을까?

우리나라 성인 3명 중 1명은 고혈압을 갖고 있다. 고혈압은 사망 위험 요인 1위인 데다가 합병증도 매우 심각하고 치명적이어서 진단을 받으면 적극적으로 치료하고 관리해야 한다.

하지만 고혈압이라고 진단을 받아도 그것이 치료로 이어지는 경우는 50퍼센트 미만으로 알려져 있다. 대부분 별다른 증상이 없을뿐더러 약 먹기 싫다는 이유로 치료를 회피한다. 중년이 되어 뱃살이 붙기 시작하면 '나잇살'이라는 이름으로 포장하듯, 고혈압 역시 약간 높은 정도로는 '나이를 먹으면 다 그렇다'고 생각해 간과한다. 이렇다 할 개선 의지가 없다 보니 혈압은 갈수록 올라가고, 결국 치료가 불가피한 상황에 이른다.

혈압은 혈관벽이 받는 압력이다. '혈압이 120/80mmHg'라면 120 은 심장이 수축할 때 혈관이 받는 압력이고, 80은 심장이 이완할 때 받는 압력이다. 뇌혈관질환으로 인한 사망의 51퍼센트, 심혈관질 환으로 인한 사망의 45퍼센트가 '고혈압' 때문이다. 수축기 혈압을 5mmHg만 낮춰도 뇌혈관질환 사망의 14퍼센트, 심혈관질환 사망의 9퍼센트가 감소한다.

증상이 없다고 해서 고혈압을 방치하면 결국 심장과 혈관에 손상 이 온다. 혈관벽이 두꺼워지고 탄력이 떨어진다. 산소와 영양분을 충 분히 공급할 수 없으니 혈압이 더 올라갈 수밖에 없다. 혈관 손상이 오면 심장에는 관상동맥질환, 뇌에는 뇌출혈과 뇌경색, 혈관성치매, 신장에는 신부전, 눈에는 고혈압성망막증이 생긴다. 압력을 이겨내 지 못한 심장은 심비대와 심부전으로 이어진다.

약을 복용할 것인가 건강한 몸을 만들 것인가

혈압이 올라가는 원인의 90퍼센트는 원인을 알 수 없는 '본태성고 혈압'이라고 알려져 있다. 하지만 이 분류는 잘못되었다. 혈압을 높 이는 어떤 질병 때문에 발생하는 고혈압(속발성고혈압)을 제외한 나머 지를 다 본태성고혈압으로 분류하는데, 사실 고혈압은 잘못된 생활 습관에서 비롯된 '생활습관병'이다.

우선 체중이 증가하면 혈압이 올라간다. 또 짜게 먹는 식습관, 운동 부족과 골격근 감소, 만성스트레스와 수면 장애, 영양소 결핍 등 약물치료와 별개로 잘못된 식습관과 생활습관에 의해 혈압이 상승한다.

다른 요인들은 일단 차치하고, 비만과 혈압의 관계를 잠시 살펴보자. 혈압은 '심박출량×말초동맥혈관 저항'으로 산출한다. 체중이 20대 초반보다 10~20kg 늘었다고 가정해보자. 늘어난 체지방에도 혈관이 분포하니 심장이 혈액을 보내줘야 하는 공간이 전보다 훨씬 더 늘어났다. 이를 커버하려면 심장은 한 번에 더 힘껏 펌프질을 해서 혈액을 보내야 하고, 맥박도 더 빨라져야 한다. 온몸 구석구석 산소와 영양분을 공급하려면 어쩔 수 없다. 심박출량이 평소보다 늘어나니 혈압은 더 올라갈 수밖에 없다.

그런데 병원을 찾아갔더니 체중감량을 시키는 게 아니라 혈압약을 처방한다. 환자는 처방해준 대로 약(혈관을 확장시키거나 맥박수를 줄이는 약)을 매일 복용하면서 혈압을 낮춘다. 치료가 된 것일까?

혈압을 120/80mmHg로 떨어뜨렸으니 심장과 혈관벽의 손상은 줄일 수 있다. 하지만 다른 조직과 장기들에 충분한 산소와 영양분을 공급하기 위해 올려놓은 혈압을 의도적으로 낮췄으니 다른 조직과 장기들은 어떨까? 심장과 혈관 합병증을 예방하기 위해 다른 조직과 장기들은 희생을 감내해도 괜찮다는 것일까. 그보다는 체중과 체지방을 줄여 약을 안 먹어도 혈압이 올라가지 않는 몸을 만드는 것이 궁극적인 목표가 되어야 하지 않을까.

혈압약을 잘 복용해서 혈압을 120/80mmHg 아래로 잘 유지하고

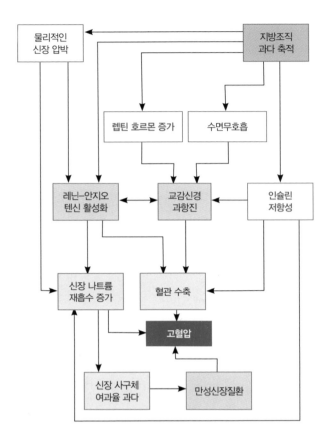

지방조직이 과도하게 쌓이면 인슐린 저항성, 렙틴 저항성, 물리적인 신장 압박, 수면무호흡 등으로 혈압이 올라간다.

있다고 치자. 심뇌혈관질환 합병증 발병 위험이 한 번도 혈압이 높았던 적 없는 사람들과 비슷해질까?

한 연구에 의하면 연구 시작 시점에서 9.5년 동안 관찰해보니 혈압약을 복용해서 혈압을 잘 유지하는 사람들은 정상혈압을 가진 사람들에 비해 심혈관질환 위험비는 2.2배, 심부전 위험비는 1.7배, 뇌혈관질환 위험비는 2.56배가 높은 것으로 나타났다.[101] 혈압약을 열심히 잘 챙겨 먹고 있음에도 불구하고 합병증 발생 위험이 정상혈압군에 비해 2배 이상 높은 것이다.

사실 고혈압 환자들은 잘 알고 있다. 본격적으로 약을 복용하기 전부터 혈압은 이미 120/80mmHg를 넘어서 있었다는 것을. 알고는 있지만 가급적 약을 안 먹으려고 버티고 버티다 나중에 의사가 혈압약을 복용하지 않으면 큰일난다는 협박성(?) 멘트를 하면 그제야 어쩔 수 없이 받아들여 약물 복용을 시작했을 것이다.

일반적으로 혈압약 복용은 혈압이 140/90mmHg보다 높게 유지되면서 잘 조절되지 않을 때 시작한다. 혈압이 한 번도 120/80mmHg 이상 올라가지 않은 정상혈압군에 비해 높은 혈압에 노출된 시기가 훨씬 더 길 수밖에 없다. 이게 가장 큰 이유다. 높은 혈압에 노출된 시간이 길었던 만큼 합병증 발생 위험도 올라간다. 물론 건강한 몸이 아닌 '혈압 수치'만을 목표로 병을 다스리려 한 것도 영향을 주었을 수 있다.

혈압약을 줄이거나 끊고 싶다면 건강한 몸으로 되돌리는 근본적인 치료를 해야 한다. 그 첫 번째가 바로 '건강체중' 되찾기다.

콜레스테롤 저하제는
꼭 복용해야 할까?

혈액 속에 들어 있는 콜레스테롤이 정상 수치를 넘은 상태를 '고콜레스테롤혈증'이라고 한다. 고혈압과 마찬가지로 고콜레스테롤혈증도 혈관 합병증으로 이어지는 위험인자다.

고콜레스테롤혈증은 심혈관질환 발병 원인의 56퍼센트, 뇌혈관질환 발병 원인의 18퍼센트를 차지한다. 타고난 체질로 인해 유전적으로 고콜레스테롤혈증이 된 사람들을 제외하면 이 역시 '생활습관병'이다. 작년까지 정상범위에 있던 콜레스테롤 수치가 올해 건강검진에서 올라간 이유는 내 몸이 바뀌었기 때문이다.

아래 그래프를 보면 뇌혈관질환 사망률은 해마다 줄어드는 반면,

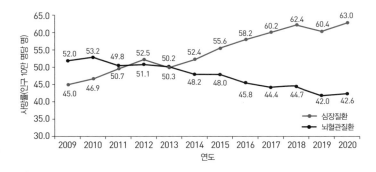

우리나라 사람들의 주요 사인이 과거에는 뇌혈관질환(중풍)이 부동의 1위를 차지했으나 최근에는 심혈관질환에 자리를 내주었다.

심혈관질환 사망률은 가파르게 증가하고 있다. 과거에는 고혈압으로 인한 뇌출혈이 많았으나 최근에는 동맥경화로 인한 심근경색과 뇌경색이 증가하고 있다.

이런 추이에 대해 여러 가지 해석이 있을 수 있겠지만, 비만과 고콜레스테롤혈증 환자가 크게 증가하는 것이 주요 원인 중 하나로 보인다. 여기에 혈압약은 열심히 챙겨 먹으면서 콜레스테롤 저하제에 대해서는 혈압약 만큼 철저히 복용하려 하지 않는 경향도 한몫을 했을 거라고 나는 생각한다.

대개 혈압약을 처방하는 데에는 아무도 이의를 제기하지 않는다. 그런데 콜레스테롤 저하제를 처방하려 하면 당혹스러워한다.

"이 약을 꼭 먹어야 하나요? 한번 복용하면 평생 복용해야 한다는데 식이조절과 운동으로 먼저 해보면 안 될까요?"

이렇게 말하면서 어떻게든 약을 안 먹고 버티려는 사람들이 많다. 물론 1년 후 건강검진 결과에서 콜레스테롤 수치는 여전히 높은 채로 요지부동이다.

약을 먹지 않고 콜레스테롤 수치를 조절하려면

혈압과 마찬가지로 LDL콜레스테롤 수치가 높으면 혈관벽에 손상이 오면서 혈관 합병증으로 이어진다. 혈관 합병증을 막으려면 LDL콜레스테롤 수치를 떨어뜨려야 한다. 그런데 콜레스테롤 저하제인

스타틴계 약물을 처방받아 복용함으로써 수치를 정상으로 돌려놓는 게 치료의 종착점일까.

콜레스테롤은 체내 세포막을 구성하는 데 꼭 필요한 물질이다. 성호르몬과 부신피질호르몬의 원료이며 비타민D의 전구물질이다. 몸에서 필요로 하는 콜레스테롤은 음식으로도 얻지만, 대부분은 간에서 만들어진다. 간은 콜레스테롤을 만드는 생산공장이자 남는 콜레스테롤을 처리하는 수거공장이다. 또한 필요한 곳에 콜레스테롤을 공급하는 택배회사이기도 하다.

그런데 간에 지방이 잔뜩 쌓여 지방간이 되면 콜레스테롤 대사에 문제가 생긴다. 간이 '빠릿빠릿함'을 잃어버려서 콜레스테롤 대사 작용이 원활하게 이루어지지 않는 것이다. 지방간과 인슐린 저항성으로 인해 LDL콜레스테롤 수치가 올라간 것인데, 근본적인 해결 없이 약물로 간에서 콜레스테롤이 생성되는 것을 차단하면 결국 몸에 무리가 온다. 이것 역시 혈압약과 마찬가지로 몸이 아니라 콜레스테롤 수치 저하를 치료의 목표로 삼은 것과 다름없다.

최근 마른 지방간 환자가 급증하고 있고, 활동량과 운동 부족으로 저근육형 체형을 가진 사람들이 늘고 있다. 그렇다면 이런 점을 고콜레스테롤혈증의 주요 원인 중 하나라고 생각하고, 보다 근본적인 해결 방향을 고민해볼 필요가 있다. 일단 약물을 복용하더라도 지방간 치료와 근육량 회복 등을 병행해야 한다. 나중에 약을 끊어도 콜레스테롤 수치가 올라가지 않는 몸을 만드는 것이야말로 제대로 된 치료다.

앞서 비만치료와 다이어트의 목표는 체중계 눈금이 아니라 건강체중에 두어야 한다고 강조했다. 그렇다면 혈압과 콜레스테롤 역시 수치 낮추기에만 신경 쓸 게 아니라 근본적인 해결책, 즉 '건강체중' 이 목표가 되어야 한다. 건강체중으로 돌아오면 그런 수치들은 자연스럽게 회복된다.

당뇨병 예방은
식후 혈당 관리가 중요하다

비만과 당뇨병은 떼려야 뗄 수 없는 관계다. 그러다 보니 최근에는 'Diabesity'라는 신조어도 생겼다. 당뇨병diabetes과 비만obesity의 합성어로, '과체중에 따른 당뇨병' 또는 '당뇨병과 과체중이 동시에 있는 상태'를 의미한다. 평소 혈당을 잘 조절해야 당뇨병에서도 멀어지고 쉽게 살이 안 찌는 몸이 된다.

최근 연속혈당측정기continuous glucose monitoring, CGM라는 장치가 등장해서 일반인도 실시간으로 자신의 혈당을 체크할 수 있게 되었다. 피하조직에 센서를 심으면 5분마다 혈당 수치를 알려주기 때문에 음식에 따른 혈당 변화 추이를 쉽게 확인할 수 있다.

일반적으로 건강한 몸은 혈당이 70~140mg/dL 사이에서 안정적으로 유지되어야 한다. 어린 아기에서 노인까지, 동양인 서양인을 막론하고 동일하게 적용되는 기준이다. 공복 상태에서는 100mg/dL 미만으로, 식후에는 140mg/dL 미만으로 유지되어야 한다.

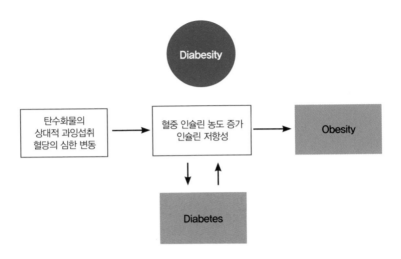

비만과 당뇨병은 '인슐린 저항성'이라는 같은 뿌리에서 출발한다.

2019년에 나는 연속혈당측정기를 몸에 부착하고 일주일을 지낸 적이 있다. 나는 공복혈당, 당화혈색소 모두 지극히 정상이고 뱃살도 나오지 않았다. 건강한 내 몸이 음식에 따라 어떤 혈당 변화를 보이는지 일종의 실험을 해본 것이다.

식사를 시작한 지 20분 뒤부터 혈당이 움직이기 시작했다. 서서히 올라가던 혈당은 잡곡밥을 먹었음에도 불구하고 식후 1시간째에 160mg/dL를 넘어서서 깜짝 놀랐다. 식후 혈당이 140 이상 올라가면 몸에서 당화반응이 일어난다. 단백질이 당분과 엉겨붙어 최종당화산물이 만들어지고 혈관에 손상이 발생하는 것이다. 만성염증과 활성산소 생성도 더 악화되어 혈관 노화가 빠르게 진행된다. 인슐린 저

내 몸 혁명

항성도 더 악화된다.

나는 지극히 건강하다고 생각했는데 혈당 측정 결과를 보고 적지 않게 충격을 받았다. 물론 이후에 혈당이 빠르게 떨어져 정상 수준으로 돌아왔지만, 세월 앞에 장사 없다는 말을 제대로 실감했다. 나중에 자료를 찾아보니 건강한 사람들도 식후 1시간째에는 160~180mg/dL까지 올라갈 수 있다고 한다. 그래도 이 실험이 계기가 되어 이후부터 나는 식사한 뒤 최소한 20분 이상 걷기와 저녁식사에서 밥 반 공기로 줄이기를 실천하고 있다.

공복혈당 수치만 믿어서는 안 된다

공복혈당은 건강검진이나 일반 혈액검사로 확인할 수 있지만 식후 혈당을 확인해보는 건 쉽지 않다. 게다가 밥을 먹었을 때, 빵이나 면을 먹었을 때, 달달한 디저트를 먹었을 때의 식후 혈당은 크게 차이가 난다. 이런 이유로 나는 비만클리닉을 찾아오는 환자들에게 적극적으로 연속혈당측정기를 착용해볼 것을 권하고 있다. 생각 없이 먹은 군것질로 혈당이 200mg/dL 이상 훌쩍 넘어가는 결과를 확인해야 단 음식을 확실히 끊게 된다. 일종의 충격요법인 셈이다.

이렇게 식후 혈당이 가파르게 올라갔다가 뚝 떨어지는 것을 '혈당 스파이크blood sugar spike'라고 하는데 연속혈당측정기가 본격적으로 보급되면서 쉽게 확인해볼 수 있는 소견이 되었다.

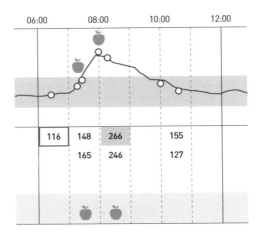

위의 그래프는 40세 남성의 연속혈당측정기 결과다. 건강검진에서 공복혈당은 106mg/dL, 당화혈색소는 5.7퍼센트가 나와 전당뇨에 해당되었다. 아침식사로 과일을 갈아 넣은 해독주스를 마셨는데 식후 혈당이 266mg/dL까지 올라갔다.

그다음 늦은 점심으로 콩나물황태해장국을 먹었는데, 이번에는 식후 혈당이 290mg/dL까지 올라가는 것을 확인할 수 있다. 일반적으로 식후 혈당이 200mg/dL 이상이면 당뇨병으로 진단하게 되는데 이 기준을 적용하면 이미 당뇨병 환자인 셈이다. 하지만 공복혈당과 당화혈색소가 높지 않아 환자는 아직 당뇨병이 아니라고 생각해서 음식 섭취에 크게 신경 쓰지 않았고, 체중감량에 대한 의지도 부족했다. 그러다 연속혈당측정기를 착용해서 혈당 스파이크가 생기는 걸 확인하고 나서야 부랴부랴 비만클리닉을 찾은 것이다.

그런데 이런 혈당 스파이크는 비만한 사람들에게만 나타나지 않

내 몸 혁명

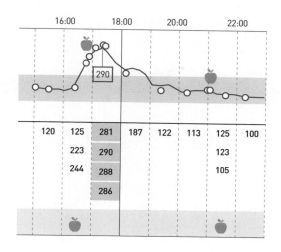

16:00		18:00		20:00		22:00	
120	125	281	187	122	113	125	100
	223	290				123	
	244	288				105	
		286					

는다. 저근육형 체형인 경우에도 나타난다.

314쪽의 그래프는 체질량지수 19(정상 23 미만)인 38세 여성의 연속 혈당측정기 결과다. 저체중이지만 체지방률은 29퍼센트(정상 23퍼센트 미만)로 골격근량이 적은 저근육형 체형이다. 건강검진 결과 공복 혈당은 103mg/dL, 당화혈색소는 6.0퍼센트였다.

그래프를 보면 아침식사 후 혈당이 206mg/dL로 혈당 스파이크를 보인다. 공복혈당이 그다지 높지 않음에도 당화혈색소 수치가 높은 것은 식후 혈당 조절이 잘 안 되고 있을 가능성이 높다. 식사 후 올라 간 혈당을 몸을 움직여서 떨어뜨려야 하는데 앉아 있는 시간이 많다 보니 올라간 혈당이 쉽게 떨어지지 않는 것이다. 이런 경우는 공복혈 당 수치만 보고 안심할 게 아니라 적극적으로 혈당 관리를 시작해야 한다.

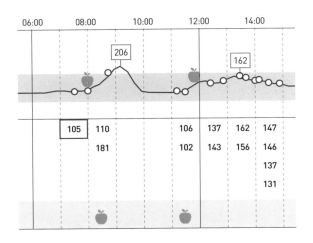

건강검진을 받을 때 우리는 12시간 이상 공복 상태에서 혈당을 측정하고 공복혈당이 126mg/dL 이상일 때 당뇨로 판정받는다. 그렇다면 공복혈당이 126 이상인 시점부터 당뇨병이 시작된 것일까? 그렇지 않다. 지금 배가 나왔고 하루 종일 꼼짝 않고 앉아 있는 사람이라면 빵이나 면을 먹었을 때 식후 혈당이 200mg/dL 이상 훌쩍 넘어버릴 가능성이 충분히 있다. 단지 이런 연속혈당측정기로 확인하지 않아 모르고 지나칠 뿐이다. 특히 공복혈당이 100~125mg/dL 사이라면 정밀검사로 당뇨병 여부를 확인해봐야 한다. 그래야 당화반응으로 몸이 빠르게 망가지는 것을 막을 수 있다.

스페인의 한 연구에 의하면 공복혈당과 당화혈색소가 정상인 사람들에게 연속혈당측정기를 부착해서 관찰한 결과, 조사 대상자의 73퍼센트가 당뇨 전단계에 해당했고 5퍼센트는 당뇨병 환자였다.[102]

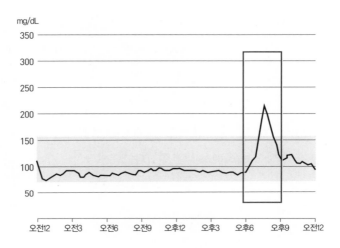

위의 그래프는 나의 연속혈당측정기 결과다. 24시간 간헐적 단식을 하고 저녁 6시에 밥을 먹은 상황이다. 평소 24시간 단식 후에는 채소와 단백질 음식으로 먼저 배를 채운 후 밥을 먹는데, 이날은 술자리 약속이 있어서 급하게 배를 채울 요령으로 밥 한 공기를 후다닥 먹고 나갔다. 일부러 차를 놓고 대중교통을 이용했음에도 혈당 스파이크를 보이고 있다. 쉬고 있던 인슐린 호르몬에 갑자기 일을 시킨 결과다. 24시간 간헐적 단식 후처럼 긴 공복 후 음식을 섭취할 때는 혈당을 천천히 올릴 수 있게 식사를 해야 한다.

당뇨병 환자는 식후 혈당의 정점이 정상인과 비교해 늦게 나타나기 때문에 식후 2시간 혈당을 측정하지만, 건강한 사람은 식후 1시간 혈당이 정점을 찍는다. 서울대병원에서 발표한 연구결과를 보면 정상인의 식후 1시간 혈당이 145mg/dL를 넘으면 그렇지 않은 사람들

과 비교해 당뇨병 발병 위험이 3배나 증가했다.[103]

　매 끼니 밥을 한 공기 다 먹거나 빵이나 면류를 즐겨 먹는다면 당뇨병에서 자유롭지 못할 수 있다. 정상혈당인 사람에게는 공복혈당보다 식후 1시간 혈당이 향후 당뇨병에 걸릴 위험을 더 잘 예측해주므로 공복혈당 결과만 너무 믿지 말고, 가끔은 근처 병원에서 점심식사 1시간 후 혈당을 체크해보길 추천한다.[104]

식후 혈당 스파이크를 막는 비결

음식을 먹으면 체내 흡수된 포도당으로 인해 혈당이 올라간다. 고혈당 상태가 오래 유지되면 심장, 혈관, 신경, 신장, 눈 건강을 해치기 때문에 빠르게 혈당을 낮추어야 한다. 혈당 스파이크도 혈관 건강에 해로운 것으로 알려져 있다. 식후 혈당이 급격하게 올라가는 혈당 스파이크가 반복되면 인슐린 저항성이 더 심해지면서 결국 당뇨병으로 이어진다.

　혈당 스파이크를 막는 첫 번째 비결은 '식후에 움직이는 것'이다. 밖으로 나가서 걷고 움직여라. 식사 후 최소 10~20분 걷기를 생활화하면 식후 혈당을 효과적으로 낮추고 혈당 스파이크도 예방할 수 있다. 물론 유산소운동이나 근력운동을 하면 식후 혈당을 훨씬 더 의미 있게 낮출 수 있지만, 걷기만 해도 사이클링과 비슷한 혈당 안정화

효과가 있다는 연구결과가 있다.

혈당 관리를 위해서라면 걷기는 (당연한 얘기지만) 식전보다 식후가 더 좋다. 하루 한 번에 몰아서 30분을 걷기보다는 매번 식후 10분씩 하루 3회 걷는 게 더 도움이 된다는 연구결과도 있다.[105] 다시 한 번 강조하지만 '먹은 뒤에는 나가서 걸어라'!

음식의 '종류'도 중요하다. 혈당을 빠르게 높이는 음식, 다시 말해 당지수glycemic index, GI가 높은 음식을 먹으면 식후에 혈당 스파이크가 잘 생긴다. 당지수란 포도당의 혈당 상승 속도를 100이라고 했을 때 각 음식별 혈당의 상승 속도를 상대적으로 비교한 수치다. 당지수가 높은 음식으로는 도넛(96), 쌀밥(92), 라면(73), 식빵(65) 같은 음식이 있고, 당지수가 낮은 음식으로는 체리(22), 아보카도(27), 퀴노아(43), 현미(55) 등이 있다.

도넛과 쌀밥은 거의 포도당과 비슷할 정도의 당지수를 갖고 있지만 혈당 관리 측면에서는 도넛이 더 나쁜 음식이다. 쌀밥을 먹을 때는 채소나 단백질 등을 같이 섭취하므로 식후 혈당이 빠르게 올라가지 않기 때문이다. 쌀밥을 콩밥이나 현미잡곡밥으로 바꿔 먹으면 당지수를 더 낮출 수 있다.

음식을 먹는 '순서'도 식후 혈당 관리에 영향을 미친다. 바로 밥부터 먹기보다는 채소와 단백질 반찬으로 어느 정도 배를 채운 뒤 밥을 먹으면 혈당 오르는 속도가 확실히 더디어진다. 실제 식사를 하면서 연속혈당측정기로 혈당을 실시간 비교해보면, 이런 경우 혈당이 거의 올라가지 않거나 천천히 올라갔다. 또한 라면이나 칼국수처럼 탄수화물만 먹는 것보다 채소와 양질의 단백질, 좋은 지방이 담긴 음식을 골고루 먹을 때 혈당이 천천히 올라갔다.

당지수가 높은 음식을 첫 식사로 먹으면 그다음 식사에서 당지수가 낮은 음식을 먹어도 혈당이 평소보다 더 올라가는 경향을 보이지만, 거꾸로 당지수가 낮은 음식을 첫 식사로 먹으면 그다음 식사에서 당지수가 높은 음식을 먹더라도 혈당이 아주 높게 올라가지 않는다. 앞서 말한 '세컨드밀 효과' 때문이다. 따라서 아침부터 과일주스나 과일을 갈아 넣은 해독주스를 마시는 경우 점심에 식후 혈당이 더 올라갈 수 있어 주의해야 한다.

음식의 '성질'을 이용해 식후 혈당을 낮추는 방법도 있다. 쌀과 같은 전분 성분의 탄수화물 음식을 조리한 뒤 5도 미만의 냉장고에 4시간 이상 보관한 다음 데워 먹으면 바로 먹는 것보다 혈당이 크게 오르지 않는다. 냉장고에 4시간 이상 밥을 놓아두면 '크리스털화'라고 해서 몸속에 들어왔을 때 소화효소에 의해 쉽게 분해가 되지 않는 '저항성 전분retrograde starch'으로 바뀐다. 그러면 섭취했을 때 채소처럼 소화가 안 되고 그냥 대장으로 내려가서 장내 유익균의 먹이가 된다. 냉장고에 보관한 찬밥을 전자레인지 등에 데워도 저항성 전분은 없어지지 않기 때문에 따뜻한 밥을 먹으면서도 식후 혈당을 낮출 수 있다.

그런가 하면, 식사 시 식초가 들어간 음식을 먹는 것도 혈당 관리에 도움이 된다. 식초는 혈당을 낮추는 효과가 있기 때문이다. 샐러드를 먹을 때 드레싱에 올리브오일과 식초를 넣고 올리고당으로 살짝 맛을 낸다든지, 식초가 들어간 피클을 같이 먹게 되면 식초로 인해 식후 혈당을 다소 낮출 수 있다. 식전에 물에 희석한 식초를 소주 잔에 한 잔 정도 미리 마시는 것도 도움이 될 수 있다.

탄수화물, 똑똑하게 섭취하자!

나는 평소 설탕, 액상과당을 포함한 당류와 흰 밀가루 음식을 최대한 피하기를 권한다. 빵과 면은 어쩌다 먹는 기호식품이지 주식으로 먹으면 안 된다는 게 내 생각이다. 그렇다고 전혀 먹지 말라는 말은 아니다. 좋은 탄수화물과 나쁜 탄수화물을 구별하고, 이왕이면 좋은 탄수화물로 '적당량' 섭취하며 먹은 후에는 움직이면 된다. 평생 밀가루 음식을 먹고 싶은 사람은 간간이 내 몸이 회복될 때까지 설탕과 흰 밀가루 음식을 끊어보려는 노력도 필요하다. 탄수화물 음식을 먹을 때는 다음과 같은 점을 고려해보고 선택한다.

1 가공했는가, 자연 그대로인가

감자튀김과 찐 감자는 감자로 만들었으나 체내에 흡수되면 다르게 반응한다. 통곡물도 마찬가지다. 있는 그대로 먹는 것과 정제 가공해서 흰쌀밥, 흰 밀가루 음식으로 먹는 것에는 분명 차이가 있다. 정제 가공할수록 체내 흡수가 잘되고 혈당을 빠르게 높인다. 아울러 함께 먹는 음식이 어떤가도 중요한데 현미밥이나 잡곡밥이 아니더라도 채소와 단백질 반찬을 함께 먹는다면 흰쌀밥도 괜찮다.

2 식이섬유가 풍부한가

식이섬유가 가장 풍부한 탄수화물은 채소와 과일이지만 과일에는 당류가 많다. 인슐린 저항성이 있는 사람이라면 과당이 많은 과일 섭취를 줄여야 한다. 채소류, 버섯류, 해조류는 식이섬유가 풍부하면서 당류가 거의 없어 마음껏 먹어도 되는 좋은 탄수화물이다. 콩은 탄수화물이 30~40퍼센트 정도이지만 식물성단백질이 풍부하고 식이섬유와 올리고당 함량이 높은 건강식품이다. 정제하지 않은 통곡류도 식이섬유가 들어 있는 좋은 탄수화물에 해당한다.

3 당지수와 당부하지수가 낮은가

감자는 당지수가 높은 탄수화물이다. 몸에 들어오면 빠르게 소화·흡수되어 혈당을 높인다. 찐 감자는 당지수가 더 높고, 현미밥보다는 흰쌀밥이 당지수가 높다. 그렇다고 무조건 현미밥을 고집할 필요는 없다. 흰쌀밥을 먹어도 나물반찬과 두부, 생선 같은 단백질 반찬을 함께 섭취하면 혈당이 서서히 올라간다. 현미밥 한 공기와 흰쌀밥 반 공기를 비교하면 어떨까? 당지수가 높더라도 총량이 적으면 혈당을 덜 높인다. 당부하지수는 당지수와 당 섭취량을 합친 개념이다. 당지수가 낮다고 해서 무조건 많이 먹어도 된다는 의미는 아니라는 말이다.

4 액상인가 고형인가

과일을 그냥 먹는 것과 갈아서 주스로 마시는 차이는 무엇일까? 그냥 먹으면 식이섬유가 온전한 구조로 우리 몸에 들어와 혈당을 상대적으로 천천히 높인다. 반면 과일주스는 당분의 농도도 올라가지만 빠르게 섭취되기 때문에 혈당이 급격히 올라간다. 게다가 같은 양이면 주스로 마시는 방식이 더 많이 먹기 쉽다. 따라서 과일은 스무디나 주스 형태로 마시지 말고 통째로 먹는 게 혈당 관리에도 좋다. 과일 중에서는 블루베리, 블랙베리, 라즈베리, 딸기 등이 당 함유량이 상대적으로 적다.

과당이 몸에 나쁘다면
제로 음료는 마음껏 먹어도 괜찮을까?

과당이 건강에 해롭다고 하니 설탕이나 액상과당 대신 인공감미료를 넣은 제품들이 등장해 '과당=0'임을 강조한다. 심지어 소주도 이런 유행에 편승해서 과당 제로 소주임을 강조한 제품이 나왔다. 실제 소주에 들어가는 과당은 미미할 수밖에 없는데 과당보다 더 건강에 안 좋은 알코올을 함유하고 있으면서 과당 제로를 강조하고 있으니 이런 난센스가 없다.

그렇다면 과당 대신 인공감미료가 함유된 식품을 먹는 것은 괜찮을까? 제로칼로리 콜라는 아무리 마셔도 몸에 문제가 없을까?

아스파탐, 아세설팜칼륨, 수크랄로스 등과 같은 인공감미료들은 극소량만 넣어도 단맛이 강하게 난다. 단맛에 이미 중독된 사람에게 단맛을 끊으라고 하는 건 고문이나 다름없다. 무언가 대체할 수 있는 게 필요하다. 이런 사람들에게는 과당 음료보다 차라리 인공감미료 음료를 마시라고 권하는 것이 더 낫다. 그렇다면 단맛에 중독되지 않은 사람들에게는 어떨까. 맘 편히 마시라고 권해도 될까?

사실 과당보다야 낫지만 인공감미료가 우리 몸에 좋다고 하기는 어렵다. 제로칼로리 음료를 꾸준히 마시는 경우 대사증후군이나 당뇨병 발생 위험이 증가한다는 역학연구 논문들이 있다. 혀에서는 단맛이 느껴지는데 인슐린이나 렙틴 호르몬을 자극하지 않으니 호르몬을 교란시켜 나중에 복부비만이 더 잘 생길 수도 있다.

무엇보다 단맛은 단맛을 부른다. 건강을 생각해 제로칼로리 음료를 마셨지만 결국 또 다른 단맛을 찾게 된다. 인공감미료가 심각한 부작용을 유발한다는 객관적인 자료는 아직까지 없지만, 장기간 섭취했을 때 인체에 유해하지 않은지도 확인하기 어렵다. 따라서 '객관적 유해성이 확인되지 않은' 인공합성물질을 내 몸에 습관적으로 과량 집어넣는 게 좋은 것인지 잘 따져볼 필요가 있다.

모든 제로 음료가 실제로도 '칼로리 제로' 음료는 아니다. 더 정확히 말하자면 제로 음료는 '단맛을 강하게 내면서 칼로리가 적은 음료'라고 보는 게 맞다. 왜냐하면 법적으로 우리나라에서는 100mL 기준 과당이 0.5g 미만으로 들어가는 음료에 '제로'라는 표기를 할 수 있기 때문이다. 600mL 용량의 음료에 과당이 3g 미만 들어가면 우리나라에서는 제로 음료가 되는 것이다. 트랜스지방도 마찬가지다. 2012년부터 우리나라는 1회 제공량 기준 0.2g 미만이면 트랜스지방도 0g으로 표기가 가능해졌다.

현재 미국은 100g 기준 0.5g 미만이면 '0퍼센트' 표기가 가능하다. 즉, 과당이나 트랜스지방이 소량 함유된 제로 식품이 전 세계 어디에나 있는 것이다. 제로 음료라고 해서 마음껏 먹는 것은 좋지 않다. 단 음식이 당겨서 제로 음료를 먹을 바에는 차라리 천연 과당이 들어 있는 과일을 먹고 밖에 나가 운동하는 게 건강 측면에서는 더 좋은 선택일 수 있다.

에필로그

《지방 대사 켜는 스위치온 다이어트》를 출간한 지 5년이 지났다. 당시에는 누구나 쉽게 읽을 수 있는 실용서적을 만들겠다는 생각으로 집필을 했다. 어려운 용어들을 최대한 배제했고 사진과 삽화도 넣어 술술 읽으면서 생활 속에서 바로 실천할 수 있도록 했다. 이 다이어트 프로그램으로 살도 빼고 더 건강해졌다는 감사의 인사를 받거나 소셜 미디어에 올라온 글을 볼 때면 뿌듯한 느낌이 들면서 의사로서 보람도 함께 얻는다.

그러나 비만치료 시장은 여전히 요지부동이다. 근거가 약한 건강식품은 체중감량 특효약으로 둔갑하여 홈쇼핑이나 인터넷에서 날개 돋친 듯 팔리고 있고, 비만클리닉에는 식욕억제제와 삭센다를 처방받으려는 사람들로 문전성시를 이룬다. 악화가 양화를 구축하고 있는 것이다.

이번에는 실용서적이 아닌 깊이가 있는 전문서적으로 비만치료 지침서를 출간하겠다고 마음먹었다. 큰 제목으로 '비만치료가 잘못됐습니다'라는 다소 도발적(?)인 문구를 선택했다. 비만치료와 다이어트에 관심 있는 일반 사람들은 물론이거니와 일선에서 비만 환자들을 치료하면서 치료 효과에 대해 한 번쯤은 고민했을 법한 의사들도 독자층으로 삼았다. 왜곡된 비만치료 시장을 바로잡기 위해서는 우리 의료전문가들이 앞장서서 나서야 한다는 게 내 생각이다. 내용이 다소 어렵게 써진 건 이 때문이다. 모쪼록 제도권 의료계의 가이드라인과 다르게 내가 이 책을 통해 주장한 내용이 전문가들 사이에서 활발한 논의가 이루어졌으면 하는 게 바람이다. 나의 주장이지만 그 근간은 논문 발표나 전문서적을 통해 가져온 것들이다. 참고문헌을 꼼꼼히 달아서 관심 있는 사람들이 찾아볼 수 있도록 했다.

비만의학은 기초와 임상 각 분야의 전문가들이 발표한 수많은 논문들을 통해 비약적인 발전을 이루었다. 하지만 정작 일선에서 환자들을 대하는 의사들에겐 아직 만족할 만한 가이드라인을 제시하지 못하고 있다. 나는 비만 환자를 꾸준히 치료해오면서 부족하고 아쉬운 부분은 관련 논문들을 탐독해 보완하면서 치료의 가이드라인을 만들어왔다. 신인류 다이어트, 구석기 다이어트, 리셋 다이어트, 해독 다이어트, 스위치온 다이어트는 그 과정에서 진화해온 박용우의 다이어트 방법이다. 각 분야의 전문가들이 연구해서 내놓은 수많은 논문들은 퍼즐 조각에 비유할 수 있다. 이 퍼즐 조각을 맞추어 완성된 그림을 만드는 건 일선에서 환자들을 직접 만나면서 치료하는 우리 임상의들의 몫이다.

이 책이 나올 수 있게 된 계기는 2017년부터 지금까지 국내 굴지의 대기업에서 꾸준히 지속하고 있는 박용우다이어트 프로그램 덕분이다. 조금씩 프로그램을 수정 및 보완하기 위해 책을 읽고 논문을 찾아보고 했던 노력의 산물이다. 나와 함께 이 프로그램에 참여해서 건강을 되찾은 임직원들에게 감사를 드린다.

추천사는 세 분에게 부탁을 드렸는데 모두 흔쾌히 응해주셨다. 이시형 박사님은 내가 강북삼성병원에 처음 들어갔을 때 원장님으로 재직 중이셨는데 늘 나를 격려해주시고 새로운 일을 구상할 때마다 밀고 나갈 수 있는 용기를 주셨다. 현재까지도 세로토닌 연구소를 운영하면서 집필활동을 왕성하게 하시는 등 젊음과 열정을 갖고 계신다. 많이 부족하지만 내가 꾸준히 책을 출간하게 된 것도 이시형 박사님을 통해 긍정적인 영향을 받은 덕분이라 생각한다.

신호철 교수님은 학교 선배이면서 직장에서 내가 오랫동안 모셨던 분이다. 가정의학회의 원로로 학회에서도 수많은 업적을 이루셨고 지금의 강북삼성병원으로 발전하는 데 큰 공을 세우셨다. 추천사 요청을 그동안 정중히 거절해왔다고 익히 들은 터라 조심스러웠는데, 이번에 진심 어린 추천사를 써주셔서 깊은 감동을 받았다. 내게는 천군만마를 얻은 기분이다.

선우 성 교수님은 현재 대한가정의학회 이사장으로 재직 중이다. 일선에서 비만치료를 가장 많이 하고 있는 의사들이 가정의학과 전문의이고, 비만이야말로 다양한 전문지식을 가지고 포괄적으로 접근해야 하는 분야이기 때문에 가정의학과 수장의 긍정적인 멘트를 얻고 싶었다.

이제 이 글을 마지막으로 33년 비만치료 경험의 마지막 결정판이 끝을 맺었다. 드넓은 호수에 던져진 이 작은 돌멩이가 잔잔한 파문을 일으키다 사라질지 이 파문이 일파만파 커질지 두고 볼 일이다. 하지만 이 책이 어느 누구에게든 '건강한 몸'을 만드는 데 자그마한 도움이 된다면, 그리고 비만치료의 패러다임을 바꾸게 된 의사가 단 한 명이라도 나온다면, 집필에 쏟은 나의 시간은 전혀 아깝지 않다.

1부 비만치료가 잘못됐습니다

1   Ngondi JL, et al. IGOB131, a novel seed extract of the West African plant Irvingia gabonensis, significantly reduces body weight and improves metabolic parameters in overweight humans in a randomized double-blind placebo controlled investigation. Lipids in Health and Disease. 2009;8, article 7.

2   Méndez-Del Villar M, et al. Effect of Irvingia gabonensis on Metabolic Syndrome, Insulin Sensitivity, and Insulin Secretion. J Med Food. 2018 Jun;21(6):568-574.

3   Tomiyama AJ. Low Calorie Dieting Increases Cortisol. Psychosom Med. 2010 May; 72(4): 357–364.

4   Mann T, et al. The search for effective obesity treatments: Should Medicare fund diets? American Psychologist. 2007;62:220–33.

5   Peos JJ, et al. Intermittent Dieting: Theoretical Considerations for the Athlete. Sports (Basel). 2019;7(1):22.

6   Johanssen DL, et al. Metabolic slowing with massive weight loss despite preservation of fat-free mass. J Clin Endocrinol Metab. 2012;97:2489–2496.

7   Fothergill E, et al. Persistent metabolic adaptation 6 years after "The Biggest Loser" competition. Obesity 2016;24(8):1612-9.

8   Ludwig DS, Ebbeling CB. The carbohydrate-insulin model of obesity: beyond "calories in, calories out". JAMA Intern Med 2018;178:1098–103.

9   Samaha FF, et al. A low-carbohydrate as compared with a low-fat diet in severe obesity. N Engl J Med 2003; 348:2074-2081.

10   High Cholesterol Facts | cdc.gov 2022

11   국민건강영양조사 2020년

12   Caleyachetty R, et al. Ethnicity-specific BMI cutoffs for obesity based on type 2 diabetes risk in England: A population-based cohort study. Lancet Diabetes Endocrinol. 2021;9: 419–426.

13   Kashima, S, et al. Prevalence and characteristics of non-obese diabetes in Japanese men and women: The Yuport Medical Checkup Center Study. J. Diabetes 2015;7: 523–530.

14   Yang HK, et al. Obesity, metabolic health, and mortality in adults: a nationwide

population-based study in Korea. Sci Rep. 2016;6:30329.

15 Chen GC, et al. Association between regional body fat and cardiovascular disease risk among postmenopausal women with normal body mass index. Eur Heart J. 2019;40:2849–55.

16 Eckel N, et al. Metabolically healthy obesity and cardiovascular events: A systematic review and meta-analysis. Eur. J. Prev. Cardiol. 2016; 23: 956–966.

17 Ziyi Zhou, et al. Are people with metabolically healthy obesity really healthy? A prospective cohort study of 381,363 UK Biobank participants. Diabetologia. 2021; 64:1963–1972.

2부 살이 찌는 진짜 이유

18 Stunkard A, et al. An adoption study of human obesity. NEJM. 1986;314: 193-198.

19 Bray GA. Contemporary diagnosis and management of obesity. Newtown, PA: Handbooks in Health Care, 1998.

20 McQuaid SE, et al. Downregulation of adipose tissue fatty acid trafficking in obesity: a driver for ectopic fat deposition? Diabetes. 2011;60: 47-55.

21 DeFronzo RA. From the triumvirate to the ominous octet: a new paradigm for the treatment of type 2 diabetes mellitus. Diabetes. 2009;58: 773–795.

22 Lee SH, et al. Insulin Resistance: From Mechanisms to Therapeutic Strategies. Diabetes Metab J 2022;46(1): 15-37.

23 Tabák AG, et al. Trajectories of glycaemia, insulin sensitivity, and insulin secretion before diagnosis of type 2 diabetes: an analysis from the Whitehall II study. Lancet. 2009; 373: 2215–21.

24 Pearson, T, et al. The Effects of Insulin Resistance on Individual Tissues: An Application of a Mathematical Model of Metabolism in Humans. Bull Math Biol 2016;78:1189–1217.

25 Chen Y, Lee Y, Tsao Y, et alAssociation between high-fasting insulin levels and metabolic syndrome in non-diabetic middle-aged and elderly populations: a community-based study in Taiwan BMJ Open 2018;8:e016554. doi: 10.1136/bmjopen-2017-016554.

26 Sung, KC.C., Seo, MH.H., Rhee, EJ.J. et al. Elevated fasting insulin predicts the future incidence of metabolic syndrome: a 5-year follow-up study. Cardiovasc Diabetol 10, 108 (2011). https://doi.org/10.1186/1475-2840-10-108.

27   Jeong J, Suh YJ. Association between Serum Uric Acid and Metabolic Syndrome in Koreans. J Korean Med Sci. 2019 Dec;34(48):e307.

28   Tanabe A, Tatsumi F, Okauchi S, et al. Optimal cut-off value of alanine aminotransferase level to precisely estimate the presence of fatty liver in patients with poorly controlled type 2 diabetes. J Diabetes Investig 2016; 7: 645–646.

29   Arner P, et al. Human white adipose tissue: A highly dynamic metabolic organ. Journal of Internal Medicine. 2022; 291(5): 611-621.

30   Spalding KL, et al. Dynamics of fat cell turnover in humans. Nature. 2008;453: 783–7.

31   Longo M. et al. Adipose Tissue Dysfunction as Determinant of Obesity-Associated Metabolic Complications Int J Mol Sci. 2019; 20(9): 2358.

32   Lloyd LJ, et al. Childhood obesity and adult cardiovascular disease risk: a systematic review. International Journal of Obesity. 2010;34: 18–28.

33   Wrzosek M, et al. Early Onset of Obesity and Adult Onset of Obesity as Factors Affecting Patient Characteristics Prior to Bariatric Surgery. Obes Surg. 2018; 28(12): 3902–3909.

34   Wang X, et al. Adipose Tissue Aging and Metabolic Disorder, and the Impact of Nutritional Interventions. Nutrients. 2022;14(15):3134.

35   Ludwig J, et al. Nonalcoholic steatohepatitis: Mayo clinic experiences with a hitherto unnamed disease. Mayo Clin Proc. 1980;55: 434–8.

36   Vos MB, et al. Dietary fructose consumption among US children and adults: the Third National Health and Nutrition Examination Survey. Medscape J Med. 2008;10: 160.

37   Maruhama Y, Macdonald I. Incorporation of orally administered glucose-U-14C and fructose-U-14C into the triglyceride of liver, plasma, and adipose tissue of rats. Metabolism. 1973;22(9): 1205–15.

38   Geidl-Flueck B, et al. Fructose- and sucrose- but not glucose-sweetened beverages promote hepatic de novo lipogenesis: A randomized controlled trial. J. Hepatol. 2021;75: 46–54.

39   Stanhope KL, et al. Consuming fructose-sweetened, not glucose-sweetened, beverages increases visceral adiposity and lipids and decreases insulin sensitivity in overweight/obese humans. J Clin Investig. 2009;119: 1322–1334.

40   Lanaspa MA, et al. Uric acid induces hepatic steatosis by generation of mitochondrial oxidative stress: potential role in fructose-dependent and -independent fatty liver. J Biol Chem. 2012;287(48): 40732–44.

참고문헌

41   Ouyang X, et al. Fructose consumption as a risk factor for non-alcoholic fatty liver disease. J Hepatol. 2008;48(6): 993–9.

42   Maersk M, et al. Sucrose-sweetened beverages increase fat storage in the liver, muscle, and visceral fat depot: a 6-mo randomized intervention study. Am J Clin Nutr. 2012;95(2): 283–9.

43   Schwarz JM, et al. Effects of Dietary Fructose Restriction on Liver Fat, De Novo Lipogenesis, and Insulin Kinetics in Children With Obesity. Gastroenterology. 2017;153(3): 743–52.

44   Jensen T. et al. Fructose and Sugar: A Major Mediator of Nonalcoholic Fatty Liver Disease. J Hepatol. J Hepatol. 2018;68(5): 1063–1075.

45   Wenting Wang, et al. Lean non-alcoholic fatty liver disease(Lean-NAFLD) and the development of metabolic syndrome: a retrospective study. Scientific Reports. 2022;12: 10977.

46   Wei H, et al. Associations between sitting time and non-alcoholic fatty liver diseases in Chinese male workers: a cross-sectional study. BMJ Open. 2016;6.

47   Ruohui Xu a, et al. Recent advances in lean NAFLD. Biomedicine & Pharmacotherapy. 2022;153: 113331.

48   Eslam, M. et al. A new definition for metabolic dysfunction-associated fatty liver disease: An international expert consensus statement. J Hepatol 2020;73:202-209.

49   Hart CL, et al. Effect of body mass index and alcohol consumption on liver disease: analysis of data from two prospective cohort studies. BMJ 2010; 340.

50   Alkerwi A, et al. Alcohol consumption and the prevalence of metabolic syndrome: a meta-analysis of observational studies. Atherosclerosis. 2009;204(2): 624–35.

51   Naveau S, et al. Excess weight risk factor for alcoholic liver disease. Hepatology. 1997;25(1): 108–11.

52   Lustig RH. Fructose: metabolic, hedonic, and societal parallels with ethanol. J Am Diet Assoc. 2010;110: 1307–21.

53   Liu CF, et al. Gamma-glutamyltransferase levels and risk of metabolic syndrome: a meta-analysis of prospective cohort studies. Int J Clin Pract. 2012;66:692–698.

54   Kwak J, et al. Serum γ-glutamyltransferase level and incidence risk of metabolic syndrome in community dwelling adults: longitudinal findings over 12 years. Diabetol Metab Syndr.

2023;15(1):29.

55　Thamer C, et al. Elevated serum GGT concentrations predict reduced insulin sensitivity and increased intrahepatic lipids. Horm Metab Res. 2005;37: 246–251.

56　Voulgari C, et al. Increased heart failure risk in normal-weight people with metabolic syndrome compared with metabolically healthy obese individuals. J Am Coll Cardiol. 2011;58: 1343–50.

57　Shapiro A, et al. Fructose-induced leptin resistance exacerbates weight gain in response to subsequent high-fat feeding. Am J Physiol Regul Integr Comp Physiol 2008;295: R1370–5.

58　Neel JV. Diabetes mellitus: a "thrifty" genotype rendered detrimental by "progress"? Am J Hum Genet 1962; 14: 353–62.

59　Kim TN, Choi KM. Sarcopenia: definition, epidemiology, and pathophysiology. J Bone Metab. 2013;20:1–10.

60　Feraco A, et al. Exploring the Role of Skeletal Muscle in Insulin Resistance: Lessons from Cultured Cells to Animal Models. Int J Mol Sci. 2021;22: 9327.

3부 변화의 열쇠: 대사이상체중을 건강체중으로 돌려놓는 방법들

61　Kim KS, et al. Association of self-reported sedentary time with insulin resistance among Korean adults without diabetes mellitus: a cross-sectional study. BMC Public Health. 2018;;18(1):1335.

62　Mattson MP, Wan R. Beneficial effects of intermittent fasting and caloric restriction on the cardiovascular and cerebrovascular systems. J Nutr Biochem. 2005;16(3):129–137.

63　Cioffi I, et al. Intermittent versus continuous energy restriction on weight loss and cardiometabolic outcomes: a systematic review and meta-analysis of randomized controlled trials. J Transl Med. 2018;16(1):371.

64　Gabel K. et al.　Differential Effects of Alternate-Day Fasting Versus Daily Calorie Restriction on Insulin Resistance. Obesity 2019;27(9):1443-1450.

65　Jaime TJ. et al. Effect of calorie restriction on energy expenditure in overweight and obese adult women. Nutr Hosp. 2015;31(6):2428-36.

66　Webber J, Macdonald IA. The cardiovascular, metabolic and hormonal changes accompanying acute starvation in men and women. Br J Nutr. 1994;71(3):437-47.

67   Zauner C. et al. Resting energy expenditure in short-term starvation is increased as a result of an increase in serum norepinephrine. Am J Clin Nutr . 2000 Jun;71(6):1511-5.

68   Stekovic S, et al. Alternate Day Fasting Improves Physiological and Molecular Markers of Aging in Healthy, Non-obese Humans. Cell Metab. 2019 Sep 3;30(3):462-476.

69   Hartman ML, et al. Augmented growth hormone (GH) secretory burst frequency and amplitude mediate enhanced GH secretion during a two-day fast in normal men. J. Clin. Endocrinol. Metab. 1992;74:757–765.

70   Cai H, et al. Effects of alternate-day fasting on body weight and dyslipidaemia in patients with non-alcoholic fatty liver disease: a randomised controlled trial. BMC Gastroenterol. 2019;19: 219.

71   Holmer M, et al. Treatment of NAFLD with intermittent calorie restriction or low-carb high-fat diet – a randomised controlled trial. JHEP Rep. 2021;3(3):100256.

72   Lavallee CM, et al. The Role of Intermittent Fasting in the Management of Nonalcoholic Fatty Liver Disease: A Narrative Review. Nutrients. 2022;14(21):4655.

73   Trepanowski JF, et al. Effect of Alternate-Day Fasting on Weight Loss, Weight Maintenance, and Cardioprotection Among Metabolically Healthy Obese Adults: A Randomized Clinical Trial. JAMA Intern Med. 2017;177(7):930-938.

74   Liu D, et al. Calorie Restriction with or without Time-Restricted Eating in Weight Loss. N Engl J Med. 2022;386(16):1495-1504.

75   Moro, T, et al. Effects of eight weeks of time-restricted feeding (16/8) on basal metabolism, maximal strength, body composition, inflammation, and cardiovascular risk factors in resistance-trained males. J Transl Med 2016;14: 290.

76   Khalafi M, et al. Effect of resistance training with and without caloric restriction on visceral fat: A systemic review and meta-analysis. Obes Rev. 2021;22(9):e13275.

77   Church, TS., et al. Effects of aerobic and resistance training on hemoglobin A1c levels in patients with type 2 diabetes. JAMA 2010;304: 2253–2262.

78   Whyte LJ, et al. Effect of 2 weeks of sprint interval training on health-related outcomes in sedentary overweight/obese men. Metabolism Clinical and Experimental. 2010;59,(10): 1421–1428.

79   Morris JN, Raffle PA. Coronary heart disease in transport workers; a progress report. Br J

내 몸 혁명

Ind Med. 1954 Oct;11(4):260-4.

80   Koster A, et al. Association of sedentary time with mortality independent of moderate to vigorous physical activity. PloS One. 2012; 7 (6): e37696.

81   Cooper, AJM., et al. Association between objectively assessed sedentary time and physical activity with metabolic risk factors among people with recently diagnosed type 2 diabetes. Diabetologia 2014;57: 73–82.

82   Peddie MC, et al. Breaking prolonged sitting reduces postprandial glycemia in healthy, normal-weight adults: a randomized crossover trial. Am J Clin Nutr. 2013 Aug;98(2):358-66.

83   Duvivier, BMFM., et al. Breaking sitting with light activities vs structured exercise: A randomised crossover study demonstrating benefits for glycaemic control and insulin sensitivity in type 2 diabetes. Diabetologia 2017; 60: 490–498.

84   Buckley JP, et al. Standing-based office work shows encouraging signs of attenuating post-prandial glycaemic excursion. Occup Environ Med. 2014 Feb;71(2):109-11.

85   Falck RS, et al. What is the association between sedentary behaviour and cognitive function? A systematic review. Br J Sports Med. 2017;51(10):800-811.

86   Gill S., Panda S. Diurnal Eating Patterns in Humans that Can Be Modulated for Health Benefits. Cell metabolism 2015; 22(5), 789-98.

87   Spaeth, AM., et al. Phenotypic vulnerability of energy balance responses to sleep loss in healthy adults. Sci. Rep. 2015;5: 14920.

88   Bromley, LE, et al. Sleep restriction decreases the physical activity of adults at risk for type 2 diabetes. Sleep 2012; 35: 977–984.

89   Kootte, R.S.; Levin, E.; Salojarvi, J.; Smits, L.P.; Hartstra, A.V.; Udayappan, S.D.; Hermes, G.; Bouter, K.E.; Koopen, A.M.; Holst, J.J.; et al. Improvement of Insulin Sensitivity after Lean Donor Feces in Metabolic Syndrome Is Driven by Baseline Intestinal Microbiota Composition. Cell Metab. 2017, 26, 611–619e616.

90   Albillos A, De Gottardi A, Rescigno M. The gut-liver axis in liver disease: pathophysiological basis for therapy. J Hepatol. (2020) 72:558–77.

91   Ji Y, Yin Y, Li Z, Zhang W. Gut microbiota-derived components and metabolites in the progression of non-alcoholic fatty liver disease (NAFLD). Nutrients. (2019) 11:1712.

92   Fianchi F, et al. Nonalcoholic fatty liver disease (Nafld) as model of gut–liver axis

interaction: from pathophysiology to potential target of treatment for personalized therapy. Int J Mol Sci. 2021;22:6485.

93   Weintraub M, et al. Long-term weight control study. I (weeks 0 to 34). The enhancement of behavior modification, caloric restriction, and exercise by fenfluramine plus phentermine versus placebo. Clin Pharmacol Ther. 1992;51(5):586-94.

94   Connolly HM, et al. Valvular heart disease associated with fenfluramine-phentermine. N Engl J Med 1997; 337: 581– 8.

95   Wilding, J. P. H. et al. Once-weekly semaglutide in adults with overweight or obesity. N. Engl. J. Med. 2001;384:989.

4부 다시 건강한 몸으로: 신진대사 스위치를 켜라

96   Unick JL, et al. Look AHEAD Research Group. Weight change in the first 2 months of a lifestyle intervention predicts weight changes 8 years later. Obesity (Silver Spring). 2015 Jul;23(7):1353-6.

97   Moore DR et al. Am J Clin Nutr 89:161,2009.

98   Moore et al. J Gerontol A Biol Sci Med Sci 70(1):57-62, 2015.

99   Areta JL, et al. Timing and distribution of protein ingestion during prolonged recovery from resistance exercise alters myofibrillar protein synthesis. J Physiol. 2013;591(9):2319-31.

100   Fukuhara et al. Effect of cooked rice with β-glucan enriched barley on postprandial glucose response and its second-meal effect. Japanese Pharmacology and Therapeutics. 2013;41(8):789-795.

5부 살찌지 않는 건강한 몸

101   Liu K, et al. Can Antihypertensive Treatment Restore the Risk of Cardiovascular Disease to Ideal Levels?: The Coronary Artery Risk Development in Young Adults (CARDIA) Study and the Multi-Ethnic Study of Atherosclerosis (MESA). J Am Heart Assoc. 2015;4(9):e002275.

102   Rodriguez-Segade S, at al. Continuous glucose monitoring is more sensitive than HbA1c

and fasting glucose in detecting dysglycaemia in a Spanish population without diabetes. Diabetes Res Clin Pract. 2018;142:100-109.

103 Oh TJ, Lim S, Kim KM, Moon JH, Choi SH, Cho YM, Park KS, Jang H, Cho NH. One-hour postload plasma glucose concentration in people with normal glucose homeostasis predicts future diabetes mellitus: a 12-year commuity-based cohort study. Clin Endocrinol. 2017;86(4):513-519.

104 Peddinti G, Bergman M, Tuomi T, Groop LJ. 1-Hour Post-OGTT Glucose Improves the Early Prediction of Type 2 Diabetes by Clinical and Metabolic Markers. Clin Endocrinol Metab. 2019;104(4):1131-1140.

105 Reynolds AN, et al. Advice to walk after meals is more effective for lowering postprandial glycaemia in type 2 diabetes mellitus than advice that does not specify timing: a randomised crossover study. Diabetologia. 2016;59(12):2572-2578.

내 몸 혁명

초판 1쇄 발행 2024년 1월 10일
초판 16쇄 발행 2024년 9월 30일

지은이 박용우

펴낸이 장재순
펴낸곳 루미너스
주소 경기도 고양시 덕양구 덕수천2로 150(동산동)
전화 02-6084-0718
팩스 02-6499-0718
이메일 lumibooks@naver.com
인스타그램 @lumibooks_official | **블로그** blog.naver.com/lumibooks
포스트 post.naver.com/lumibooks
출판등록 2016년 11월 23일 제2016-000332호

디자인 유어텍스트
사진 조은선
일러스트 편안
인쇄 (주)상식문화

ⓒ 박용우, 2024

ISBN 979-11-985533-1-7 03510